David Becker
Die Erfindung des Traumas

Sachbuch Psychosozial

David Becker

Die Erfindung des Traumas

Verflochtene Geschichten

Psychosozial-Verlag

Bibliografische Information der Deutschen Nationalbibliothek
Die Deutsche Nationalbibliothek verzeichnet diese Publikation
in der Deutschen Nationalbibliografie; detaillierte bibliografische Daten
sind im Internet über http://dnb.d-nb.de abrufbar.

Neuauflage der 2. Aufl. von 2006 (Edition Freitag, Berlin)
© 2014 Psychosozial-Verlag
Walltorstr. 10, D-35390 Gießen
Fon: 0641-969978-18; Fax: 0641-969978-19
E-Mail: info@psychosozial-verlag.de
www.psychosozial-verlag.de
Umschlagabbildung: © Maria Vedder
Umschlaggestaltung & Layout: Hanspeter Ludwig, Wetzlar
www.imaginary-world.de
Satz: Andrea Deines, Berlin
ISBN 978-3-8379-2396-4

Inhalt

Vom Trauma

In den letzten 25 Jahren hat ein Begriff Karriere gemacht, der das Leid der Opfer von Verfolgung, Unterdrückung und Zerstörung in den verschiedensten Gegenden der Welt und in den unterschiedlichsten politischen Situationen zu umreißen scheint. Kindersoldaten in Sierra Leone, Tsunami-Opfer in Thailand, Überlebende der Zerstörung der Twin-Towers in New York, die Opfer der Aggression in Tschetschenien und viele, viele mehr (die Aufzählung ließe sich beliebig verlängern), sind allesamt durch die Tatsache geeint, dass man sie als traumatisiert bezeichnet. Zwar ist nach wie vor umstritten, was Trauma eigentlich bedeutet, gehen die Meinungen, wie traumatisierten Menschen zu helfen ist, weit auseinander, aber immerhin wird auf ihr Leid verwiesen, hat man endlich anerkannt, dass Ereignisse wie Krieg, Verfolgung und Naturkatastrophen – selbst bei physischer Unversehrtheit – schwerwiegende psychische Folgen nach sich ziehen können. Behandlungszentren für Traumaopfer existieren inzwischen in fast allen reichen Ländern. Aber auch in den Kriegs- und Krisengebieten sind im Rahmen der internationalen Zusammenarbeit unzählige Projekte entstanden, die versuchen, den Traumatisierten zu helfen. Bücher über Traumata füllen ganze Bibliotheken, jährlich gibt es viele Kongresse zum Thema. Die Psychotraumatologie versucht, dem Begriff die notwendigen wissenschaftlichen Weihen zu erteilen. Trotz dieser Entwicklungen gibt es aber immer mehr Traumatisierte, fehlt es überall an Geld und Fachleuten, berichten Beratungs- und Behandlungsstellen von Überlastung und Burnout.

Wie viele andere auch habe ich jahrelang um die Wahrnehmung dieser Thematik in der Öffentlichkeit gekämpft, mich an der Entwicklung des Traumabooms aktiv in Theorie und Praxis beteiligt. Mir ging es dabei immer ganz speziell um die Opfer der Verfolgung, um Menschen, die als Resultat sozialpolitischer Auseinandersetzungen und Machtkämpfe traumatisiert worden waren. Genau diese Perspektive bringt mich aber auch jetzt dazu, der scheinbaren Anerkennung der Traumathematik sehr kritisch gegenüberzustehen. Statt mehr vom Leid der Subjekte in verschiedenen Kulturen und Kontexten zu erfahren, hören wir eigentlich immer einheitlichere und gleichförmigere Klischees. Trauma wird adjektivisch gebraucht, gleichbedeutend mit schlimm oder schrecklich. Statt dass der Bezug zwischen sozialpolitischen und intrapsychischen Prozessen deutlicher geworden und besser verstanden worden wäre, gibt es heute eine im Wesentlichen eng psychiatrisch, ausschließlich symptomorientiert argumentierende Traumaforschung und eine damit verknüpfte Behandlungspraxis, die ihren extrem reaktionären Charakter hinter einer angeblich apolitischen Haltung verbirgt. Statt dass die Berücksichtigung von Traumatisierungen in Kriegs- und Krisengebieten zu einem wirklich neuen und integrierten Ansatz in der humanitären Hilfe und der Entwicklungszusammenarbeit geführt hätte, gibt es nur ein neues Teilgebiet, das oft mehr Verwirrung als Hilfe gebracht hat und den Betroffenen imperialistisch und kulturverleugnend übergestülpt wird.

Ich glaube, es ist an der Zeit, umzudenken und in Bezug auf den Umgang mit sozialpolitischen Traumatisierungsprozessen einen radikalen Veränderungsprozess in Theorie und Praxis einzufordern. Traumaforschung darf nicht weiter als Krankheitslehre entwickelt werden. Individuelles Leid anzuerkennen und zu verstehen kann auch anders als nur durch die Optik eines Mediziners geleistet werden. Kontextuelle Unterschiede und kulturspezifische Eigenheiten dürfen nicht länger übertüncht, sondern müssen im Gegenteil herausgehoben werden. Wir brauchen Rahmentheorien, die es uns erlauben, diesen Differenzen wirklich Rechnung zu tragen. Nicht zuletzt muss begriffen und in nachhaltige Praxis übersetzt werden, dass sozialpolitisch verursachte Traumatisierungen immer Teil des politischen Prozesses bleiben. Ihre Verarbeitung, ihr potentieller Krankheitswert, der mit ihnen verknüpfte Diskurs über Trauma als Stigma oder Auszeichnung sind und bleiben auf den gesamtgesellschaftlichen Prozess bezogen und werden durch diesen bestimmt. Diese Ebene der Analyse ernst zu nehmen, muss nicht heißen, die individualpsychologische Problematik zu ignorieren. Im Gegenteil, erst auf diesem Hintergrund kann sie wirklich herausgearbeitet und verstanden werden.

Dieses Buch möchte durch die kritische Reflexion der eigenen Praxis, die Diskussion unterschiedlicher traumatischer Realitäten in verschiedenen Teilen der Welt und die Überprüfung wissenschaftsgeschichtlicher Aspekte der Entwicklung des Traumabegriffes Vorschläge erarbeiten, die helfen, die aktuelle Sackgasse in der Traumadebatte zu verlassen und einen Neuanfang zu riskieren. Im Zentrum stehen dabei zwei sehr verschiedene, sich aber produktiv ergänzende Denkansätze:

Zum einen geht es um die Theorie der sequentiellen Traumatisierung von Hans Keilson (1979) in ihrer Erweiterung und Umarbeitung durch mich. Keilsons Theorie ist unbequem, weil sie uns zwingt, langfristige Prozesse zu analysieren und den Blick auf das gesellschaftliche Umfeld zu richten. Tatsächlich bietet er meiner Ansicht nach einen neuen paradigmatischen Zugang zu Traumata, insofern hier eben nicht Trauma als enger medizinischer Begriff definiert wird, sondern als prozessorientierte Rahmenkonzeption, mittels derer wir in unterschiedlichen Kontexten Trauma konkret erfassen und begreifen können.

Zum anderen geht es mir um Edward Saids Konzeption der verflochtenen Geschichten (1994), der sich überlappenden Territorien zwischen Empire und Kolonialländern und der von ihm entwickelten Methode kontrapunktischen Lesens imperialer Texte. Mit Hilfe seiner Überlegungen können die widersprüchlichen Dimensionen der weltweiten Bemühungen um die Opfer der Verfolgung sowie des damit verknüpften Traumageschäftes nicht nur als postkoloniale Prozesse analysiert und verstanden, sondern auch tendenziell überwunden werden. Ich halte seine Ideen für Schlüsselkonzepte, mit denen neue und nützliche Perspektiven in der internationalen Zusammenarbeit im Allgemeinen und in der Traumaarbeit im Spezifischen entwickelt werden können.

Geschichtliches

In gewisser Weise hat meine Auseinandersetzung mit Traumata schon in meiner Kindheit begonnen, wobei ich damals natürlich noch keinen Begriff dafür hatte und die Beschäftigung mit dem Thema eher auf äußere Umstände als auf eigenes Interesse zurückgeführt werden kann. 1954 geboren, lag das Ende des Zweiten Weltkrieges erst neun Jahre zurück. Meine Eltern gaben mir und meinem kleineren Bruder bewusst die jüdischen Namen David und Daniel, weil sie fanden, dass diese nach der Nazizeit in Deutschland nicht mehr genügend vertreten waren. Mir war dieser Zusammenhang bereits mit vier oder fünf Jahren im Detail bekannt. Ich hatte einen Bildband mit Kinderzeichnungen aus Theresienstadt durchgeblättert, und meine Mutter hatte mir Fotos gezeigt von Bergen von Schuhen und Brillen, die von Juden stammten, die im KZ ermordet worden waren. Ich hatte aber auch aus der wunderschönen Carolsfeld'schen Bilderbibel, die wir besaßen, gelernt, wie David über Goliath gesiegt, wie er Saul geschont hatte, wie er selbst zum großen König geworden war etc. Mein Verhältnis zu meinem Namen war zwiespältig, einerseits war ich stolz auf den tapferen und erfolgreichen König David, andererseits verängstigt dadurch, dass so viele Kinder, die hießen wie ich, ermordet worden waren.

Die zurückliegende Kriegsrealität ist aus meiner Kindheit nicht wegzudenken: Meine Mutter war Französin, mein Vater Deutscher. Er war im Krieg schwer verwundet worden und hatte ein verkürztes Bein als sichtbare Folge zurückbehalten. Als angehender Jurist arbeitete er 1944 an der Universität in Straßburg und lernte dort meine Mutter – eine Elsässerin – kennen. Sie heirateten Ende 1944 und zogen an den Bodensee, in ein Gebiet, das nach dem Krieg französische Besatzungszone wurde. Bei meiner Geburt war all das schon Vergangenheit. Manchmal fragte ich mich, ob mein Vater auch beteiligt gewesen war an den Ungeheuerlichkeiten, von denen berichtet wurde und die so viele Davids das Leben gekostet hatten. Fragen, was Soldaten machen, warum sie andere erschießen und wie man sich fühlt, wenn man selbst erschossen wird, beschäftigten mich.

Meine Mutter ließ immer deutlich werden, dass wir Kinder froh sein konnten, zwei Nationalitäten zu haben. Aber was hatte es zu bedeuten, dass Deutsche und Franzosen Feinde gewesen waren und jetzt anscheinend nicht mehr? Was hatte das mit meinen Eltern zu tun? Manchmal, wenn meine Mutter sich über irgendetwas ärgerte, im Straßenverkehr zum Beispiel, sagte sie: »... und deshalb habt ihr den Krieg verloren.« So lernte ich früh, meine französische Seite zu schätzen, da ich damit zum Sieger wurde und mich von den Verlierern und Verbrechern distanzieren konnte. Das aber brachte mich in Konflikt mit dem verehrten Vater, dem ich nah sein wollte und dessen deutsche Identität ich nicht negativ qualifizieren wollte.

Mein Vater hatte Ernst von Weizsäcker im so genannten »Wilhelmsstraßenprozess« in Nürnberg verteidigt, einige Jahre vor meiner Geburt. Als kleines Kind verstand ich nichts von diesen Prozessen und der Rolle, die mein Vater dabei gespielt hatte. Aber ich wusste, dass er jemanden erfolgreich verteidigt hatte, der einerseits einen hohen Posten in der Naziregierung innegehabt hatte, andererseits aber scheinbar selbst kein Nazi gewesen war. Ich stellte mir meinen Vater als Sieger vor, aber ich wusste dennoch, dass er, als Deutscher, den Krieg verloren hatte, und dass meine Eltern beide der Ansicht waren, dies sei richtig und notwendig gewesen. So ganz passte all das nicht zusammen.

Zum Kindheitsthema wurde die Beschäftigung mit Traumata auch dadurch, dass Inge Aicher-Scholl zu meiner Patentante bestimmt wurde, deren zwei ältere Geschwister für ihre Tätigkeit in der *Weißen Rose* von den Nazis umgebracht worden waren. Die Geschichte dieser mutigen Studenten, die in der Münchner Universität Flugblätter verteilt hatten und dafür hingerichtet worden waren, beschäftigte mich sehr. Ich hätte meine Patentante gerne über all dies befragt, aber ich traute mich nicht, weil es um Schmerz und Tod ging und mir Angst machte. Genau wie bei meinem Namen fühlte ich auch hier diese seltsame Vermischung von großartigen Heldenleistungen und schrecklichen Toden.

Ich erinnere mich an die Berichterstattung in der Tagesschau über den Eichmann-Prozess. Meine Mutter bestand darauf, dass ich dabeibleiben durfte, weil sie wollte, dass ich von all dem schon wusste. Mein Vater war dagegen, weil er fand, ich sei noch zu jung. Ich war mit meiner Mutter einverstanden, weil mir jede Begründung, um abends länger aufzubleiben und fernzusehen, recht war.

Rückblickend stelle ich fest, dass Sieg und Niederlage, interkulturelle Begegnungen und Konflikte sowie zentral die Frage vom Umgang mit der deutschen Vergangenheit und der Aufarbeitung millionenfacher Verbrechen schon sehr frühzeitig Teil meiner Identitätsentwicklung, meiner Phantasien und konkreten Erfahrungen gewesen sind. Auch wenn ich als Kind mit diesen Realitäten überfordert war, waren es die Themen meiner Familie, über die bei Tisch geredet wurden, und insofern war es die Normalität, in der ich aufgewachsen bin.

Jahre später wurde ich als angehender Psychologe in Berlin im *Märkischen Viertel* entgegen meinen Erwartungen erneut mit dem Thema konfrontiert. Ich arbeitete damals mit sozial auffälligen Kindern, die aus konfliktiven Familien stammten und die Sonderschule besuchten. Als ich mich mit den Ursachen ihrer Probleme beschäftigte, traf ich auf die üblichen komplizierten sozialen Verhältnisse, aber auch mit überraschend großer Vehemenz auf die deutsche Vergangenheit. In einer Familie lag die Problematik der Mutter darin, dass sie das Produkt der Vergewaltigung ihrer Mutter durch einen russischen Soldaten war. Der Familienvater hingegen war in seiner Kindheit von seinem »verrückt« gewordenen Nazivater gequält worden. In einer anderen Familie gab es einen aggressiv auffälligen, kleinen Jungen, der Pfarrer werden sollte. Nachfragen ergaben, dass er mit Hilfe des Pfarrerberufs für die Verbrechen des Nazigroßvaters Buße tun und darüber hinaus aufgrund des zölibatären Lebens das »Böse im Blut« ausgelöscht werden sollte. Als ich nachzufragen begann, stellte sich bei etwa 80% der Familien ein relevanter Bezug zur nationalsozialistischen Vergangenheit heraus. Aus heutiger Sicht löst das möglicherweise kein Erstaunen mehr aus. Damals war es überraschend und im Zusammenhang mit sozialtherapeutischem Arbeiten weitgehend unbekannt.

So begannen Traumatisierungsprozesse auch in meinem beruflichen Leben eine immer wichtigere Rolle zu spielen. 1980 besuchte ich den Kongress der *Europäischen Psychoanalytischen Vereinigung* in Bamberg, bei dem das Thema Trauma und der Umgang mit der deutschen Vergangenheit in der Psychoanalyse erstmals im Mittelpunkt stand. Dieser Kongress wurde in den Folgejahren zum Ausgangspunkt einer lang anhaltenden und bis heute fortdauernden Debatte in Psychoanalytikerkreisen über das Verhältnis zur eigenen Geschichte, den Zusammenhang von psychischen und politischen Prozessen, die Aufarbeitung der deutschen Vergangenheit und über Traumatisierungen. Ich wusste damals nichts von der Bedeutung, die dieser Kongress haben würde, aber eine Reihe von Dingen ist mir sehr eindrücklich in Erinnerung geblieben: Die Atmosphäre war aufgeheizt, es gab wütende Diskussionen, Tränen und Schuldbekenntnisse; all das nichts Gewöhnliches für einen Psychotherapeuten-, und erst recht nicht für einen Psychoanalytikerkongress. In einer Plenumsdiskussion berichtete ein Lehranalytiker darüber, dass er unmittelbar neben einem KZ aufgewachsen sei. Das habe ihn zwar sehr geprägt, sei aber nie Thema in seiner eigenen Lehranalyse gewesen, und er spreche auf dieser Tagung zum ersten Mal darüber. Beeindruckend war auch der strenge Vortrag von Hans Keilson. Kurz zuvor war sein Buch über die sequentielle Traumatisierung von Kindern erschienen, in der seine Follow-up-Untersuchung zum Schicksal jüdischer Kriegswaisen in den Niederlanden auf zwei Arten dargestellt wird: biographisch-qualitativ (deskriptiv-klinisch) und quantitativ-statistisch. In seinem Vortrag verzichtete Hans Keilson fast vollständig auf die bewegenden qualitativen Aussagen und Beschreibungen seines Buches und argumentierte stattdessen auf der quantitativ-statistischen Ebene. Der Vortrag war hart und böse, als hielte Keilson Gericht. In der anschließenden Diskussion wurde kritisiert, dass er zu uneinfühlsam über die Opfer berichtet hätte.

Über meine Schwester Sophinette habe ich Hans Keilson dort persönlich kennen gelernt. Ich bin ihm in den Folgejahren immer wieder begegnet und habe nicht nur unendlich viel von ihm gelernt, sondern auch erfahren, was für ein warmherziger, beschützender und gleichzeitig unsentimentaler Mensch er ist und wie hilfreich diese Kombination gerade im Bereich der Traumaarbeit wirkt. Damals in Bamberg habe ich diese stützende Seite im persönlichen Gespräch mit ihm unmittelbar erlebt. Was allerdings den Vortrag anging, so erzählte er mir, dass es ihm unmöglich gewesen wäre, ihn anders zu halten, weil er zu wütend war. Er hatte nicht nur über die Vergangenheit gesprochen, sondern auch über die Gegenwart. Nur in der scheinbaren Distanz der Statistik war für ihn der Schrecken der Kommunikation in diesem Kontext aushaltbar. In Bamberg – und speziell in dieser Begegnung mit Hans Keilson – habe ich zum ersten Mal verstanden, dass sozialpolitische Traumatisierungsprozesse immer innen und außen wirksam sind, sie töten und bleiben doch lebendiger Schmerz, sie sind immer Vergangenheit und Gegenwart.

Die Beziehung zu einer im deutschen Exil lebenden Chilenin, die in ihr Heimatland zurückkehren wollte, führte 1982 zum Umzug nach Chile; dort lebte ich bis 1999. Ich hatte zunächst große Zweifel daran, ob Psychologen überhaupt etwas in Ländern der »Dritten Welt« zu suchen hätten, vor allem, wenn sie aus einer reichen Industrienation stammten. Auch schien mir der Psychologenberuf nicht die adäquateste Voraussetzung für den antidiktatorischen Kampf in Chile. Allerdings ergab es sich, dass in Chile mitten in der Diktatur ein Team von Psychologen und Psychiatern arbeitete, das versuchte, den Opfern zu helfen. Die Möglichkeit, mich daran zu beteiligen, empfand ich als große Chance, weil ich so, in einem mir eigentlich sehr fremden Land an etwas teilnehmen konnte, was einerseits politisch sinnvoll und wichtig war, andererseits mir aber auch erlaubte, die Menschen und ihre Probleme wirklich kennen zu lernen und nicht eine typische marginalisierte Ausländerexistenz zu führen. Ich wurde Mitglied des chilenischen Teams, versuchte den Opfern der politischen Verfolgung therapeutisch zu helfen, entwarf zusammen mit anderen theoretische und praktische Modelle und entwickelte mich nach und nach zu einem so genannten Traumaexperten. Meine Erfahrungen und Rückschlüsse aus der Arbeit in Chile habe ich in meiner Dissertation zusammengefasst und 1992 als Buch *Ohne Hass keine Versöhnung. Das Trauma der Verfolgten* veröffentlicht. Diese Jahre haben Spuren hinterlassen, neben vielem Erfreulichen, auch Wunden und Narben. Ich habe am eigenen Leibe erfahren, was wir heute mit eleganten Wörtern wie Burnout oder sekundäre Traumatisierung beschreiben. 1995 wurde mir endgültig bewusst, dass ich meine eigenen Grenzen längst überschritten hatte und selbst Hilfe brauchte.

Bis zum heutigen Tage arbeite ich weiterhin mit dem Schwerpunkt Trauma. Allerdings habe ich mich von der unmittelbaren klinischen Arbeit zurückgezogen. Im Laufe der Jahre begann ich zunehmend Projekte zu beraten und mich mit Fortbildung zu beschäftigen. Seit meiner Rückkehr 1999 nach Deutschland ist dies der Mittelpunkt meiner Arbeit geworden. Ich berate Projekte in Kriegs und Krisengebieten und supervidiere in Deutschland Institutionen im Bereich der Flüchtlingshilfe. Ziel dieser Arbeit ist es, andere darin zu unterstützen, ihren eigenen Weg in der Traumaarbeit zu gehen, sich selbst und ihre Klientel angemessen zu schützen. Ich bemühe ich mich, dabei mitzuhelfen, Traumaarbeit nicht als imperiale Veranstaltung den Menschen aufzuzwingen, sondern im Gegenteil die Chance zu nutzen, etwas vom Leid der Menschen zu verstehen und gleichzeitig Emanzipation zu fördern. Ich versuche, die Dichotomie zwischen individualpsychologischen und sozialpolitischen Ansätzen zu überwinden und dazu beizutragen, dass in unterschiedlichen kulturellen Kontexten eigene Modelle von Theorie und Praxis entstehen können, die wiederum in einem inter- und transkulturellen Kommunikationsprozess diskutiert, ausgetauscht und entwickelt werden können.

Zur Struktur des Buches

Das Buch ist in vier Teile gegliedert. »Trauma und Bindung« diskutiert eingangs die therapeutische Arbeit mit Patienten. Im Mittelpunkt steht dabei die Frage nach der Beziehung zu traumatisierten Menschen. Ich habe dieses Thema an den Anfang gestellt, weil es wichtig ist, sich bewusst zu machen, dass Traumata, gerade wenn wir von massiven Traumatisierungsprozessen auf der ganzen Welt sprechen, immer in Individuen, in konkreten Körpern stattfinden. Nur indem wir uns auf das komplexe Bindungsgeschehen einlassen, das der Umgang mit traumatisierten Menschen erfordert, können wir beginnen, die extreme Monstrosität gesellschaftlich verursachten individuellen Leides wahrzunehmen und zu verstehen.

Im ersten Kapitel »Die Psychotherapie von Extremtraumatisierten – Chile« fange ich die Diskussion dort an, wo ich sie 1992 beendet habe, beim Bindungsgeschehen zwischen Therapeuten, Patienten und der notwendigen Nicht-Neutralität im Rahmen der Behandlung von sozialpolitischen Traumatisierungen. Dabei wird das Konzept des *vinculo comprometido*, der sich einlassenden Bindung, vorgestellt und im Rückblick von heute aus kritisch reflektiert. Nachgedacht wird auch über die grundsätzliche Problematik des Verhältnisses von Therapie und Politik.

Im Mittelpunkt des Kapitels »Mariana« steht eine Therapiestunde mit der Tochter eines chilenischen Verschwundenen, in der der Kern ihrer traumatischen Erfahrungen zwischen uns lebendig wurde. Mit ihr habe ich nicht nur das extreme Potential traumatischer Vernichtungsprozesse kennen gelernt, sondern auch zu begreifen begonnen, welche Wege aus der

Traumatisierung herausführen können. Meine Akzeptanz der von der Patientin erlittenen Zerstörung wurde zum Beginn eines Neuanfangs.

In »Setting und Übergangsraum« geht es um die Relevanz und die Bedeutung der Rahmenbedingungen für den therapeutischen Prozess. Institution und Behandlungstechnik müssen sich an die Patienten anpassen, nicht umgekehrt. Ich schildere die Behandlung einer extremtraumatisierten Familie, die die Folgen von Haft, Folter und Exil zu verarbeiten hatte. Unter Bezug auf D. W. Winnicotts Theorie der Übergangsphänomene versuche ich aufzuzeigen, wie kompliziert, für den Erfolg der Behandlung aber entscheidend, die Anpassung des Settings an die spezifischen Bedürfnisse der Familie war und wie hier nach und nach gemeinsam ein die Symbolisierungsprozesse fördernder Übergangsraum gefunden und genutzt werden konnte.

»Von der Mühsahl, die eigene Ohnmacht zu nutzen« beschreibt meine Erfahrungen als Supervisand und als Supervisor von Gruppen. Um sich die Behandlung extremtraumatisierter Patienten zuzutrauen, bedarf es auf Seiten der Therapeuten eines entwickelten Glaubens an die eigene Omnipotenz. Aber keine Behandlung kann Erfolg haben, in der der Therapeut nicht lernt, die eigene Ohnmacht anzuerkennen und dem Patienten Macht und Kraft zuzubilligen. Das Erlernen und Aushalten der eigenen Ohnmacht erweist sich als Schlüssel des Behandlungserfolges. Häufig verleugnen gerade Traumateams ihre Schwierigkeiten, was nicht nur zu schlechten Behandlungen, sondern auch zu Selbstschädigungen führt. Unter Bezug auf Winnicott und Bion stelle ich ein Supervisionskonzept für solche Teams vor, weil sie gerade wegen des intensiven Bindungs- und Beziehungsgeschehens einer permanenten Begleitung und Betreuung bedürfen.

Der zweite Teil des Buches »Traumatische Prozesse und Gesellschaft« stellt die gesellschaftspolitischen Dimensionen von Traumata in den Mittelpunkt, zum einen im Hinblick auf die Notwendigkeit der Aufarbeitung einer verbrecherischen Vergangenheit, zum anderen in Bezug auf die fatale Psychologisierung der Flüchtlingsproblematik in Deutschland, hinter der sich ein relevantes politisches Problem verbirgt. Bei sozialpolitischen Traumatisierungsprozessen geht es immer um Individuen, ihr Leid aber wird nur in Bezug auf die gesamtgesellschaftlichen Prozesse verständlich. So ergibt sich das Dilemma, dass zwei Dimensionen miteinander verknüpft werden müssen, die sich eigentlich gegenseitig ausschließen: das konkrete Erleben und der gesellschaftliche Prozess, der dieses Erleben bestimmt. Habe ich im ersten Teil der individuellen Dimension den Vorrang eingeräumt und aus dieser Perspektive die notwendigen gesamtgesellschaftlichen Dimensionen versucht zu bestimmen, so gehe ich im zweiten Teil umgekehrt vor. Jetzt steht der gesellschaftliche Prozess im Vordergrund, der aber nur im Rückgriff auf die individuelle Dimension Tiefenschärfe bekommt.

»Die Wahrheit der Erinnyen« widmet sich den griechischen Rachegöttinnen, die im Zuge einer Gerichtsverhandlung gegen den Muttermörder und Vaterrächer Orest zu den Euminiden, den Schutzgöttinnen Athens, werden. Dieser griechische Mythos dient mir dazu, über die Möglichkeiten und Grenzen von Versöhnungsprozessen nachzudenken, über die Relevanz und Funktion von Gerichtsverfahren und Wahrheitskommissionen. Ich versuche zu belegen, dass die Erarbeitung von Wahrheiten auf der gesellschaftlichen Ebene einen wichtigen friedensfördernden Prozess darstellt, nicht im Sinne absoluter Harmonie, sondern als Wiederherstellung von Konfliktfähigkeit, als Integration von Aggression. Eine konflikthafte und langdauernde Aufarbeitung der Vergangenheit ist deshalb nicht notwendig ein Zeichen mangelnder Versöhnung, sondern kann im Gegenteil ein Hinweis auf einen lebendigen Demokratisierungsprozess sein.

»Das Elend mit den Flüchtlingen – Undankbare Opfer und ihre Helfer« diskutiert die gesellschaftliche Dimension von Trauma in Bezug auf Flüchtlinge. Dabei überdenke ich zunächst den reduktionistischen Opferbegriff, mit dem wir versuchen, Verständnis für die Leidenden dieser Welt aufzubringen, während wir gleichzeitig bemüht sind, sie uns vom Leibe zu halten. Ich betrachte die traumatische Realität von Menschen in verschiedenen Kontexten, bevor sie die Flucht ergreifen, und diskutiere beispielhaft die Arbeit mit einem Mann in Chile, der schwere Folterungen erlitten hatte. Von diesem Hintergrund ausgehend überlege ich, was notwendig wäre, wenn man bei uns die komplexen Hintergründe von Flüchtlingen wirklich verstehen wollen würde. Auf der einen Seite stehen staatliche Stellen, die die Schrecken der Verfolgung in den Heimatländern grundsätzlich verharmlosen und versuchen, die Flüchtlinge zu vertreiben.

Auf der anderen Seite kämpfen Fachleute um die Anerkennung des Leides dieser Menschen, glauben aber in eurozentrischer Selbstüberschätzung, nur bei uns könne man leben und von den Traumatisierungen geheilt werden.

Damit komme ich zur psychologischen Begutachtung von Flüchtlingen, die weder ein wissenschaftliches noch ein therapeutisches Problem ist, sondern im Wesentlichen ein Politikum, das als solches zu analysieren ist und dessen zerstörerische Folgen erkannt werden müssen.

Im dritten Teil »Die Erfindung des Traumas« steht der theoretische Ansatz selbst zur Debatte. Zunächst geht es dabei um die Frage, wie ein Traumaverständnis beschaffen sein muss, das die vielfältigen Kritiken am Konzept angemessen berücksichtigt. Danach greife ich die Thematik wissenschaftshistorisch auf und frage insbesondere in Bezug auf die Entwicklung der psychoanalytischen Theorie nach dem historischen Schicksal des Traumabegriffes. Ich habe diesen theoretischen Kern meiner
Überlegungen bewusst nicht an den Anfang, sondern in die Mitte des Textes gestellt. Ich wollte zuerst die Komplexität der Problematik vermitteln und unterschiedliche Zugangswege aufzeigen, vom individuellen Leid über die gesamtgesellschaftliche Dimension bis hin zu den fragwürdigen Diskursen über diese Phänomene.

»Zur Notwendigkeit eines konzeptionellen Neuanfangs« versucht, einen paradigmatischen Wechsel im konzeptionellen Denken über Traumata zu skizzieren. Dabei gehe ich detailliert auf Keilsons sequentielle Traumatisierung ein, fasse meine Kritik an der posttraumatischen Belastungsstörung zusammen und entwickle mein eigenes erweitertes Konzept.

Hans Keilson hat seine Theorie der sequentiellen Traumatisierung im Bezug auf das Schicksal jüdischer Kriegswaisen in Holland herausgebildet. Damit hat er den wichtigen Schritt hin zu einem Prozessverständnis von Trauma getan und dabei überzeugend deutlich gemacht, dass Traumatisierungen keine einfachen Folgereaktionen auf Ereignisse, die die Psyche überfordern, sind, sondern in ihrem gesamten Verlauf in Bezug zum umgebenden Milieu gesehen werden müssen. Es geht nie nur darum, was jemand Schreckliches erlebt hat, sondern auch darum, was in der Folgezeit passiert. Keilson selbst ist Psychoanalytiker, aber seine Theorie weist nicht nur über die Psychoanalyse, sondern über jede speziellere psychopathologische Theorie hinaus. Deshalb spreche ich von einem Paradigmenwechsel. Keilson definiert keine Pathologie, sondern einen Rahmen, mit dem man in unterschiedlichen Kontexten einen möglicherweise pathologischen Prozess entdecken und dokumentieren kann. Ich bemühe mich in diesem Sinne, seine Theorie zu reformulieren und entwickle ein sechsstufiges Sequenzenmodell, das nicht mehr an Holland während und nach dem Zweiten Weltkrieg gebunden ist, sondern in unterschiedlichsten Zusammenhängen angewendet werden kann. Eine zusätzliche spezielle sequentielle Abfolge ergibt sich dabei für Flüchtlinge.

»Die Ferne träumen« greift das Problem wissenschaftshistorisch auf. Unter Rückgriff auf Edward Said werden die Entwicklung und der Gebrauch psychoanalytischer Traumatheorien historisch nachvollzogen. Diese erweisen sich letztlich als verflochtene Geschichten von Flüchtlingen und belegen die Kommunikationsprobleme zwischen »Erster« und »Dritter Welt«.

Dass Trauma ein wissenschaftstheoretisches Konstrukt war und ist, hat mich seit langem beschäftigt. Aber erst durch die Lektüre Edward Saids bin ich auf den Begriff der verflochtenen Geschichten gestoßen. Es ist ein Konzept, das einerseits die imperialistische Besetzung der »Dritten« durch die »Erste Welt« beschreibt, und zwar gerade im Sinne wissenschaftlicher und kultureller Produktionen. Andererseits macht es aber auch deutlich, dass beide Geschichten nicht voneinander zu trennen sind, dass es sich um Beziehungen handelt, die auf beiden Seiten langfristig die Identität bestimmen und die kulturelle Produktion definieren. Ich benutze die Said'schen Überlegungen hier, um der psychoanalytischen Theorie in unterschiedlichen Kontinenten nachzuspüren, um die Macht und Ohnmacht unterschiedlicher Traumadiskurse besser zu verstehen und um einen besseren Zugang zum Problem der kulturellen Differenzen zu erhalten.

Im vierten und letzten Teil »Trauma und kulturelle Differenz« sind Saids verflochtene Geschichten die Brücke und der Rahmen zu meinen eigenen Erfahrungen und Reflexionen. Die Frage, wie kulturspezifisch die Traumadiskussion zu führen und die Problematik der Hilfe in den Kriegs- und Krisengebieten der Welt anzusehen sei, hat mich bereits zu Beginn meiner

Arbeit in Chile beschäftigt. Im Laufe der Jahre ist sie umso drängender geworden, je mehr mich Beratungsaufträge auch in andere Länder geführt haben, wie z. B. nach El Salvador, Angola, Bosnien, Nordirland, Palästina, Nepal, Tadschikistan und Sierra Leone. Wie Traumaverarbeitung im Rahmen der internationalen Zusammenarbeit gefördert und nicht nur behindert werden kann, stellte sich als Problem immer mehr in den Vordergrund. Es besteht kein Zweifel daran, dass die internationale Gemeinschaft in den Notgebieten dieser Welt zu helfen versucht, ihr in Bezug auf Trauma dies aber eher schlecht als recht gelingt.

»Edel, hilfreich und gut« diskutiert die Krise der humanitären Hilfe in Kriegsregionen in kritischer Auseinandersetzung mit einem Buch von David Rieff, der darin die erste systematische Auseinandersetzung mit diesem Thema gewagt hat (Rieff, D., 2003). Rieff beschreibt den unwahrscheinlichen Aufschwung der Krisen- und Katastrophenhilfe der letzten Jahre, wie auch den weit reichenden und gefährlichen Wendepunkt, an den die humanitäre Hilfe selbst in Folge des Genozids in Ruanda, des Bürgerkrieges in Ex-Jugoslawien und schließlich des Krieges in Afghanistan geraten ist. Daraus schlussfolgert er die Notwendigkeit, zu einer scheinbar unpolitischen und neutralen humanitären Hilfe zurückzukehren. Dem widerspreche ich und stelle die These auf, dass es eine nicht-neutrale, sich für Menschenrechte und deren Einhaltung interessierende humanitäre Hilfe geben kann, ohne dass dies notwendigerweise zu Katastrophen wie in Ruanda führen muss. Diskutiert wird die Unmöglichkeit einer Entwicklungszusammenarbeit, die nicht deutlich für die Opfer Partei ergreift. Ich kritisiere karitative, angeblich neutrale Hilfsvorstellungen, die in Wirklichkeit politisch sind und häufig Schaden anrichten. Abschließend reflektiere ich meine eigenen Wahrnehmungen über die Beziehung zwischen Hilfesuchenden und Hilfegebenden. Die hier sich entfaltende Kultur der Lüge scheint mir eine notwendige Begleiterscheinung des internationalen Hilfsgeschäfts zu sein.

»Verflochtene Geschichten« formuliert die Hypothese, dass Traumadiskurs und Traumaarbeit einerseits das letzte imperiale Kulturprojekt darstellen, andererseits aber auch die Chance beinhalten, mehr vom Leid der Menschen zu verstehen, und helfen könnten, nicht nur im unmittelbaren psychosozialen Bereich, sondern in der internationalen Zusammenarbeit insgesamt bessere und wechselseitig hilfreichere Formen der Begegnung zu ermöglichen. Zunächst beschreibe ich das Zustandekommen einer internationalen Kooperation/Beratung zwischen einer Institution in Angola und dem *Lateinamerikanischen Institut für Menschenrechte und psychische Gesundheit* in Chile. Ich versuche, sowohl die Schwierigkeiten als auch die positiven Aspekte dieses Prozesses zu verdeutlichen. Im Vordergrund steht die Frage, wie man in derart unterschiedlichen Kontexten gewinnbringend miteinander über traumatische Prozesse reflektieren kann. Danach berichte ich ausführlich über die Evaluation von fünf psychosozialen Projekten in Bosnien, im Auftrag der Schweizer *Direktion für Entwicklung und Zusammenarbeit (DEZA)*. Dabei stelle ich eine von Barbara Weyermann und mir entwickelte Methode dar, die nicht nur für alle Beteiligten brauchbare Evaluationsergebnisse ermöglicht, sondern darüber hinaus die übliche Dynamik zwischen Geldgebern und Geldempfängern durchbricht und auf Seiten der lokalen Projekte emanzipatorische Prozesse fördert. Anhand dieser Ergebnisse verdeutliche ich die typischen Probleme von psychosozialen Projekten im Rahmen der Entwicklungszusammenarbeit und weise auf mögliche andere Vorgehensweisen hin. In der internationalen Zusammenarbeit sind Qualitätsentwicklung und -kontrolle wahrscheinlich die zentralen Aktivitäten, an denen sich entscheidet, ob sich Ausbeutung und Unterdrückung mittels imperialer Kultur verschärft fortsetzen oder ob es zu neuen, sich bewusst verflechtenden Begegnungen kommt, die Emanzipation, Autonomie und antiimperiale Veränderungen fördern. Der kritischen Bewertung und Entwicklung von Traumaarbeit und psychosozialen Fragestellungen in Konflikt- und Postkonfliktgebieten kommt damit eine Schlüsselrolle zu.

Dieses Buch skizziert einen Weg der Reflexion über traumatische Prozesse. Er beginnt mit der Erörterung von Fragestellungen der therapeutischen Praxis, setzt sich in der Diskussion gesellschaftspolitischer Dimensionen fort und führt über die Entwicklung theoretischer Schlüsselkonzepte und wissenschaftshistorischer Überlegungen schließlich zur Frage nach dem Verständnis und dem Umgang mit kulturellen Differenzen. Zum Schluss des Buches kehre ich zur Praxis zurück, die für mich zunächst durch die therapeutische Arbeit in einer chilenischen NRO gekennzeichnet war, später zu Kooperationen mit anderen Institutionen und Ländern führte und sich heute in Beratungsaktivitäten im Rahmen der Entwicklungszusammenarbeit fortsetzt. Ich bin der festen Überzeugung, dass wir uns weiter darum bemühen müssen, die unterschiedlichen Perspektiven, Brüche, Überschneidungen und die Gemeinsamkeiten zwischen »Erster Welt« und »Dritter Welt« sichtbar zu machen, zu reflektieren und zu bearbeiten. Dafür möchte dieses Buch einen Beitrag leisten.

Teil I
Trauma und Bindung

1. Die Psychotherapie von Extremtraumatisierten – Chile

Nach dem Militärputsch 1973 in Chile wurde die Bevölkerung durch Folter, Mord, Verhaftungen, Verschleppungen und Exilierungen systematisch unterdrückt. Diese politischen Repressionen trafen vor allem Menschen, für die Armut und Elend seit der Zeit der spanischen Eroberung Bestandteil der gesamtgesellschaftlichen Realität gewesen und geblieben war. Die ärmere Bevölkerung in Chile litt unter den psychischen Konsequenzen der sozialen Realität in zweierlei Hinsicht: Als Folge der strukturellen Gewalt, d. h. als Konsequenz von Armut und Elend im Rahmen des gesamtwirtschaftlichen Systems und als Folge der unmittelbaren politischen Unterdrückung durch die Diktatur.

Trotz der politischen Verhältnisse konnte man in Chile, unter dem Schutz der Kirchen, Institutionen aufbauen, die den Opfern rechtliche, soziale und psychotherapeutische Hilfe angeboten haben. Während in den ersten Jahren der Diktatur diese Arbeit mit hohen Risiken verbunden war und nur kurze Kriseninterventionen stattfanden, gelang es im Laufe der Zeit, einen großen psychotherapeutischen Erfahrungsschatz aufzubauen und theoretische und praktische Modelle für die Arbeit mit Extremtraumatisierten zu entwickeln. Anhand des Beispiels von Chile und der eigenen dort geleisteten therapeutischen Hilfe wird im Folgenden diskutiert, wie und ob unter extremen Konfliktbedingungen therapeutische Arbeit entwickelt werden kann und welche Bedeutung dem Bindungsgeschehen zwischen Therapeut und Patient in diesem Zusammenhang zukommt.

Psychisches Leid ist nie unabhängig vom sozialen Kontext zu verstehen und zu behandeln. Dies gilt insbesondere in einem totalitären System wie z. B. der chilenischen Diktatur. Nur durch eine bewusste Reflexion des sozialen Kontextes kann die komplizierte Dialektik zwischen individuellem Leid und extremen sozialpolitischen Vorgängen erfasst werden. Vor diesem Hintergrund ist keine herkömmliche psychiatrische Nosologie angebracht. Es ist sinnvoller, eine genaue Beschreibung der Lebenssituation vorzunehmen und diesbezüglich individuelles Leid zu definieren. So ist es besser, statt von Depressiven oder Psychotikern z. B. von Folteropfern oder Familienangehörigen von Verschwundenen zu reden. Eine solcherart entwickelte psychopathologische Definition steht in gewisser Hinsicht den Schlüsselsituationen der Freire'schen Pädagogik (vgl. Freire, P., 1973) näher als den typischen psychiatrischen und psychotherapeutischen Überlegungen. Auch wenn das Leiden zunächst extern verursacht ist, hat es einen innerpsychischen Niederschlag, der als solcher zu bearbeiten ist und sich nicht einfach auflöst in der exogenen Schuldzuweisung: Der Schmerz hört weder deshalb auf, weil die Betroffenen begreifen, dass er durch die Diktatur verursacht wurde, noch dadurch, dass sie gegen diese kämpfen. Die Krankheit, die Symptome, die unbewussten Prozesse und hilflosen Versuche der Abwehr entsprechen den gesellschaftlichen Unterdrückungsverhältnissen und der realen Selbstentfremdung und müssen nicht zuletzt auch dort aufgegriffen werden, wo sie sich vergegenständlichen: in der Psyche der betroffenen Personen.

Die therapeutische Behandlung von Extremtraumatisierten ist grundsätzlich als ein erster Schritt einer – im wörtlichen Sinne – Resozialisierung des erlittenen Leides zu verstehen. Es geht um die Übersetzung von scheinbar privatem in öffentliches Leid und um eine therapeutische Technik, die weder Außen noch Innen verleugnet. Das bedeutet die Notwendigkeit eines parteiischen Therapeuten, der politische Realitäten als solche anerkennen kann und zu deuten weiß, der aber gleichzeitig einen intrapsychischen Raum anerkennen kann. Das Grundproblem extremtraumatisierter Patienten ist, dass ihr Innen von einer externen Realität beiseite gefegt worden ist. Das bedeutet den Verlust der externen Handlungsfähigkeit, aber auch den Verlust der internen Welt und der Phantasie. Das Ziel der Behandlung ist es, Phantasie und Realität zurückzugewinnen und Verlorenes zu betrauern. Wenn nicht nur die individuelle, sondern auch die gesamtgesellschaftliche Realität krank ist, kann die Gesundung nur im Kollektiv stattfinden. Aus individuellem muss kollektives Leid werden, um eine gesamtgesellschaftliche Gesundung möglich zu machen.

Die Geschichte von José

1983 behandelte ich einen 35-jährigen, verheirateten Mann, Vater von zwei Kindern, der 1981 verhaftet worden war und zunächst zwanzig Tage beim CNI[1] zugebracht hatte, wo er schwer gefoltert wurde. Bis zu Beginn seines Prozesses war er im Gefängnis und wurde schließlich zu einem Jahr Verbannung in den Norden des Landes verurteilt. Während der Verbannung wurde er, was sonst unüblich war, von Angehörigen der Sicherheitskräfte ständig weiter verhört. Nach Verbüßen der Strafe kehrte er mit relevanten Auffälligkeiten nach Santiago zurück. Er litt unter Schlaflosigkeit, schweren Albträumen, starker Verfolgungsangst und zeigte teilweise ausgesprochen paranoide, stark depressive Symptome sowie plötzliche aggressive Ausbrüche.

Seine ökonomische Situation war schlecht. Er hatte zuvor ein Taxi gehabt, das nach seiner Verhaftung durch Mitarbeiter des *CNI* verbrannt worden war. Zusammen mit Frau und Kindern schlief er nun bei den Eltern im Wohnzimmer auf dem Boden. Er hatte nicht einmal genügend Geld, um die Busfahrt zum Behandlungsort zu bezahlen.

Zu Behandlungsbeginn sprach er von zwei Problemen, die ihn beschäftigten. Erstens hatte er Schwierigkeiten, sich von den Familienangehörigen bemuttern zu lassen. Er brauchte und wollte zwar Aufmerksamkeit, aber während der Haft hatte er gelernt, sich von allen zurückzuziehen, alles für sich zu behalten und ständig Angst vor seinen Mitmenschen zu haben. »Das, was mir in der Folter geholfen hat, zu überleben, macht mir jetzt Schwierigkeiten«. Das zweite Problem war seine Verfolgungsangst. Zwar war ihm klar, dass seine direkte Verfolgung zu diesem Zeitpunkt nicht im Interesse der Regierung lag. Sie hatten ihn gefoltert und verhört, so lange sie wollten, er war

---

1 Chilenischer Geheimdienst, der vor 1978 *DINA* genannt wurde.

physisch und psychisch krank, und seine politische Organisation würde aus Sicherheitsgründen lange Zeit jeden Kontakt mit ihm vermeiden. »Ich bin kaltgestellt.« Diese Situation erhöhte zwar auf der rationalen Ebene sein Sicherheitsgefühl, änderte aber nichts an seinen Verfolgungsängsten. Außerdem dokumentierte sich damit seine aktuelle politische Wertlosigkeit, was seine Depressionen nur verstärkte.

Seine Geschichte war folgende:

Er war der älteste Sohn einer Fischerfamilie. Seine Eltern stritten sich dauernd, Prügel waren an der Tagesordnung. Er war das Lieblingskind der Mutter, mit ihr sprach er, er war ihr Partner. Vom Vater wurde er nur mit Verachtung behandelt. Einerseits genoss er die Rolle des Lieblings der Mutter, andererseits hoffte er, irgendwann die Zuneigung seines Vaters zu erringen. Er litt aber auch darunter, sich ständig vor der totalen Besetzung durch die Mutter schützen zu müssen. In der Schule und bei nebenbei geleisteten Arbeiten strengte er sich ungeheuer an, immer in der Hoffnung, für seine Leistungen familiäre Anerkennung zu erhalten, insbesondere väterliche Liebe. Dazu kam es nie.

Er begann früh, sich politisch zu organisieren. Er hoffte, die fehlende Bildung der Eltern und die damit verbundenen Schuldgefühle im gesellschaftlichen Kampf kompensieren zu können.

Er war schüchtern und hatte wenige Freunde. Seine Frau lernte er zufällig kennen, schlief mit ihr und heiratete sie, weil sie schwanger geworden war. Die eheliche Beziehung war schlecht. Sie hatte für ihn da zu sein, zu kochen und die Wäsche zu waschen. Kommunikation gab es nicht. Im zweiten Ehejahr verliebte er sich in eine Parteigenossin, mit der er eine Beziehung einging, die bis zu seiner Verhaftung bestehen blieb. Seine Frau wusste davon, trotzdem folgte nach drei weiteren Jahren ein zweites Kind. Die Beziehung zu seiner Mutter blieb aber stets die wichtigste für ihn.

Politisch leistete er verantwortungsvolle Arbeit und war allgemein anerkannt. Nach 1973 setzte er die politische Arbeit im Untergrund fort. Zum ehelichen Schweigen kam nun auch ein politisches Doppelleben dazu und, damit verbunden, die Geheimhaltung von Teilen seiner Identität. Zwar litt er unter all dem, hatte aber das Gefühl, etwas Wichtiges zu leisten und davon ausgefüllt zu sein.

Er wusste, dass seine Verhaftung kurz bevor stand. Er hatte Zeit, sich von seiner Geliebten, seinen Eltern, seiner Frau und seinen Kindern zu verabschieden. Auf seine Bitte hin verzichteten die Sicherheitskräfte darauf, ihm vor seinen Kindern Gewalt anzutun. Sie führten ihn in die Garage, wo er von einem ein paar Tage zuvor Verhafteten identifiziert wurde. Daraufhin schlugen sie ihn zusammen.

Zwanzig Tage blieb er in den Händen der *CNI* und wurde schwersten Folterungen ausgesetzt: Er wurde verprügelt, mit Elektrizität an den Geschlechtsteilen und anderen empfindlichen Körperstellen gefoltert, es fanden mehrere Schein-Erschießungen statt. Er wurde unter Drogen gestellt und nächtelang verhört. Scheinbar wurden auch hypnotische Experimente an ihm ausprobiert. Darüber hinaus wurde er mehrere Male von *CNI*-Angehörigen vergewaltigt. Es ging ihm zwischendurch so schlecht, dass er das Gefühl hatte, er sei bereits gestorben. Er hatte den Eindruck, er würde in seiner Zelle über seinem bereits toten Körper schweben, während plötzlich Ärzte erschienen, diesen Körper bearbeiteten, ihm Spritzen gaben und ihn wieder zurückholten. Er erwähnte, dass er während der Folter immer wieder an seine Kinder und seine Frau gedacht habe. Dieses Bild im Kopf half ihm, das Grässlichste zu überstehen. Die psychische Folter war für ihn schlimmer als die physische – die plötzlich freundlichen Gespräche nach den schwersten Misshandlungen. Ein Psychologe habe mit ihm eine ganze Nacht über seine Familie gesprochen. Das sei für ihn das Schlimmste gewesen. Er habe sich nackt, beschmutzt und verzweifelt gefühlt. Wenn er heute an die Folter zurückdenke, sei sein erster Wunsch, diesen Schweinen das Gleiche antun zu wollen. Nach einigem Nachdenken aber meinte er, dass es besser sei, sie psychisch zu foltern und sie dazu zu zwingen, das zu fühlen, was sie ihm und anderen angetan hatten.

Nach einer kurzen Zeit im Gefängnis, in der er den Mitgefangenen gegenüber eine stützende Haltung einnahm, wurde er zur Verbannung verurteilt. Die mit ihm zusammen Verhafteten kamen in den Süden, er allein in den Norden. In einem kleinen Dorf musste er die Angst und das Misstrauen der Bewohner überwinden, sich Gelegenheitsarbeit suchen, überleben. Er hatte nichts dabei als die Kleider, die er trug.

Seit seiner Verhaftung wurde er sehr von seiner Frau unterstützt, die ihn zweimal in der Verbannung besuchen durfte. Trotzdem teilte sie ihm beim ersten Treffen mit, dass sie eine Beziehung zu einem anderen Mann begonnen habe. Von seiner Geliebten hatte er nichts mehr gehört. Ihm wurde klar, wie wichtig die Beziehung zu seiner Frau für ihn war, und er begann, um seine Ehe zu kämpfen. Gleichzeitig fühlte er sich verzweifelt und von seiner Frau auch in einem politischen Sinne verraten. Er entwickelte starke Hassgefühle, bis seine Frau schließlich die andere Beziehung beendete.

Während der Zeit der Verbannung wurde er weiterhin durch die Sicherheitsorgane verhört, zwar nicht mehr direkt gefoltert, aber doch ständig in Atem gehalten. Seine Angst, sie könnten ihn umbringen, erhielt dabei immer neue Nahrung. Immer wieder musste er an einen Cousin denken, der seit Jahren verschwunden war.

Schließlich kehrte er nach Santiago zurück. Die Gesamtsituation erwies sich als ausgesprochen schwierig, und es ging ihm zunächst sehr schlecht. Er hatte Albträume, Verfolgungsangst, war reizbar und schwankte ständig zwischen ausgesprochen depressiven und plötzlich stark aggressiven Stimmungen. Die Familiensituation war sehr schwierig. In der Ehe versuchte er, ein neues Klima zu schaffen, aber das erwies sich als kompliziert, da beide Eheleute nicht nur den gelebten Horror integrieren mussten, sondern zum ersten Mal in ihrer Beziehung wirkliche Kommunikation herstellen wollten. Dieser Vorgang wurde dadurch erschwert, dass sie aus ökonomischen Gründen bei seinen Eltern leben mussten. Er empfand die erneute Abhängigkeit als sehr negativ, auch weil die Beziehung zu Vater und Mutter sich nicht wesentlich geändert hatte. Hinzu kam, dass die Kinder vor den Wutausbrüchen des Vaters Angst bekamen und ihn als fremd empfanden. Früher hatte er selten mit ihnen geredet. Sie verstanden nicht, warum er jetzt plötzlich zu ihnen Kontakt haben wollte.

Die ökonomische Situation blieb über Monate hinweg hoffnungslos. Er fand keine Arbeit. Politisch blieb er aus den genannten Gründen isoliert, und der Anschluss an Menschenrechtsorganisationen, z. B. an die Vereinigung der politischen Gefangenen, gelang ihm nur begrenzt. Seine politischen Ideale verloren den Realitätsbezug. Es kamen ihm Zweifel, die er mit niemandem diskutieren konnte.

Immer wieder überlegte er, ob er nicht am besten ins Ausland gehen sollte. Schließlich sah er keine andere Möglichkeit mehr und bemühte sich um Asyl im europäischen Ausland, was ihm auch gelang. Er brach die

Therapie ab, und, ohne die Sprache zu beherrschen, fuhr er mit Frau und Kindern in eine unsichere Zukunft, in der aber zumindest das ökonomische Überleben gesichert schien.

Die Geschichte von Mario

1983 habe ich einen 30-jährigen Mann in Familientherapie behandelt. Er war verheiratet und Vater von zwei Söhnen im Alter von acht und sechs Jahren. Er war 1975 von der *DINA* verhaftet worden und wurde dort zwanzig Tage festgehalten. Nach der Freilassung blieben *DINA*-Agenten eine Woche lang in der Wohnung der Familie, und in den folgenden zwei Jahren musste er Einschüchterungen und ständige Überwachung ertragen.

Behandlungsgrund war das abhängige und aggressive Verhalten des jüngeren Sohnes. Der ältere Sohn wurde als ernst und übergehorsam, aber problemlos vorgestellt. Die Mutter beschrieb sich als unkontrolliert, nervös, ängstlich und unsicher. Der Vater war um seine Frau und Kinder besorgt, empfand sich aber als schweigsam und gehemmt. Er berichtete von Depressionen, weshalb er bereits einmal eine Behandlung begonnen, aber bereits nach wenigen Stunden wieder abgebrochen hatte.

Die Eltern erzählten, dass der symptomatisch auffällige Sohn ein starkes Kontrollbedürfnis habe. Er schien ständig in Sorge zu sein, dass die Eltern verschwinden könnten. Wenn sie abends ausgehen wollten, veranstaltete er ein solches Theater, dass sie meistens zu Hause blieben. Obwohl ihre Einstellung zur Erziehung eher nicht-autoritär war, sahen sie sich vor die Wahl gestellt, entweder nachzugeben oder harte Strafen anzuwenden, die ihnen selbst zuwider waren. Der einzig mögliche Weg schienen Betrugsmanöver zu sein, bei denen sie sich heimlich aus dem Haus schlichen. Sie fühlten sich kontrolliert, überwacht und hilflos.

Im Verlauf der Behandlung ergab sich folgende Familiengeschichte: Vater und Mutter lernten sich während der Regierungszeit Allendes kennen. Beide waren politisch engagiert. Nachdem sie das erste Grauen über den Umsturz überwunden hatten, beschlossen sie zu heiraten. Der erste Sohn wurde 1975 geboren, während der schwersten Verfolgungen.

Zwei Wochen nach seiner Geburt wurde der Vater verhaftet. Vierzehn Tage lang hörte die Mutter nichts von ihm und musste annehmen, dass er – wie so viele andere – verschwunden und somit ermordet worden war.

Der Vater wurde von der *DINA* auf alle erdenkliche Art und Weise gefoltert. Er berichtete von Schlägen, Hängen, Strom, Scheinerschießungen, Drogen, Essensentzug und Einzelhaft. Die *DINA* beschuldigte ihn verschiedener politischer Aktivitäten, unter anderem der Zuständigkeit für die Finanzen seiner Partei, d. h. insbesondere für Empfang und Weitergabe von Geld aus dem Ausland. Ein Teil der Vorwürfe stimmte, aber mit den Finanzen seiner Partei hatte der Patient nie etwas zu tun gehabt. Da er mit seiner Ermordung rechnen musste, falls es ihm nicht gelingen sollte, mit der Außenwelt wieder Kontakt aufzunehmen, beschloss er, den Vorwurf, er sei Finanzfunktionär seiner Partei gewesen, teilweise anzuerkennen und zu versuchen, seine Folterer davon zu überzeugen, dass er in nächster Zeit eine größere Geldsendung in Empfang zu nehmen habe. Das Vorhaben gelang. Sie erlaubten ihm, seine Frau anzurufen und ihr irgendeine Geschichte zu erzählen, die sie davon überzeugen sollte, dass er die letzten Wochen nicht in Haft gewesen sei. Eine knappe Woche später wurde er in Begleitung eines Agenten nach Hause entlassen.

Es folgten sechs schreckliche Tage. Ununterbrochen waren die Agenten in der Wohnung. Nur nachts unter der Bettdecke konnten die Eheleute ein paar direkte Worte miteinander wechseln. Während sie einerseits die Gerichte einschalteten und die illegale Verhaftung und nachträgliche Überwachung anzeigten, mussten andererseits die Agenten bei Laune gehalten und das Spiel, zumindest in den ersten Tagen, weitergespielt werden. Schließlich wurde die Überwachung durch den obersten Gerichtshof verboten, und die *DINA* geriet zunehmend unter Druck. Sie beschuldigten ihn, sie geschickt hereingelegt zu haben, machten aber gleichzeitig deutlich, dass es ihnen ein Leichtes sei, ihn zunächst in Sicherheit zu wiegen, um ihn dann später bei einem Schein-Unfall umzubringen. Ein Kompromiss wurde ausgehandelt: Die *DINA* verzichtete auf weitere Verfolgung, aber der Patient musste ein Papier unterschreiben, in dem er bestätigte, nicht gefoltert worden zu sein und mit dieser ein paar Wochen freiwillig zusammengearbeitet zu haben.

In den folgenden zwei Jahren wurde der Patient tatsächlich in Ruhe gelassen, allerdings alle paar Tagen oder Wochen daran erinnert, dass man ihn umbringen würde, falls er je den Mund aufmachen sollte. Die Parteiarbeit der Eheleute endete vollständig. Dabei spielten nicht nur Sicherheitserwägungen eine Rolle, sondern auch die Tatsache, dass die Partei den Patienten einem mühsamen und demütigenden politischen Überprüfungsverfahren aussetzte, an dessen Ende er zwar nicht als Verräter eingestuft wurde und sich rehabilitieren konnte, aber mit einem gewissen Makel behaftet blieb und von der Partei marginalisiert wurde. Das Verfahren war für den Patienten und seine Frau auch insofern unerträglich, als in diesem Prozess nicht nur die persönliche und politische Integrität angezweifelt wurde, sondern auch das Leid des Paares verleugnet und die familiären und freundschaftlichen Bindungen und Loyalitäten in den Schmutz gezogen wurden. Entsprechend behielten die Eheleute zwar ihre politischen Überzeugungen, zogen sich aber vollständig ins Privatleben zurück. Beide konzentrierten sich auf ihren Beruf. 1977 wurde das zweite Kind geboren.

Über das Vorgefallene sprachen sie nur in der ersten Zeit und nur sehr allgemein. Zwischen beiden kam es zu Diskussionen über den sich einstellenden ökonomischen Wohlstand, den vor allem der Gatte mit Schuldgefühlen erlebte. 1983 wurde für die Familie zu einem Jahr voller Erwartungen, aber auch zu einer Zeit, in der bereits überwunden geglaubte Angstsymptome wieder auftauchten. Die »Protesttage« 1983 mobilisierten in den Eltern Hoffnungen auf eine bessere Zukunft, aber auch große Ängste. Es stellte sich wieder die Frage nach der Notwendigkeit politischen Engagements. Sie fürchteten sich vor erneuter Verfolgung und Zerstörung, vor Gewalt und Chaos. Diese wurde noch verstärkt, als im Wohnviertel der Familie vier Oppositionelle auf offener Straße durch den *CNI* ermordet wurden und der Nachbar der Familie sich als Rechtsextremist entpuppte, der bei entsprechender Gelegenheit mit einem Gewehr um sich schoss und auf die Jagd nach Linken ging. Das beängstigende Verhalten dieses Nachbarn wurde bei späteren »Protesttagen« bestätigt, als er dem cacerolazo[2] der Nachbarn mit Militärmusik und Schüssen in die Luft begegnete.

Die Familie kam zunächst zur Behandlung wegen des auffälligen Verhaltens des jüngeren Sohnes. Dieses wurde als Schutzhandlung interpretiert,

---

2 Krach machen mit Kochtöpfen, Löffeln etc., um die Opposition zur Regierung auszudrücken.

in der das einzige Familienmitglied, das durch die Vorgänge nicht betroffen war, das unbewältigte Trauma der anderen tagtäglich dramatisierte und damit ein Ersatzproblem anbot, mit dem die Beteiligten sich ungefährdeter auseinander setzen konnten als mit der sie eigentlich beschäftigenden Zerstörung. Aufgrund dieser Interpretation verbesserte sich das Befinden des Symptomträgers. Allerdings trat nun die Problematik der anderen stärker in den Vordergrund, insbesondere die depressive, sich stark mit dem Vater identifizierende Symptomatik des älteren Bruders. In einem mehrmonatigen, schmerzhaften Prozess wurden diese Probleme mit der Familie diskutiert. In vielen Sitzungen mit den Eltern allein und in einigen mit der gesamten Familie wurde das Vorgefallene erörtert, diskutiert und aufgearbeitet. Zwischen den Eheleuten war es wichtig, zu verstehen, was dem anderen geschehen war. Beim Vater stand die Bearbeitung seiner Schuldgefühle im Vordergrund. In der Haft, in einem Moment, als er fest davon überzeugt war, dass er nicht lebend aus den Händen der *DINA* entkommen würde, war es ihm eines Tages gelungen, sich durch die Wand mit einem anderen Gefangenen zu verständigen. Sie tauschten Namen und Adressen mit dem Versprechen aus, dass, wenn einer von beiden überleben sollte, der andere dessen Familienangehörige informieren würde. Am nächsten Tag wurde der andere erschossen. Nachdem der Patient freigekommen war, erfüllte er zwar das Versprechen und informierte die Familienangehörigen, aber er traute sich nie, das Vorgefallene auch offiziell zu Protokoll zu geben und vor Gericht anzuzeigen. Rational war dem Patienten klar, dass ihn aufgrund der realen Bedrohung, der er auch nach der Freilassung ausgesetzt war, keine Schuld traf. Das änderte jedoch nichts an seinen Schuldgefühlen, durch die er sich immer tiefer in die Depression verstrickte.

Die Frau konnte über Gefühle und Ängste sprechen, die sie nie zuvor geäußert hatte. Zunächst hatte sie angenommen, dass ihr Mann ermordet worden war. Schmerz, Verlustangst und Verzweiflung hatte sie heruntergeschluckt und sich ganz auf ihr Baby konzentriert. Zu einem wirklichen intimen Wiedersehen mit ihrem Mann war es nie gekommen, weil die erste Zeit nach seiner Entlassung von der weiterhin stattfindenden Verfolgung geprägt war.

All dies wurde mit den Eheleuten sehr detailliert besprochen. Mit den Kindern wurden die entscheidenden Vorgänge erörtert, ohne dabei auf

allzu erschreckende Einzelheiten einzugehen. Bezogen auf alle Familienmitglieder stand die Notwendigkeit im Vordergrund, der großen Trauer
endlich Ausdruck zu verleihen. Beim älteren Sohn klang die depressive
Symptomatik ab und verwandelte sich in eine aktive Auseinandersetzung
mit seinem Vater. Auch die Eltern fühlten sich gegen Ende der Behandlung
besser. Obwohl allen Beteiligten bewusst war, dass der Prozess von Rekonstruktion und Konstruktion noch nicht abgeschlossen war, konnte er jetzt
von der Familie selbstständig weiterverfolgt werden.

1988, einige Monate vor dem Plebiszit[3], suchten mich die Eltern erneut in
meiner Praxis auf. Sie berichteten, dass sich in den letzten Jahren alles gut
entwickelt habe. Auch der jüngere Sohn, der die Behandlung ursprünglich
ausgelöst hatte, habe nie mehr Schwierigkeiten gezeigt. Allerdings, und
das sei der Grund, weshalb sie mich aufsuchten, habe der ältere Sohn in
den letzten Wochen Schwierigkeiten gehabt. Er sei plötzlich sehr ängstlich
geworden und habe nicht zur Schule gehen wollen, obwohl er einer der
Besten seiner Klasse sei. Er klage dauernd darüber, weinen zu müssen, wisse
aber nicht, warum. Im Gespräch ergab sich, dass trotz des guten Famili-
enklimas die Thematik der Verhaftung des Vaters nach wie vor tabuisiert
wurde, vor allem gegenüber den Kindern. Der Vater musste aufgrund seiner
Arbeit oft verreisen, was bei dem älteren Sohn Ängste auslöste.

In den folgenden Wochen kam der Junge zu Einzelsitzungen. Schließlich
empfahl ich den Eltern drei Dinge: Der Vater sollte einmal in der Woche
mit seinem Sohn allein zu Mittag essen, die Eltern sollten ihn weiterhin
zur Schule schicken und bei Gelegenheit mit beiden Kindern die Familiengeschichte durchsprechen, insbesondere die Erfahrungen und Erlebnisse
während der Haft.

Ich erläuterte ihnen, dass sich die erste und die zweite Behandlung in
einem wesentlichen Moment ähnelten: In beiden Fällen – 1983 Massenpro-
test, 1988 Plebiszit – fanden makrosoziale Vorgänge statt, die einerseits auf
Veränderung hoffen ließen, andererseits aber auch bedrohliche Momente
zeigten. Die Eltern folgten meinen Vorschlägen, und die Symptome des

---

3 Plebiszit (1988): Volksabstimmung mit »Ja« oder »Nein« für oder gegen die Diktatur.
Das Abstimmungsergebnis ging zu Ungunsten der Diktatur aus.

Jungen klangen rasch ab. In der vorletzten Einzelsitzung mit ihm kamen wir auf seine Freizeitgestaltung zu sprechen. Ich schlug vor, dass er sich mit etwas beschäftigen solle, was ihn wirklich interessiere. In der letzten Stunde teilte er mir mit, er habe sich entschlossen, auf dem Landgrundstück, wo er oft das Wochenende mit seinen Eltern verbrachte, aus einem Baumstamm ein großes indianisches Totem zu schnitzen. Er habe bereits mit seinem Vater ausgekundschaftet, wie er das machen könne und was er alles dafür brauche. Angst und Trauer habe er keine mehr. Damit endete die Behandlung.

Die beiden vorgestellten Fälle unterscheiden sich zwar erheblich voneinander, weisen aber auch eine Reihe von Gemeinsamkeiten auf: Neben dem physischen wird ein schwerer psychischer Schaden deutlich, der eine direkte Konsequenz der erlittenen Folter ist. In beiden Fällen gibt es unterschiedliche Vorgeschichten, die das Ausmaß und die Struktur des späteren psychischen Schadens beeinflusst haben. Die Grundmuster der seelischen Reaktion sind aber ähnlich, was die aufgetretenen Symptome in einen eindeutigen kausalen Zusammenhang mit der erlittenen Folter stellt.

Bezogen auf die Gefolterten sind nicht nur die bereits erwähnten depressiven Reaktionen, Angstzustände etc. zu beobachten, sondern es besteht auch eine Tendenz, das Erlebte schuldhaft aufzuarbeiten. Das Schuldempfinden nimmt dabei seinen Ausgang in der Foltererfahrung, wird aber später auf die familiären Lebensbereiche übersetzt und trägt dort zur Aufrechterhaltung und Vertiefung der Depression bei. Politische Situation und persönliche Verhältnisse vermischen sich zu einer komplizierten Gesamtstruktur, innerhalb derer sich neue Verquickungen konstituieren, die spiegelbildlich die Hilflosigkeit, Demütigung, Verzweiflung, Einsamkeit, Angst und Zerstörung, die in der Folter erlebt wurden, reflektieren bzw. wiederholen.

Die psychischen Konsequenzen der Folterung betreffen nicht nur den Gefangenen, sondern auch sein gesamtes familiäres Bezugssystem. In allen mir bekannten Fällen wird eine schwere Störung des familiären Kommunikationssystems deutlich. Dabei kommt es meistens zu Symptombildungen bei allen Familienmitgliedern. Wir müssen also nicht nur die spezielle Gestörtheit des Gefolterten erkennen, sondern auch davon ausgehen, dass zumindest alle näheren Familienangehörigen zu Opfern der Folter werden.

Psychoanalyse und politische Barbarei

Franz Fanon leitet ein Kapitel über Kolonialkrieg und psychische Störungen mit folgender Aussage ein:

> »Aber der Krieg geht weiter. Und wir werden noch jahrelang die vielfachen und manchmal unheilbaren Wunden zu verbinden haben, die unseren Völkern durch die kolonialistische Landplage zugefügt worden sind.« (Fanon, F., 1969, S. 190)

Er beschreibt psychische Störungen grundsätzlich als Folge des Kolonialsystems. Symptombildungen im Befreiungskrieg versteht er einerseits als Produkt der verinnerlichten Kolonialisierung und andererseits als den individuellen Preis, der gezahlt werden muss, wenn man gezwungen ist, sich von einem gewalttätigen System gewalttätig zu befreien. Er macht deutlich, dass diese Probleme im individualpsychiatrischen Sinne schlecht zu behandeln sind und verzichtet deshalb auf die Darstellung von Behandlungsmethoden, sofern es sich nicht um die aktive Beteiligung am Befreiungskrieg selbst dreht.

> »Los meine Kampfgefährten, es ist besser, wenn wir uns sofort entschließen, den Kurs zu ändern. Die große Nacht, in der wir versunken waren, müssen wir abschütteln und hinter uns lassen. Der neue Tag, der sich schon am Horizont zeigt, muß uns standhaft, aufgeweckt und entschlossen antreffen.« (ebd., S. 239)

Folgt daraus, dass nur eine Revolution die Leiden heilen kann, die die Gesellschaft verursacht hat? Sind andere Heilungsversuche müßige Psychologisierung, die erst recht krank macht?

Aus einem völlig anderen Diskussionsrahmen stammen Ansichten, die in dieselbe Richtung zu deuten scheinen. Ich beziehe mich auf die unter Psychoanalytikern seit 1980 stattfindende Auseinandersetzung mit der nationalsozialistischen Vergangenheit.[4] Dabei findet sich ein Diskussions-

---

4 Vgl. Psyche Jg. 36/11; Psyche Jg. 37/12; *Psyche* Jg. 39/4; *Psyche* Jg. 40/5; *Psyche* Jg. 40/10; Lohmann, H.M. (Hg.), 1983

beitrag von Ernst Federn, in dem er die Entscheidung seines Vaters verteidigt, während des Naziregimes Patienten und Ausbildungskandidaten, die im Widerstand tätig waren, nicht zu behandeln. Nachdem er zunächst mit Blick auf den Analytiker Carl Müller-Braunschweig ausführt: »Gegen ein modernes totalitäres Regime gibt es keinen inneren Widerstand« (Federn, E., 1985, S. 369) und damit dessen Anpassung an das Naziregime rechtfertigt, meint er über seinen Vater:

> »Die Psychoanalyse hätte durch die illegale Betätigung einer ihrer Kandidaten oder Patienten nichts gewonnen. Aber es ist darüber hinaus sehr fraglich, ob jemand, der illegal politisch tätig ist, überhaupt analysiert werden kann. Er müßte über viele sehr entscheidende Dinge, über schwere Ängste z. B., völliges Stillschweigen bewahren, um seine Tätigkeit zu verbergen. Es ist eigentlich unverständlich, daß M. Langer das nicht verstehen kann.« (ebd.)

Federn erwähnt Marie Langer, weil sie Opfer solcher Entscheidungen war und in späteren Jahren oft dagegen polemisiert hat. Gerade von Ernst Federn versetzen solche Äußerungen in Erstaunen, wenn man bedenkt, dass er selbst aktiv politisch tätig und längere Zeit im KZ interniert war. Ich interpretiere seine Äußerungen dahingehend, dass er unter bestimmten politischen Umständen eine klare Trennung zwischen makrosozialen Vorkommnissen und innerpsychischem Geschehen befürwortet, zumindest was die Therapiemöglichkeit angeht.

In die gleiche Richtung zielen die Ausführungen Wolfgang Lochs zu Repression und Therapie (Loch, W., 1986): Um im psychoanalytischen Sinne therapieren zu können, müssen nach Loch bestimmte individuelle und gesellschaftliche Voraussetzungen erfüllt sein. Zu den individuellen zählt nicht nur, dass der Analytiker absolute Verschwiegenheit garantieren muss. Er muss auch, um die »gleichschwebende Aufmerksamkeit« zu ermöglichen,

> »[...] keine ideologisch bedingte, apodiktische Gewißheit hinsichtlich bestimmter inhaltlicher Aussagen besitzen, vielmehr zu allen ›Glaubenssätzen‹ eine exzentrische Position sich gestatten können. Erst das erlaubt ihm, gegenüber seinem Patienten vollständig loyal zu sein.« (ebd., S. 428)

Zu den gesellschaftlichen Voraussetzungen zählt er ein Staatswesen, das Analytiker und Analysand Orientierungsfreiheit, Widerrufbarkeit und Recht auf unverschuldeten Irrtum, Gewissensentscheidung, Toleranz gegenüber Meinungen und Glaubenssätzen gesetzlich garantiert. Dementsprechend ist nach Loch in Staaten, in denen Diktatur herrscht, »die Durchführung einer integralen, unabgeschwächten Psychoanalyse [...] nicht möglich« (ebd.). Sodann erklärt er, dass unter solchen Umständen Psychoanalyse nur im Rahmen einer Scheinanpassung in geschützten Nischen und zum Wohl nur weniger Patienten möglich ist.

> »Sehr behindert, wenn nicht gänzlich unmöglich, ist die Durchführung der Psychoanalyse in solchen Staatswesen bei Psychosen und Perversionen, weil das öffentliche Leben bereits weitgehend psychotische und perverse Elemente tatsächlich aufweist, so daß die Virtualisierung entsprechender Phantasien, Voraussetzung ihrer analytischen Bearbeitung, nicht gelingen kann oder zumindest in Frage gestellt ist.« (ebd.)

Fanon interessiert sich wenig für Psychotherapie, weil er offen politisch argumentierend die mögliche Genesung im Befreiungskampf sieht. Federn und Loch hingegen fragen scheinbar unpolitisch nach den Voraussetzungen für erfolgreiche psychotherapeutische Rahmenbedingungen. Dabei vertreten sie zum einen die Ansicht, dass Therapie bzw. Psychoanalyse in totalitären Verhältnissen unmöglich ist, und zum anderen, dass die gesellschaftspolitisch determinierten individuellen Probleme im psychotherapeutischen Rahmen sowieso nicht bearbeitet werden können und sollen.

Anders als Federn interessiert mich weniger, ob die illegale Betätigung eines Kandidaten oder Patienten der Psychoanalyse nutzt oder ob die Loch'sche Analyse integral und unabgeschwächt bleibt. Ich will vielmehr wissen, ob bestimmte therapeutische Heilverfahren den Illegalen, den Verfolgten, den Opfern der Diktatur nützen können oder nicht. Ich glaube nicht, dass Psychotherapie der Ort ist, an dem Revolution gemacht wird. In dieser Hinsicht stehen mir die Überlegungen Fanons sehr nahe. Aber offensichtlich löst der Befreiungskampf eben nicht unmittelbar die entstehenden psychischen Probleme, wie Fanon selbst zeigt. Im Gegenteil, es tauchen neue Probleme auf, die bearbeitet werden müssen. Mit ihrem Versuch, die politische Realität aus dem therapeutischen Rahmen herauszuhalten, argumentieren Federn und Loch nicht nur falsch, sie spalten auch höchst reaktionär gesellschaftliche und individuelle Prozesse.

In diesem Zusammenhang möchte ich mich deutlich von den Ausführungen Lochs abgrenzen, der zu glauben scheint, die individualisierte Verrücktheit lasse sich nicht mehr bearbeiten, wenn die gesellschaftliche Realität selbst verrückt geworden ist. Meiner Ansicht nach verpasst Loch hier die Chance, im psychotherapeutischen Deutungsprozess eben diese verrückte Realität zu verstehen und dem Patienten eine angemessene Unterscheidung zwischen sozialem und privatem Leid zu ermöglichen. Loch bleibt hier in Abwehrhaltung gegenüber der selbst gelebten verrückten Realität der Nazizeit befangen. Ebenso wie Paul Parin (1980) glaube ich, dass Gesellschaftskritik im therapeutischen Prozess nicht nur möglich, sondern notwendig ist. Wer sie versäumt, macht sich schwerer Übertragungsfehler im Sinne einer gemeinsam verleugneten Realität schuldig.

In einer kurzgefassten Kritik der Psychoanalyse unter dem Titel »Aufforderung zum Tanz« bemerkt Theodor W. Adorno:

> »[...] so müßte eine kathartische Methode, die nicht an der gelungenen Anpassung und dem ökonomischen Erfolg ihr Maß findet, darauf ausgehen, die Menschen zum Bewußtsein des Unglücks, des allgemeinen und des davon unablösbaren eigenen, zu bringen und ihnen die Scheinbefriedigung zu nehmen, kraft derer in ihnen die abscheuliche Ordnung nochmals am Leben sich erhält, wie wenn sie sie nicht von außen bereits fest genug in der Gewalt hätte [...] Es gehört zum Mechanismus der Herrschaft, die Erkenntnis des Leidens, das sie provoziert, zu verbieten, und ein gerader Weg führt vom Evangelium der Lebensfreude zur Errichtung von Menschenschlachthäusern so weit hinten in Polen, daß jeder der eigenen Volksgenossen sich einreden kann, er höre die Schmerzensschreie nicht.« (Adorno, Th. W., 1969, S. 74f.)

Obwohl Adornos Anmerkungen nicht als eine neue Theorie der Psychotherapie konzipiert sind, wird hier ein grundlegender emanzipatorischer Anspruch hinsichtlich des therapeutischen Geschehens definiert, inwieweit Therapie dazu verhelfen könnte, den Zusammenhang zwischen individuellem und sozialem Leid deutlich zu machen: Obwohl die Betroffenen deshalb nicht weniger leiden müssten, sollten sie in der Lage sein, sich nicht länger als individuell verrückt zu begreifen.

Es zeigt sich, dass das Problem der therapeutischen Lösungsversuche außerordentlich kompliziert ist. Was ist Therapie? Kann Therapie bei Störungen helfen, die durch gesellschaftliche Katastrophen verursacht sind? Wenn ja, mit welchem Ziel? Leistet Therapie gar Anpassungsaktivität an Zustände der Unterdrückung, oder ist sie im Gegenteil emanzipative Subjektbefreiung? Kann man Extremtraumatisierungen in der Diktatur überhaupt behandeln, oder muss man dafür auf verbesserte Gesellschaftsumstände warten? Wenn es wirksame Therapie gibt, muss dann in Chile der politischen Situation gemäß therapiert werden? Sind die in den Industrieländern entwickelten Techniken überhaupt geeignet, landesspezifische Psyche zu erfassen? Oder gilt das für die therapeutischen Techniken, was Fanon über die europäische Technik insgesamt sagt?

»Wenn ich in der europäischen Technik und im europäischen Stil den Menschen suche, stoße ich auf eine Folge von Negationen des Menschen, auf eine Lawine von Morden.« (Fanon, F., 1969, S. 240)

Angenommen, das stimmt, wie erfindet man eine neue Technik, wenn man gleichzeitig die reale Abhängigkeit eines »Dritte-Welt-Landes« auch in psychischer Hinsicht nicht verleugnen kann? Kann es eine kritische Reflexion dieser Tatsachen geben?

Hans Becker und Sophinette Becker zitieren in ihrem Artikel »Der Psychoanalytiker im Spannungsfeld zwischen innerer und äußerer Realität« (Becker, H./Becker, S., 1987) zwei Aussagen Freuds:

»[...] daß bei der Neurose ein Stück der Realität fluchtartig vermieden, bei der Psychose aber umgebaut wird. Oder: Bei der Psychose folgt auf die anfängliche Flucht eine aktive Phase des Umbaues, bei der Neurose auf den anfänglichen Gehorsam ein nachträglicher Fluchtversuch. Oder noch anders ausgedrückt: Die Neurose verleugnet die Realität nicht, sie will nur nichts von ihr wissen; die Psychose verleugnet sie und sucht sie zu ersetzen. Normal oder >gesund< halten wir ein Verhalten, welches bestimmte Züge beider Reaktionen vereinigt, die Realität so wenig verleugnet wie die Neurose, sich aber dann wie die Psychose um ihre Abänderung bemüht. Dies zweckmäßige normale Verhalten führt natürlich zu einer äußeren Arbeitsleistung an der

Außenwelt und begnügt sich nicht, wie bei der Psychose mit der Herstellung innerer Veränderungen [...]« (Freud, S., 1924, *GW* XIII, zit. n. Becker, H./ Becker, S., 1987, S. 292)

»Ich zweifele ja nicht, daß es dem Schicksale leichter fallen müßte als mir, Ihr Leiden zu beheben: Aber Sie werden sich überzeugen, daß viel damit gewonnen ist, wenn es uns gelingt, Ihr hysterisches Elend in gemeines Unglück zu verwandeln. Gegen das Letztere werden Sie sich mit einem wiedergenesenen Seelenleben besser zur Wehr setzen können.« (Freud, S., 1895, *GW* I, zit. n. Becker, H./Becker, S., 1987, S. 292)

Die Autoren des Artikels fahren fort:

»Freud versteht also unter ›Gesundheit‹ bzw. Normalität nicht nur, daß es dem einzelnen gelingt, die äußere Realität adäquat wahrzunehmen, sondern diese im Interesse dieser Gesundheit auch – wenn nötig – adäquat umzugestalten. Die Verwandlung neurotischen Elends in allgemeines Unglück soll dem Patienten dabei helfen, sich dem allgemeinen Unglück widersetzen zu können. Dies ist eine sehr eindeutige, in ihren Konsequenzen fast revolutionäre, Definition.« (ebd.)

Ich schließe mich dieser Ansicht der Autoren an und meine nicht nur, dass es sich hier tatsächlich um eine revolutionäre Definition handelt, sondern auch, dass gerade in diesen Äußerungen Freuds ein Problem erfasst wird, das die in Chile herrschenden Realitäten genau beschreibt. Deutlich wird der Zusammenhang zwischen innerer und äußerer Realität, d.h. die Notwendigkeit, die äußere Realität umzugestalten, um Gesundheit zu erhalten und die innere Realität zu verarbeiten, um der äußeren begegnen zu können.

Psychoanalyse, die so verstanden wird, ist eine psychologische Theorie, die die dialektische Beziehung zwischen Individuum und Umwelt zu fassen sucht, ohne eine Seite dieser Beziehung zugunsten der anderen zu verleugnen, d.h. ohne das Subjekt zum rein soziologischen Phänomen zu erklären. Es werden aber auch nicht alle Probleme des Subjekts übertrieben psychologisiert und ihrer gesamtgesellschaftlichen Realität beraubt.

Vinculo comprometido

Die oben kritisierten Positionen von Federn und Loch enthalten trotz allem einen wahren Kern; sie weisen zu Recht darauf hin, dass in einem totalitären Kontext die Grundbedingungen des therapeutischen Beziehungsgeschehens sich verändern. Das macht es notwendig, nach der Gestaltung der Beziehung zwischen Therapeut und Patient unter solchen Bedingungen zu fragen. In Chile wurde in diesem Zusammenhang das Konzept des vinculo comprometido entwickelt, was man ungenau als »sich verpflichtende, sich einlassende Bindung« ins Deutsche übersetzen könnte[5]. In gewisser Hinsicht handelt es sich um den Dreh- und Angelpunkt der Behandlung, weshalb es sinnvoll scheint, diesen terminus technicus ausführlich zu diskutieren.

> »Im therapeutischen Raum haben wir versucht, einen Weg zu finden, der es möglich macht, uns die Gegenwart wieder anzueignen, und der es erlaubt, dem radikalen Prozess der Enthumanisierung, der Zersplitterung, dem wir ausgesetzt waren, zu widerstehen. In diesem Zusammenhang verstehen wir die Psychotherapie als einen Prozess einer tiefen zwischenmenschlichen Verpflichtung, die dem Menschen die Fähigkeit zurückgibt, seiner Realität zu begegnen, weil er wieder lernt, zwischen den Situationen, die ihn bedrückten und dekompensierten, zu unterscheiden. [...] Wenn wir von einer therapeutischen Beziehung sprechen, die zutiefst verpflichtend ist, möchten wir sie von der therapeutischen Beziehung unterscheiden, die von der ›Neutralität‹ des Therapeuten geprägt sein soll. Was wirklich geschehen ist, kann man nur in seinem politischen und sozialen Kontext verstehen, dem wir nicht gleichgültig gegenüberstehen. Mit unseren Patienten teilen wir eine bestimmte Haltung gegenüber den gesellschaftlichen Verhältnissen, die wir nicht nur gemeinsam erlebt und erlitten haben, sondern die wir auch zu verändern versuchen. Die Neutralität abstrahiert von der Realität, und die soziale Gewalt in ihren extremen Formen macht deutlich, wie absurd es ist, auch theoretisch zu vergessen, dass das alltägliche Leben von eben dieser Realität beeinflusst, geformt und bestimmt wird.« (Lira, E./ Weinstein, E., 1984, Übersetzung Becker, D., 1992, S. 209)

Diese allgemeinen Aussagen über den vinculo comprometido bedürfen näherer Erläuterung. Zunächst wird deutlich von der Konzeption des neu-

---

5 Eine gute Annäherung gibt es im Englischen: *bond of committment.*

tralen Therapeuten Abstand genommen, die der Psychoanalyse entstammt und auf der eng mit der Neutralität verknüpften Abstinenzregel basiert.

In seinem hervorragenden Aufsatz »Die psychoanalytische Abstinenz-regel. Vom regelhaften zum operationalen Gebrauch« (1984) macht Johannes Cremerius deutlich, inwieweit eine strenge Abstinenz/Neutralität eben nicht das Produkt eines in sich geschlossenen Therapiegebäudes ist und erst recht nicht per se angemessenes produktives psychotherapeutisches Handeln erlaubt. Hier entsprechen Cremerius' Überlegungen denen chilenischer Therapeuten. Allerdings hebt er hervor, dass mit einer Relativierung der Abstinenzregel weder die von Freud bereits erkannten Gefahren beseitigt werden noch eine Auflösung der komplizierten Übertragungs- und Gegenübertragungskonstellationen stattfindet, mit denen, im Gegenteil, gearbeitet werden soll.

Wie sahen nun diese Konstellationen in Chile aus? Sowohl Therapeuten als auch Patienten lebten unter der Diktatur, deren direkte Opfer die Patienten waren. Die Psychopathologie der Patienten war die unmittelbare Konsequenz der erlittenen Verfolgung; nur mittelbar spielten strukturelle Faktoren (z. B. neurotische Strukturen vor der Traumatisierung) eine Rolle. Das Subjekt der Behandlung, der Patient und seine Krankheit, die Extremtraumatisierung, war direkt mit der Realität der Diktatur und mit der durch sie bedingten Zerstörung der Identität der Opfer verknüpft. Die Therapeuten hatten zum großen Teil – unabhängig von ihrer beruflichen Tätigkeit – selbst schwere traumatische Erfahrungen gemacht, hatten den Militärputsch als aktive Anhänger der Allende-Regierung miterlebt, waren in Haft oder im Exil. Therapeuten und Patienten teilten nicht nur die Realität erlittener Verfolgung und die Möglichkeit weiterer Verfolgung, sondern auch trotz aller existierenden politischen Unterschiede eine aktive oppositionelle Haltung gegenüber der Militärdiktatur. Aufgrund dieser Haltung behandelten diese Therapeuten jene Patienten, suchten diese Patienten jene Therapeuten auf. Es war diese Haltung, die die einen letztlich zu Therapeuten Extremtraumatisierter machte und die anderen zu extremtraumatisierten Patienten. Wenn in den Überlegungen Liras und Weinsteins von der Suche nach einem »Weg [...], der es möglich macht, uns die Gegenwart wieder anzueignen, und der es erlaubt, dem radikalen Prozess der Enthumanisierung, der Zersplitterung [...], zu widerstehen« die Rede ist, ist das nicht nur eine therapeutische Rahmenkonzeption, sondern auch eine politische Grundsatzerklärung. Dasselbe gilt für die persönliche Standortbestimmung der Therapeuten, die, wie ihre Patienten, um die Wiedererlangung demokratischer Freiheiten kämpfen.

In einem ersten Moment ist der vinculo comprometido also ein rein beschreibender Begriff, der besagt, dass Therapeuten und Patienten unleugbar auf der Seite der Verfolgten stehen. Den Gedankengängen Cremerius' kann man entnehmen, dass schon innerhalb normaler psychoanalytischer Abläufe die Idee vom neutralen Therapeuten, der unbeschwert spiegelt, absurd ist, um so mehr, wenn die politische Situation so einschneidend die Lage von Therapeut und Patient bestimmt, wie das in Chile der Fall ist. Es ergibt sich die paradox erscheinende Konsequenz, dass nur der bewusst seine Nicht-Neutralität annehmende Therapeut in der Lage ist, das Zustandekommen einer therapeutisch wirksamen Übertragungsbeziehung zu unterstützen. Vinculo comprometido ist also zunächst eine Realitätsbeschreibung.

In einem zweiten Moment allerdings ist er auch eine therapeutische Zielvorstellung und die Krankheitsdefinition des Patienten. Das Krankmachende war die Diktatur und die durch sie ausgeübte Repression. Durch die Diktatur war der Patient vorübergehend in Umstände geraten, in denen er sich nicht mehr wehren konnte. Die Therapeuten, die sein Ziel teilten, halfen ihm, sich gegen die Zerstörung zur Wehr zu setzen und seinen ursprünglichen Kampf gegen die Diktatur wieder aufzunehmen. Auch wenn man die hier in der Darstellung des Prozesses unumgängliche Verkürzung in Rechnung stellt, liegen eine Reihe von Zweifeln auf der Hand. Überspitzt könnte man fragen, ob hier nicht statt Therapie politische Indoktrinierung betrieben wurde, ob sich hier nicht Therapeuten und Patienten in einem endlosen Coming-out eine kleine Nische der gegenseitigen Verstärkung bauten, in der sie der täglichen Realität von Unterdrückung und Widerstand zu entfliehen hofften? Wurde hier nicht letztlich der Patient zum Opfer der Projektionen seines Therapeuten? Bestand nicht die Gefahr, dass er, anstatt seine Opferrealität zu bearbeiten, um sie überwinden zu können, auf diese festgelegt wurde, während der allmächtige Therapeut ihm half, wieder ins politische Lot zu kommen und damit nur seine eigene Ohnmacht auf den Patienten projizierte und an ihm kompensatorisch kurierte?

Wurde hier Therapie als Politikersatz geübt, unter dem Vorwand, mit der verlogenen Therapeutenneutralität aufräumen zu wollen?

Im Ausland ist das Konzept von Fachkollegen häufig in diesem Sinne missverstanden worden, als eine Art Verpflichtung oder Lizenz, sich vollkommen distanzlos auf die Seite der Opfer zu stellen und – ich übertreibe etwas – gemeinsam gegen das Böse zu kämpfen. Als wir die Idee einer aktiven Nicht-Neutralität in der psychotherapeutischen Behandlung von Opfern formulierten, geschah das im Kontext der noch andauernden Diktatur, die das Leben aller Beteiligten – Therapeuten und Patienten – bedrohte. Es lag nahe, diese externe Bedrohung deutlich zu formulieren und bestimmte Differenzen zu verleugnen. Die Gefahr dieser aktiven Nicht-Neutralität besteht jedoch darin, die Aggression, die nicht nur extern, sondern immer auch intern ist, abzuspalten und – anstatt sie gemeinsam durchzuarbeiten – gemeinsam zu verleugnen. Verbrechen müssen als solche benannt werden, aber das darf nicht in einer simplifizierenden und den Patienten überwältigenden Art und Weise geschehen. Es muss Raum geben für den Zweifel am und den Hass auf den Therapeuten und für den Hass des Therapeuten auf den Patienten. Wenn wir alle immer nur Opfer sind, dann können wir zwar Illusionen über unsere Gemeinsamkeiten kreieren, verhindern aber die Durcharbeitung und erst recht die Traumabearbeitung. Es geht in der Behandlung von Extremtraumatisierten um eine Handhabung der Übertragungs- und Gegenübertragungsprozesse, die getragen ist von einer grundlegenden und sichtbaren Empathie, die von der Notwendigkeit mitbestimmt wird, aktiv und nicht neutral Verbrechen auch als solche zu benennen, die von der Aufrechterhaltung einer klaren Abstinenz gekennzeichnet sein muss und die die Bereitschaft einschließt, den Preis für die notwendige, aber trotzdem zu große Nähe zu bezahlen. Man muss sich darauf einstellen, diese auch konfliktiv und in Frage stellend in anderen Momenten des therapeutischen Prozesses zu bearbeiten. Der vinculo comprometido als Konzept hat wahrscheinlich die notwendige Zurückhaltung nicht genügend deutlich gemacht und dementsprechend der Gefahr zum Acting out auf Seiten des Therapeuten Vorschub geleistet. Die ursprüngliche Konzeption des vinculo comprometido enthielt ein wichtiges idealistisches Element, das auf die konkreten Therapien einen ebenso negativen Einfluss hatte wie eine vorgebliche Neutralität. Tatsächlich setzt der problemlose vinculo comprometido als Modellfall einen ideal traumatisierten Patienten voraus, d. h. einen Menschen, der bis zur traumatischen Erfahrung eine »normale« psychische Struktur hatte und dann durch die Repression zusammengebrochen ist. Einen solchen Patienten gibt es natürlich nicht, und da fangen die Probleme an: Soll man nun fordern, sich parteilich auf die Traumatisierung einzulassen und neutral in Bezug auf die Neurose zu bleiben? Wie kann der Therapeut dem Patienten helfen, die komplizierte Dialektik zwischen persönlicher Struktur und erlittener Traumatisierung zu entfalten, wenn er von vornherein der Letzteren mehr Krankheitsrecht einräumt als der Ersteren? Im Prinzip gerät der Therapeut hier potentiell in die gleiche Falle wie Alice Miller, die, nachdem sie die Bedeutung des real erlittenen Leidens angemessen herausgearbeitet hatte, nicht mehr in der Lage war, inner- und außerpsychische Realität in ihrer dialektischen Verschränkung zu begreifen und so von ihrem ersten zu ihrem dritten Buch alles Gewonnene wieder verlor (Miller, A., 1979, 1980, 1981).

Trotz der Fragwürdigkeiten ist der vinculo comprometido hilfreich und wesentlich für die Behandlung Extremtraumatisierter. Meiner Ansicht nach ist dieser Begriff nicht nur zuerst Realitätsbeschreibung und dann therapeutische Zielvorstellung und Krankheitsdefinition (als eine grundsätzlich wertvolle, nicht wertfreie Haltung des Therapeuten); er ist zum Dritten auch per definitionem auf eine spezifische Bedürfnis-, Affekt- und Selbststruktur der extremtraumatisierten Patienten bezogen.

Extremtraumatisierung impliziert ein Paradoxon: Auf der einen Seite bedeutet sie den Zusammenbruch aller Strukturen, d. h. die Erfahrung des Todes, auf der anderen Seite eröffnet sie Überlebensmöglichkeiten. Wenn man den Begriff unmittelbar physiologisch betrachtet und nicht innerhalb des sonst geltenden symbolisch-psychologischen Bezugsrahmens, wird das Problem deutlich. Vom Standpunkt der physiologischen Medizin aus kann der Vorgang der Extremtraumatisierung einzig und allein als Todesursache auftreten, nie nur als Krankheitssymptom oder -auslöser (auch nicht als Teil eines Prozesses). Man könnte von Extremtraumatisierung sprechen, wenn jemand überfahren wird oder sich aus dem zehnten Stockwerk auf Beton fallen lässt. Die Konsequenz wäre das Ende aller physiologischen Lebensfunktionen, für die betroffene Person gäbe es kein Danach. Im Falle der psychisch Extremtraumatisierten aber ist das Überfahrenwerden oder der Sturz nicht das Ende, sondern der Anfang, d.h. obwohl sie sterben, leben sie weiter. Das Nicht-Sterben-Können ist die Katastrophe. Ein Patient, der schwer gefoltert worden war, sagte mir einmal, ab einem gewissen Punkt sei nicht mehr die andauernde Folter das Schlimmste gewesen, sondern dass er zu schwach gewesen sei, sich selbst das Leben zu nehmen; die physische Unfähigkeit, ein Vorhangseil um den Hals zu schlingen, die Tatsache, dass die Folterer nicht einmal bereit waren, ihm endgültig den Garaus zu machen. Variationen dieser Empfindungen habe ich – ebenso wie die chilenischen Kollegen – in unendlich vielen Behandlungen hören müssen.

In diesem Kontext erhält der vinculo comprometido insofern eine besondere Bedeutung, als er hier eine spezifische Variante dessen darstellt, was in der Psychosebehandlung oft als *Container*-Funktion (vgl. Bion, W., 1990) beschrieben wird. Der erlebte Tod kann nur überlebt und überwunden werden, wenn der Patient das Leben und seine Bindungen neu zulassen kann, wenn er wieder zu einem zwischenmenschlichen Kontakt findet, wenn dieser Kontakt anhält. Der Tod ist per definitionem das Gegenteil von Leben und Beziehungsfähigkeit. Durch die traumatische Erfahrung aber tritt die unmöglich erscheinende Tatsache ein, dass dieser Tod Teil des psychischen Innenlebens eines lebendigen Menschen geworden ist. Dieses Paradoxon des Lebendig-Tot-Seins kann sich nur auflösen, wenn es gelingt, den Tod in einer zwischenmenschlichen Beziehung lebendig werden zu lassen, wenn Tod zum Bindungselement, zum Bestandteil eines lebendigen Prozesses wird und damit die traumatische Todeserfahrung durch die dem Dasein inhärente Dialektik von Tod und Leben im Beziehungsprozess ersetzt.

Entscheidend ist, dass dieser Tod dem Patienten im Rahmen politischer Verfolgung und Unterdrückung gewaltsam aufgezwungen wurde. Im Gegensatz zum psychotischen Patienten, der psychische Strukturen im Rahmen von Objektbeziehungen entwickelt, die in gewissem Sinne der Tod sind, das Überleben in der frühkindlichen Abhängigkeit, also an die Introjektion und Abspaltung des toten Objekts gebunden ist, hat der extremtraumatisierte Patient eine psychische Struktur entwickeln können, die in der traumatischen Erfahrung, unabhängig von ihrem mehr oder minder existierenden neurotischen Charakter, intentional zerstört wird. Die Abhängigkeit des Gefolterten vom Folterer ist keine naturgegebene, sondern eine durch den Aggressor künstlich herbeigeführte Abhängigkeit. Der fast psychotische Grad der Sehnsucht des Exilierten nach der Heimat – während er von Rache an dem Diktator träumt, dabei Wohnung und Arbeit, sich selbst, Frau und Kinder in Schmutz, Dreck und Alkohol verkommen lässt – ist Bestandteil einer politischen und sozialen Interaktion zwischen Unterdrückern und Unterdrücktem, ein Produkt der intendierten Zerstörung des Betroffenen. Zwar sind auch die primären Strukturen des Extremtraumatisierten – wie beim Psychotiker – durchtränkt vom introjizierten Tod, aber die traumatische Situation kann im Nachhinein als erlittenes Leid erfahren werden, und es ist möglich, über den Selbstverlust zu trauern und später auch zu handeln. Dies mindert den Umfang der Zerstörung natürlich nicht; bezogen auf das subjektive Erleben überschneiden sich Psychotiker und Extremtraumatisierter in vieler Hinsicht. Aber es besteht ein großer Unterschied zwischen einer Person, die erstmals im Leben ausreichende Objektbeziehungen erfahren muss, um Strukturen zu entwickeln, und einer Person, die die schmerzhafte Erinnerung zulassen muss, einmal nicht psychotisch gewesen zu sein, jetzt aber schwer verletzt worden zu sein, ohne dass sie sich dagegen hätte wehren können.

Daher geht es in der Behandlung nicht nur um gutes Halten (Winnicott, D. W., 1965), um das angemessene Containing eines Objektes (Bion, W., 1990), sondern auch darum, dem Patienten erneut dazu zu verhelfen, den introjizierten Tod auch als projizierten zu erfahren. Extremtraumatisierung bedeutet Strukturzerstörung. Damit verschwindet in der traumatischen Situation die Fähigkeit, die erlittene Zerstörung als intentional von außen nach innen stattfindend zu erfahren. Dementsprechend wird die Erfahrung künstlich zu einer psychotischen. So wie im Winnicott'schen Sinne der Psychotiker nicht erfahren hat, z. B. von seiner Mutter gehasst oder verlassen worden zu sein, sondern nur das Gefühl absoluter Angst (endlos und hilflos in einen Abgrund zu stürzen) kennt, so erlebt der Gefolterte im entscheidenden Moment die Folter nicht mehr als von außen angetan, sondern als Selbstauflösung, als Tod, in dem es kein Innen und Außen mehr gibt. In der Therapie aber kann der Betreffende sich nicht nur durch das ausreichende Halten des Therapeuten erlauben, die Katastrophe zu fühlen, er kann auch aufgrund der aktiven und parteiischen Haltung des Therapeuten dessen Strukturen benutzen, um eigene wieder zu finden und neu aufzubauen.

49

Richtig angewendet kann der vinculo comprometido zu einem zentralen reparatorischen Element werden, das der problematischen Dialektik des extremtraumatisierten Patienten gerecht wird: Auf der einen Seite geht es um die typische Container-Funktion, auf der anderen Seite um die erneute Wiederherstellung von Strukturen, die bereits einmal existiert haben. Patient und Therapeut müssen auf einer Ebene Raum lassen für das Auftauchen und Teilen der traumatischen Erfahrung mit all der extremen Zerstörung, die sich hier vergegenständlicht und jeden Rahmen sprengt, während sie gleichzeitig das erwachsene Ich des Patienten neu entdecken und benutzen.

Vor allem in der Behandlung Gefolterter wird dies unmittelbar deutlich. Im Rahmen des vinculo comprometido wartet man z. B. nicht, bis der Patient auf seine Folter zu sprechen kommt, sondern fragt ihn danach. Ist sonst Schweigen angebracht, geduldiges Halten bis keine Dekompensierung mehr droht, kann dieses bei einem Gefolterten eine aktive Identifikation mit dem Folterer bedeuten. Der Folterer bezweckt, dass der Gefolterte nicht über das spricht, was ihm passiert ist. Die Foltertechnik zielt darauf ab, ihm alles, was er weiß, zu entreißen, gleichzeitig aber sein Schweigen über alles, was ihm passiert ist, sicherzustellen. Man zwingt ihn, bei der Entlassung Papiere zu unterschreiben, in denen er beschwört, gut behandelt worden zu sein, oder man macht durch handfeste Drohungen klar, dass sein Leben nicht mehr viel wert ist, wenn er je den Mund aufmacht. Neben diesen realen äußeren Drohungen fühlt der Patient aufgrund der erlittenen Traumatisierung, des introjizierten Todes, auch nicht das Recht, um Hilfe zu bitten. Quasi psychotisch fühlt er zu viel des Folterers in sich, um ein Recht auf Unterstützung zu haben.

Der scheinbar empathische, schweigende, geduldige Therapeut kann hier nicht nur keinen Zugang zum Patienten finden, schlimmer noch, er wird zum Träger des dem Patienten implantierten sozialen Stigmas, und im konkreten Sinn wird er zum Folterer. Der Therapeut funktioniert als eine Art anonymer Empfänger, der das Intimste des Patienten zu hören wünscht. Diesem bleibt nur die Wahl zwischen dem Gefangenbleiben im Tod oder der ungeschützten Freigabe der erlittenen Folter, die er nie wieder hatte berühren wollen.

Der aktive und unparteiische Therapeut, der zwar fragt, aber selbst weiterhin anonym bleibt, der sich um eine therapeutische Ideologiefreiheit bemüht, begeht den gleichen Fehler. Der gefolterte Patient wird das Interview wahrscheinlich nach wenigen Minuten abbrechen, weil er vermutet, in die Hände eines Spitzels geraten zu sein.

Idealtypisch gesehen begeht der Therapeut keinen dieser Fehler: Er fragt den Patienten, aber nicht als Inquisitor, sondern als nicht-anonymer, aktiver Gegner der Unterdrückung, als einer, der die Ziele der Folterer kennt. Wenn er schweigt, schweigt er nicht, weil er die Realität verleugnet, sondern weil er die Sprachlosigkeit des Patienten versteht und aushalten kann. Er weiß um die Deckungsgleichheit zwischen der Verzweiflung des Patienten, den Zielen der Folterer und dem Schweigen in der Gesellschaft. Er weiß, dass er halten, fragen und schweigen muss und dass es nicht seltsam oder falsch, sondern adäquat ist, wenn er in einem Augenblick fast verschmolzen mit dem Patienten dessen Tod erlebt und im nächsten mit ihm über die Technik der Folter redet, die Struktur des Erlebten distanziert kommentiert, um kurz darauf einen Moment tiefster Trauer gemeinsam zu erfahren. Er wird sich nicht wundern, wenn es nicht eine dieser Erfahrungen, sondern gerade ihre Kombination ist, die den Patienten wirklich erleichtert.[6] Denn was der vinculo comprometido – begrifflich etwas unscharf, in der konkreten Handhabung aber sehr angemessen – zu fassen sucht, ist die Gleichzeitigkeit von Struktur und Zerstörung von Innen und Außen; von individuell erfahrenem schweren Leid und sozialpolitischem makrosozialen Prozess im Patienten.

Der nicht-anonyme Therapeut akzeptiert bewusst die Anteile, in denen sich seine Realität mit der des Patienten überschneidet. Er versucht, nicht so zu tun, als sei die reale Verknüpfung mit dem Patienten rein phantasiert. Im Gegenteil, durch seine bewusste Integration der Realität in das therapeutische Setting macht er dem Patienten und sich selbst eine Distanzierung von dieser Realität möglich. Übertragungsprozesse können erkannt und eigene von fremden Problemen unterschieden werden. Von Gespenstern kann man sich nicht distanzieren, von konkreten Personen schon. Wenn die vom

---

6 Die hier auf Gefolterte bezogene Situation gilt auch bei allen anderen Extremtraumatisierten, sie ist dort nur nicht so deutlich auszumachen, da sie bei Familienangehörigen von Verschwundenen oder Exekutierten und bei Rückkehrern nicht auf ein unmittelbar traumatisches Ereignis beschränkt bleibt, sondern die kumulative Traumatisierung, die Chronizität des Prozesses im Vordergrund steht. Dementsprechend ist die Durcharbeitung, obwohl der Struktur nach identisch, in der konkreten Anwendung komplizierter.

Patienten zu diskutierenden Probleme teilweise politischer Herkunft sind, erweckt der angeblich politisch meinungslose Therapeut nur Misstrauen. Hat er aber eine Meinung, die sich von der des Patienten unterscheiden kann, dann ist es möglich, zu vertrauen und neurotische Übertragung von politischen Differenzen zu unterscheiden.

Im vinculo comprometido besteht immer ein gewisses Risiko, innerhalb der mit dem Patienten geteilten Ideologiekritik unkritisch zu werden, also Gemeinsamkeiten überzubetonen und Differenzen zu verleugnen; Übertragungs- und Gegenübertragungsprozesse sind dann als solche nicht mehr zu erkennen und können entsprechend nicht gedeutet werden. Damit ginge dem therapeutischen Prozess das verloren, was ihn erst ermöglicht: sein Symbolcharakter, seine Verschiedenheit von anderen zwischenmenschlichen Beziehungen. Gerade hier sind Cremerius' Überlegungen ein hilfreiches Korrektiv. Obwohl er einerseits kritisch mit der Abstinenzregel ins Gericht geht, macht er doch deutlich, wie hilfreich sie ist, damit ein Patient sich als handelndes Subjekt begreifen kann, das seine Probleme aktiv verarbeitet, und nicht als Objekt, das passiv geheilt wird. Dieses Moment ist in der Behandlung Extremtraumatisierter vielleicht noch zentraler als in anderen Behandlungen, da die erlittene Repression gerade darauf abgezielt hat, den Subjektcharakter des Betroffenen zu zerstören. Die Abstinenz als »legitimer Zügel von Übertragung und Gegenübertragung«, wie sie Cremerius beschreibt, ist eine relevante Rückbesinnung für den Therapeuten, damit dieser den Patienten nicht auf eine unterworfene Objektposition festlegt, sondern ihm Wachstum und Autonomie auch im Leiden zugesteht und erleichtert.

Die Arbeit mit Extremtraumatisierten fordert eine spezielle Mischung von Nähe und Distanz, von Neutralität und Parteilichkeit, von Halten und Loslassen, von quasi symbiotischem Verschmelzen und ichbezogener kritischer Reflexion seitens des Therapeuten. Vinculo meint im Deutschen Beziehung und Bindung, comprometido nicht nur »sich einlassen«, sondern »sich verpflichten, sich bloßstellen«. Die therapeutische Beziehung, die eine Verarbeitung der Extremtraumatisierung ermöglichen soll, muss eng sein und Therapeuten und Patienten gleichermaßen verpflichten und bloßstellen. In ihr muss der Tod als trennendes und bindendes Element lebendig und ausgelebt werden. Patient und Therapeut müssen anhand ihrer gemeinsamen Verletzlichkeit die Realität der externen Aggression erkennen und gleichzeitig lernen, Liebe und Hass als Bestandteile ihres innerpsychischen Erlebens und intersubjektiven Handelns zu verstehen und zu akzeptieren. Die gegenseitige Akzeptanz des internalisierten Todes eröffnet die Perspektive, gegen die Zerstörung durch die Diktatur produktiv zu handeln, ohne zu verleugnen oder abzuspalten. Letztendlich ist psychische Gesundheit in diesem Kontext nur möglich, wenn das Unerträgliche, auch wenn es Bestandteil der handelnden Personen geworden ist, erkannt wird und es gelingt, dieses in einem Beziehungsrahmen zu integrieren.

2. Mariana

Mariana war wütend auf ihre Mutter: »Ich hatte mir versprochen, nicht mehr mit ihr zu streiten, aber ich halte es nicht mehr aus. Sie hat mich wieder angebrüllt. Jedes Mal, wenn ich mit jemandem ausgegangen bin, beschuldigt sie mich hinterher, eine Hure zu sein. Wenn ich nachts nach Hause komme, untersucht sie meine Unterhosen, um zu sehen, ob sie Spuren findet, dass ich mit jemandem geschlafen habe. Heute Morgen haben wir uns wieder gestritten. Ich beschloss, ihr nicht zu antworten und bin einfach weggegangen. Ich bin durch das Stadtzentrum gelaufen und nicht in die Uni gegangen. Gegen Mittag habe ich mich auf eine Bank gesetzt. Ich dachte daran, dass ich wegen des Streits mit meiner Mutter vergessen hatte, die Mülltonne zu leeren. Ich beobachtete die Menschen, die Autos, die Bäume. Ich hatte das Gefühl, mit nichts und niemandem etwas zu tun zu haben. Ich stellte mir vor, dass ich aufstehen und mich unter eines der vorbeifahrenden Autos werfen könnte. Die Dinge passierten wie in einem Film, wie in Zeitlupe. Es war, als ob das eigentlich nicht ich wäre, die da auf der Bank saß. Da war mein Körper, und ich konnte ihn sehen, genauso wie die Autos und die Bäume. Ein bisschen später habe ich mich etwas beruhigt und beschlossen, sie anzurufen.« »Macht es dir sehr viel Angst, wenn du das Gefühl hast, dass die Wut auf deine Mutter zu groß wird?«

Mariana wird wieder sehr aufgeregt, schreit Beschuldigungen gegen ihre Mutter und fängt schließlich an zu weinen. Sie nimmt ihre Handtasche, als ob sie etwas aus ihr herausnehmen wolle, unterbricht die Bewegung und wirft die Tasche auf den Fußboden. Dann bückt sie sich und nimmt einen kleinen Spiegel aus der Tasche. Sie macht eine Bewegung, die ich aus früheren Sitzungen kenne. Sie schaut manchmal in diesen Spiegel, um zu sehen, ob ihr Make-up noch in Ordnung ist, nachdem sie geweint hat. Dieses Mal wirft sie ihn mit einer heftigen Geste auf den Boden, noch bevor sie wirklich hineingeschaut hat. Der Spiegel zerbricht. Während Mariana weiterhin weint und Geräusche von sich gibt, die keine Worte mehr sind, knie ich auf dem Fußboden, um die Stücke des Spiegels einzusammeln. Nach einer Weile beruhigt sich Mariana, und ich bemerke, dass sie mir zuschaut. Sie sagt: »Was machen Sie?« »Manchmal ist es unvermeidbar, dass Dinge zerbrechen, aber es lohnt sich trotzdem, die Stückchen nicht zu verlieren«, antworte ich. »Werden Sie sie nicht wegwerfen?« »Nein, ich glaube nicht«, entgegne ich, während ich mit den Spiegelscherben in der Hand zu meinem Stuhl zurückkehre.

Bis zu diesem Moment war das Grundklima der Stunde sehr bedrohlich. Was ich anfangs noch als hysterischen Anfall der Patientin rationalisieren konnte, verwandelte sich von Minute zu Minute in ein Gefühl der Angst, als explodiere das Universum: Ich empfinde, dass sich die Patientin mit Hilfe des hysterischen Anfalls zu retten versucht, während ihr Körper tatsächlich in Bruchstücke zerfällt. Ich phantasiere ein Bein, einen Arm, einen abgetrennten Rumpf, Blut. Ich sehe meinen eigenen Körper durch die Luft fliegen, weil mich ein Auto angefahren hat. Als der Spiegel in Stücke springt, habe ich den Eindruck, dass Mariana ebenfalls zerbricht. Aber ich sehe auch die zerbrochenen Gläser meiner Brille auf der Straße liegen, als Folge des vorher phantasierten Unglücks.

Nach einem längeren Schweigen erzählt mir die Patientin, dass sie schon seit langem große Angst vor ihrer Mutter empfinde, dass sie aber dachte, dass es nachgelassen habe. Sie erzählt mir von einem Albtraum, der seit vielen Jahren wiederkehrt: Sie liegt nachts in ihrem Bett. Sie hat Angst und ruft nach ihrer Mutter, die auch kommt, um sie zu umarmen. Mariana bemerkt, dass das Gesicht der Mutter nur zur Hälfte normal ist, die andere Hälfte ist ein Totenkopf. Während sich dieses Doppelgesicht nähert, wird die Angst immer schlimmer. Sie weiß nicht, ob die Mutter sie umarmen oder umbringen wird. In dem Moment, in dem die Mutter sie berührt, wacht Mariana auf. Um sich zu beruhigen, denkt sie an ihren Vater.

Während Mariana mir diesen Traum erzählt, spüre ich zwar ihre Angst, habe aber keine Auflösungsempfindungen mehr. Ich höre zu und ordne die Scherben in den Spiegelrahmen ein, der nicht beschädigt worden ist. Schließlich sage ich ihr, dass ich glaube, ihr Traum habe viel mit der Realität zu tun, denn wahrscheinlich sei ihre Mutter seit Jahren mehr tot als lebendig. Ich könne mir vorstellen, dass sie, Mariana, die diejenige mit der engsten Beziehung zur Mutter und den meisten Erinnerungen an den Vater sei, es sehr schwer habe, wenn sie sich entfernen wolle oder wütend werde. Sie müsse immer befürchten, dass sich auch die andere Hälfte der Mutter in einen Totenkopf verwandelt. Darüber hinaus sei es wahrscheinlich auch gefährlich für sie, zu nahe bei der Mutter zu bleiben, weil sie sich dann selbst verliere, nicht mehr wisse, ob sie lebendig oder eine Totenkopf-Mariana sei, ob es um den Tod ihres Vaters oder den ihrer Mutter oder den beider ginge. Mariana fragt mich daraufhin, ob ich es nicht für verrückt halte, was sie denke. Ich antworte ihr, dass ich es für sehr verrückt halte, aber dass ich die Welt, in der sie aufgewachsen ist, ebenso als sehr verrückt empfinde. Sie fragt, was ich mit dem zerbrochenen Spiegel vorhabe. Ich antworte ihr, dass ich ihn aufheben werde, so lange es für sie nötig sei. Dann lege ich ihn in die Schublade meines Schreibtisches, an einen Ort, den ich ihr zeige.

Um zu verstehen, was sich an diesem Tag zwischen Mariana und mir abspielte, muss man sich ihre Geschichte ansehen. Marianas Vater wurde 1973 in Chile verhaftet und gilt seitdem als verschwunden. Er war ein bekannter Sozialist, der sich den Militärs auslieferte, nachdem diese seine Frau und die drei Kinder, von denen Mariana das älteste ist, als Geiseln genommen hatten. Wie alle chilenischen Verschwundenen ist Marianas Vater mit Sicherheit ermordet worden. Als einige Wochen nach der Verhaftung die Mutter nicht zu Hause war, da sie nach dem Aufenthaltsort des Vaters suchte, wurde die damals siebenjährige Mariana von einer Gruppe Jugendlicher vergewaltigt. Ihre Mutter hat das erst im Rahmen der Behandlung bei mir zur Kenntnis genommen. In den folgenden Jahren wurde der Vater zum Tabuthema in der Familie. Er galt offiziell als verreist. Über Politik wurde nicht mehr gesprochen. Die Mutter arbeitete den ganzen Tag, betrank sich abends, schrie und weinte, sprach mit ihrem nicht anwesenden Mann oder bat darum, möglichst bald zu sterben. Mariana war ihre Vertraute, und sie war fast für die gesamte häusliche Organisation zuständig. 1987 bat die Familie um therapeutische Hilfe, weil der jüngste Sohn in die Offiziersschule eintreten wollte und die Mutter das Gefühl hatte, nicht länger schweigen zu können. Zu diesem Zeitpunkt arbeiteten alle drei Kinder in politischen Parteien, die zur extremen Rechten gehörten. Die beschriebene Therapiestunde fand 1989 statt, als bereits ein intensiver therapeutischer Prozess mit Familien- und Einzelsitzungen eingeleitet worden war.

Die Diagnose eines politischen Traumas

Marianas Schicksal kann als Beispiel für die tiefen und unvergleichbaren Wunden stehen, die die politische Unterdrückung in die psychische Struktur eines Individuums schlagen kann. Ihr Fall ähnelt dem von Tausenden anderen in Chile und auf der ganzen Welt. Er ist ein spezifisches Beispiel für einen Prozess, in dem politische Ziele mit Hilfe totaler sozialer Kontrolle, Verfolgung und Tod erreicht werden. Es ist nicht schwierig, Mariana als krank zu diagnostizieren, aber was macht sie krank? Ist sie oder die Gesellschaft, in der sie lebt, krank? Ist ihre Krankheit vergleichbar mit anderen Krankheiten, z. B. einer Neurose? Wie kann man ihr helfen?[7]

Wahrscheinlich müssen wir zuerst begreifen, wenn wir über das Leid von Mariana und vielen anderen, die Ähnliches erfahren haben, sprechen, dass wir darüber nicht neutral und wissenschaftlich wertfrei berichten können. Da diese Erfahrungen Teil eines sozialen Prozesses sind, sind wir – die Wissenschaftler und Therapeuten – unumgänglich Teil dieses Prozesses. Unsere Art, diese Krankheiten zu definieren und zu behandeln, weist uns als Freund oder Feind aus, als Unterdrücker oder solidarisch mit denen, die Widerstand leisten. Noch bevor wir die Patienten überhaupt zum ersten

---

7 Im *Lateinamerikanischen Institut für Menschenrechte und psychische Gesundheit (ILAS)*, dem ich bis 1999 angehörte, haben wir versucht, therapeutische Hilfe anzubieten, aber auch systematisch die Prozesse zu erforschen, die in diesem Kapitel diskutiert werden. Einige der relevanten Veröffentlichungen über die Arbeit mit Traumatisierten in Chile sind: Becker, D./Lira, E.,1989; Becker, D., 1990; Becker, D., 1992; Becker, D./Castillo, M.I. et al., 1989; Diaz, M./Becker, D. 1993; Lira, E./Weinstein, E., 1984; Lira, E./Castillo, M.I., 1991; Weinstein, E./Lira, E./Rojas, E., 1987.

Mal gesehen haben, können wir deren Probleme entweder verschlimmern oder ihnen dafür einen Rahmen bieten, der Hilfe ermöglicht. So muss man z. B. die Diagnose *Post-Traumatic-Stress-Disorder* (PTSD)[8] als schädigend bezeichnen. Die Krankheiten werden hier auf eine Anzahl von Symptomen reduziert, während die Ursache, die auslösende Situation, das soziale Umfeld, das diese Symptome hervorgerufen hat, nicht oder zumindest nur von vagem Interesse ist. In der Sprache des PTSD ist der soziale Kontext nichts anderes als ein Stressor.

Um die Beschränkungen des PTSD zu überwinden, habe ich Ende der 80er Jahre zusammen mit chilenischen Kollegen (Becker, D./Castillo, M. I., 1990), unter Bezugnahme auf Bettelheims extreme Situation (Bettelheim, B., 1943), Khans kumulative Traumatisierung (Khan, M., 1977) und vor allem Keilsons sequentielle Traumatisierung (Keilson, H., 1979) den Terminus Extremtraumatisierung eingeführt und folgendermaßen definiert:

>»Extremtraumatisierung ist ein Prozess im Leben der Subjekte einer Gesellschaft, der definiert wird durch seine Intensität, durch die Unfähigkeit der Subjekte und der Gesellschaft, adäquat darauf zu antworten und durch die Erschütterungen und dauerhaften pathogenen Wirkungen, die er in der psychischen und sozialen Organisation hervorruft. Extremtraumatisierung kennzeichnet sich durch eine Art, die Macht in einer Gesellschaft auszuüben, bei der die sozialpolitische Struktur sich auf die Zerstörung und Auslöschung einiger Mitglieder dieser Gesellschaft durch andere Mitglieder derselben Gesellschaft gründet. Der Prozess der Extremtraumatisierung ist zeitlich nicht begrenzt und entwickelt sich sequentiell.« (Becker, D./Castillo, M. I., 1993, S. 55, Übersetzung durch Becker)

Mit dieser Definition haben wir versucht, über die individuellen Dimensionen von Traumata hinauszugehen, ohne sie zu leugnen und die soziale Realität deutlicher einzubeziehen. Extremtraumatisierung ist nie nur individuelle Zerstörung oder nur Folge des sozialpolitischen Prozesses; sie ist immer beides. Auf dieses Thema komme ich im vierten Abschnitt dieses Buches zurück.

---

8 Vgl. American Psychiatric Association (1980, 1987, 1994): *Diagnostical and Statistical Manual (DSM)* III, III-R, IV.

Extremtraumatisierungen

Die Behandlung von Extremtraumatisierungen beginnt nicht im Zimmer eines Therapeuten und endet dort auch nicht. Nichtsdestotrotz führt die grauenvolle Art, mit der totalitäre Systeme mit ihren Opfern umgehen, zu einer Situation, in der sich ein sozialer Prozess in eine individuelle Krankheit verwandelt. Als Folge davon wird Therapie zum ersten sozialen Ort, an dem Opfer beginnen können, ihre Probleme zu verarbeiten. Die grundlegende Schwierigkeit besteht nicht nur darin, eine Beziehung zueinander herzustellen, sondern vor allem einen Ort zu schaffen, an dem ein Stück Symbolisierung stattfinden kann.

In seinem klinischen Tagebuch von 1932 hat Sandor Ferenczi am 21. Februar unter dem Titel »Fragmentierung« diese Schwierigkeit diskutiert (Ferenczi, S., 1932/1988). Er erklärt, dass Fragmentierung eine sinnvolle Abwehr sein kann, um eine traumatische Situation zu überleben. Wenn ein Kind mit einer unerträglichen Aggression konfrontiert wird, gibt es möglicherweise »seine Seele auf«. Psychisch glaubt es zu sterben, während es physisch überlebt. Danach wird die traumatisierte Persönlichkeit zumindest zu einem Teil wieder aufgerichtet, ein anderer Teil hat aufgehört, zu existieren, ist tot, verloren in endlosen Agonien der Angst. Das Ziel der Analyse muss die Überwindung des Spaltungsprozesses der beiden Teile sein, aber hierbei entsteht ein schweres Dilemma: Wenn die traumatische Erfahrung durch einen rein kognitiven Prozess rekonstruiert wird, bleibt die Spaltung zwischen dem zerstörten Teil und dem Teil, der diese Zerstörung beobachtet, aufrechterhalten.

> »Sinkt der Patient kathartisch bis zur Erlebnisphase hinunter, so fühlt er in dieser Trance die Leiden, aber immer noch nicht, was in ihm vorgeht. Von den Objekt- und Subjektempfindungsreihen ist nur die Subjektseite zugänglich. Erwacht der Patient aus der Trance, so schwindet sofort die unmittelbare Evidenz, das Trauma wird wieder nur von außen rekonstruktiv erfasst, ohne das Gefühl der Überzeugung.« (Ferenczi, S., 1932, S. 82)

Wir haben u. a. von Balint (Balint, M., 1966), Winnicott (Winnicott, D. W., 1965), Khan (Khan, M., 1977) und Bion (Bion, W., 1990) gelernt, dass Ferenczis Dilemma nur gelöst werden kann durch die Bereitschaft des Therapeuten, sich auf die »Agonie der Angst« einzulassen, d. h. einen authentischen, sicheren und »genügend guten« Raum zu eröffnen, in dem der Patient nach und nach einen integrativen Prozess beginnen kann. Der Therapeut muss idealerweise erlauben, dass sein eigenes Potential zur Fragmentierung wachgerufen wird, während er gleichzeitig seine Fähigkeit zum Containment aufrechterhält. Damit wird es dem Patienten möglich, sich selbst in der Fragmentierung wieder zu erkennen, was den Anfang einer Integration bedeutet.

An dieser Stelle möchte ich die Vorschläge der Analytiker Cohen und Kinston aufgreifen. In ihren Überlegungen zur Theorie der Verdrängung und speziell zum Thema der Urverdrängung sagen sie Folgendes:

>»We accepted Freud's view that meeting a need leads to mental representation in the form of a wish and argued that a failure in need mediation would result in a persistent absence of associated wishes (internal self/object relations) and thus a gap in emotional understanding (psychic structure). Such a failure was held to be the essence of trauma and the basis of mental illness; and the resultant absence was primal repression.« (Kinston, W./Cohen, J., 1986, S. 343)

Dieses Verständnis psychischer Krankheiten steht einem psychoanalytischen Denken nahe, dass zwischen Frustriert- und Traumatisiertwerden deutlich unterscheidet.

>»For example Winnicott (1954, 1960) argued that in the area of ›ego needs‹, in contrast to ›id wishes‹, the analyst must adapt to the analysand rather than frustrate him. In this increasingly accepted line of thinking, wishes often need to be frustrated and this is not traumatic; but frustration of needs, better termed failure of the environment to meet needs, is to be avoided. Such failure is traumatic and results, metaphorically, in a persistent wound or hole in the psyche.« (Kinston, W./Cohen, J., 1986, S. 337)

Die Notwendigkeit, im therapeutischen Prozess Wünsche anzuerkennen, aber zu frustrieren, Bedürfnisse dagegen zu erfüllen, wird durch zwei von den Autoren zusätzlich entwickelte Konzepte verdeutlicht: das des »primären Objekts« und der »primären Objektbeziehung«. Die Autoren berufen sich dabei auf die Originalkonzepte von Balint, definieren diese aber offener. Sie formulieren:

>»The primary object originally includes the uterus-placenta, the childhood environment and later some amalgam of personal relationships, work, possessions, physical environment, social status and religious or secular faith. The primary object generates possessiveness and embodies hope. Its alteration or loss, in whole or part, is resisted strenuously and may lead to illness and death [...] The analyst can and must become part of the analysand's primary object. However for growth to occur, the analyst must make direct contact with the patient in a state of primal repression. This seems to be possible only in the presence of a specialized form of relationship, which we call primary relatedness. Primary relatedness is the term we will use for the direct valuing, nurturing, confiding and reflecting relationship with others, which each person absolutely and objectively needs. It is characterized by intense mutual attachment and deep empathic communication [...] it is an environmental complement to the individual and so cannot be internalized. When no active form of primary relatedness exists, then the individual lives in a state of psychic death with the primary object.« (Kinston, W./Cohen, J., 1986, S. 343)

Kinston und Cohen helfen uns, das Dilemma zu überwinden, das Ferenczi beschrieben hat. Sie benutzen eine strenge analytische Sprache und sind in ihrer theoretischen Bezugnahme deutlich verknüpft mit der Objektbeziehungstheorie. In dieser Verknüpfung entwickeln sie ein Traumaverständnis, das gut komplementär verbunden werden kann mit dem Konzept der Extremtraumatisierung, wobei es hierbei um die Aufklärung innerpsychischer Prozesse geht. Offenbar begreifen sie die psychische Struktur während des ganzen Lebens als Produkt eines Mittlungsprozesses mit der Umwelt. Sie verstehen Trauma als Urverdrängung, welches aber – im Unterschied zu den Freud'schen Vorstellungen hierzu – zu jedem Zeitpunkt des Lebens stattfinden kann. Entsprechend der psychischen Entwicklung mögen die Abwehrmechanismen unterschiedlich sein, aber der Endeffekt ist immer der gleiche, ein »Loch in der Psyche«. Das Trauma wird Teil des primären Objekts einer Person. Bedürfnisbefriedigungen führen zu psychischen Repräsentationen, die wiederum die Grundlage von Wunschbildungen sind, ohne die es keine echten Objektbeziehungen geben kann. Trauma bedeutet, dass lebensnotwendige Bedürfnisse nicht befriedigt werden.

Wo kein Wunsch ist, gibt es keine psychischen Repräsentanzen, keine Symbolbildungen. Es gibt nur das Loch, die Urverdrängung. Die therapeutische Aufgabe besteht darin, die Momente zu suchen, in denen Wünsche interpretiert, und diejenigen zu erkennen, in denen Bedürfnisse befriedigt werden müssen. Letzteres bedeutet, Teil des primären Objekts des Patienten zu werden und in diesem Sinne eine Umwelt anzubieten, einen Raum, in dem der Patient wachsen kann.

Wenn wir das Konzept der Extremtraumatisierung dem der Urverdrängung gegenüberstellen, müssen wir davon ausgehen, dass im Falle der Opfer politischer Verfolgung eine Reihe von Urverdrängungsprozessen stattfinden, während gleichzeitig dem primären Objekt fortlaufend Schaden zugefügt wird. Als Therapeuten müssen wir uns dieser doppelten Katastrophe bewusst sein und in unserem therapeutischen Handeln Rechnung tragen. Im Gegensatz zu frühkindlichen Traumatisierungen, die z. B. in eine Psychose münden können, ist bei der politischen das Fehlen der Vermittlung, die zerstörerische Umwelt und das angegriffene primäre Objekt sehr viel sichtbarer und berührbarer. Das verkleinert zwar nicht das schwarze Loch, aber es erklärt vielleicht, warum manchmal die Konstruktion oder Rekonstruktion der psychischen Struktur bei Opfern der Verfolgung rascher erfolgt als bei anderen Patienten. Tatsächlich ist bei diesen Patienten die Distanz zwischen rekonstruktivem Denken und der Erfahrung der Zerstörung nicht so groß wie z. B. bei psychotischen Patienten. In der therapeutischen Arbeit ergibt sich so ein Hin- und Herspringen zwischen dem Erleben der Zerstörung, dem Wiederfinden von Strukturen und aktiver und denkender Rekonstruktion. Nichtsdestotrotz ist das permanente traumatische Potential der Umwelt außerordentlich groß. Während also einerseits bei einem politischen Trauma die therapeutische Prognose besser ist als bei einer Psychose, gilt andererseits, dass die Abhängigkeit des Prozesses vom sozialpolitischen Umfeld größer ist, und deshalb auch anfälliger für Reaktualisierungen des traumatischen Leids.

Ich möchte nunmehr auf die Stunde mit Mariana zurückkommen. Ich glaube, dass in dieser Stunde der Kern von Marianas Trauma spürbar wurde und wir einen Prozess erlebt haben, innerhalb dessen eine Bindung hergestellt und ein Stück Symbolisierung ermöglicht werden konnte. Man kann annehmen, dass Mariana, als sie den Spiegel wegwarf und damit vermied, sich in ihm zu betrachten und ihr Make-up wieder herzurichten, fühlte, dass sie ihre Maske, die ihr durch ihr Weinen verrutscht war, nicht mehr aufsetzen konnte, dass diese Maske, die ihr viele Jahre lang geholfen hatte, mit dem Trauma zu überleben, ihr nichts mehr nutzte. Die Angst, ohnmächtig zu werden, auseinander zu fallen, überflutete sie, und die echte Mariana kam hervor. Diese Mariana ist schon vor Jahren in viele Stücke zerbrochen.

Das Trauma zeigt sich nie direkt, sondern immer zuerst als Schatten, als psychische Empfindungen, Ängste ohne Namen, Fragmente, die Patient und Therapeut zusammenzusetzen und zu verstehen versuchen müssen. Wir müssen nach Wörtern für das schwarze Loch suchen, das die psychische Struktur solcher Patienten kennzeichnet. Mariana fühlte sich gespalten, überflutet von Angst und Wut, verwirrt über das Leben und den Tod, das Lebendige und das Tote in ihr und all den anderen. Es scheint, als könnte sie keinen Wachstumsprozess durchmachen, so lange nicht zuerst die Verwirrung zwischen ihr und den anderen (Vater, Mutter, Therapeut) erlebt und bestätigt worden war. Der Rahmen des Spiegels, das schwarze Loch, füllte sich mit den Fragmenten.

Extremtraumatisierte Patienten bitten nicht wegen des Traumas um Behandlung, aber der Inhalt ihrer Symptomatik (intrapsychisch und interaktional) ist immer die Wiederholung, ein fehlgeschlagener Versuch, die Bruchstücke zu verbinden. Die Mutter wusste nichts von der Vergewaltigung, aber sie untersuchte Marianas Unterhosen, wenn diese ausgegangen war, d.h. sie wiederholte die Vergewaltigung. Der Vater war verreist, aber die Mutter wiederholte jede Nacht die Zerstörung, den Riss, die Gewalt seines Verschwindens.

Welche Bedürfnisse erfüllte der Therapeut? Ich glaube, dass ich, während ich die Bruchstücke des Spiegels aufsammelte und in seinem Rahmen ordnete, Mariana vermittelte, dass ich sie erkannte, mich auf sie beziehen konnte, auf dieses Bild der Zerstörung. Während ich die Bruchstücke ordnete, begann sie zu sprechen, ausgehend von ihrer Verwirrung, der Angst, die sie angesichts ihrer lebendigen und toten Anteile fühlte. Die primäre Bezogenheit, die adäquat die Bedürfnisse der Patientin erfasste, trat hier in einem Beziehungsrahmen hervor, in dem statt des schwarzen Loches der Konflikt zwischen der Maske und der Angst sich aufzulösen schien. Aus meinen Gegenübertragungsgefühlen der Zerstörung heraus konnte ich das

Bedürfnis Marianas erkennen, in ihren Bruchstücken von mir gehalten zu werden. Als ich, bezogen auf den Traum, Mariana die Verrücktheit ihrer Umwelt bestätigte, hatte dies offensichtlich einen erleichternden Effekt, der ihr die Übereinstimmung zwischen der internen Fragmentierung und der externen Welt deutlich machte. Zusammenfassend kann man sagen, dass Mariana in dieser Stunde aufgrund der Sicherheit, die ihr die lebendige Bindung zu mir gab, den Tod in sich ausdrücken und ertragen konnte.

Ich möchte dieses Kapitel mit einem letzten Bezug auf Ferenczi und sein Tagebuch beenden. Am 13. August 1932 schreibt er: »Ohne Sympathie keine Heilung, bestenfalls die Wahrnehmung der Genesis des Leidens« (Ferenczi, S., 1932, S. 277). Am 21. Februar hält er fest: »Und schließlich müssen wir anerkennen, dass unsere Fähigkeit zu helfen, wie auch unsere Bereitschaft zu helfen, begrenzt ist« (ebd., S. 278).

3. Setting und Übergangsraum

Im Mittelpunkt einer jeden psychotherapeutischen Bemühung steht das Setting, weil eine Therapie dadurch erst möglich wird:

> »Der Rahmen [eines Bildes] grenzt die verschiedene Art der Wirklichkeit, die innerhalb ist, ab von der, die außerhalb ist; aber ebenso grenzt ein raum-zeitlicher Rahmen die spezielle Art der Realität einer psychoanalytischen Sitzung ab. Und in der Psychoanalyse ist es die Existenz dieses Rahmens, die die volle Entwicklung der kreativen Illusion, die Analytiker Übertragung nennen, ermöglicht.« (Milner, M., 1952, S. 183, Übersetzung Petersen, zitiert nach Petersen, M. L., 2000, o. S.)

Eine bestimmte Stundenfrequenz, die Tatsache, dass der Patient auf der Couch liegt, die Abstinenz des Analytikers, die freie Assoziation etc. ermöglichen und strukturieren den Übertragungsprozess, der seinerseits der Motor der Behandlung ist. Was im ersten Moment als ein rein technisches Problem erscheint, erweist sich schnell als komplexe Setzung im Beziehungsgeschehen zwischen Therapeut und Patient, für das die Metapher vom Bilderrahmen nur begrenzt tauglich ist.

> »Anders als der Bilderrahmen, der sich vom Umrahmten unterscheidet, ist der Rahmen in der Psychotherapie nichts anderes als beziehungsstrukturierender Umgang von Psychotherapeut und Patient in seinen bewussten und unbewussten Dimensionen. Damit ist er Inhalt. Einen Rahmen jenseits der aktuell realisierten Handlungen im Verhältnis zueinander gibt es nicht.« (Berns, U., 2003, o. S.)

Berns macht deutlich, dass der therapeutische Rahmen selbst ein Teil der Therapie ist. Die Metapher von Milner bleibt trotzdem wichtig, weil sich der Rahmen zwar immer nur im therapeutischen Beziehungsgeschehen realisieren kann, aber eben doch nicht ständig neu verhandelt wird. Er schlägt sich vielmehr als ritualisierte Form nieder, die Patienten und Therapeuten Halt und Sicherheit gibt. Der therapeutische Rahmen ist der Therapie gegenüber also innerlich und äußerlich. Hinzu kommt, dass sich im Rahmen sehr viel mehr Aspekte vergegenständlichen als rein therapieimmanente Beziehungsrealitäten. Therapie findet immer in institutionellen Zusammenhängen statt, z.B. in der Privatpraxis, Beratungsstelle oder im psychiatrischen Krankenhaus. In jedem Falle ist die Macht der institutionellen Vorgabe weitaus größer als die spezifische therapeutische Technik. Wenn die Behandlung in einer psychiatrischen Klinik stattfindet, nach Goffman einer »totalen Institution« (Goffman, E., 1961), dann wird der Ausgang der Behandlung vor allem durch diese Institution bestimmt und sehr viel weniger durch eine eventuelle psychoanalytische, verhaltenstherapeutische oder pharmakologische Orientierung. Der institutionelle Rahmen seinerseits wird wiederum durch den gesellschaftlichen Kontext bestimmt. Dieser Kontext mit seinen sozialen Zuordnungen und Konflikten, mit seinen Machtstrukturen und seinen unterschiedlichen Ausformungen der Gewalt spielt auf allen Ebenen von Therapie eine Rolle. Auch er ist also Teil des Rahmens, als extern und als intern hergestellte Realität.

In der Behandlung von Extremtraumatisierten muss die Frage nach dem Setting besonders interessieren, da es keine Behandlung außerhalb oder unabhängig von der traumatischen Situation gibt. Wenn es stimmt, dass Trauma im gesellschaftlichen Raum ausgelöst wird, sich im Individuum niederschlägt und sich prozesshaft (sequentiell) entwickelt, dann wird die Frage nach der Rahmensetzung in der Therapie unweigerlich zum Schlüsselthema. Ziel muss es sein, die Therapie so den Bedürfnissen der Patienten anzupassen, dass ein privater und intimer Raum entsteht, der Schutz bietet, aber gleichzeitig die sozialen Bezüge deutlich mitreflektiert und anerkennt, dass die gesellschaftlichen Gewaltverhältnisse auch in der Therapie präsent sind. Selbst wenn also die traumatische Situation in gewissem Sinne fortdauert, kann hier eine Bearbeitung des Traumatisierungsprozesses stattfinden. Bestenfalls wird der therapeutische Raum als Übergangsraum im Sinne Winnicotts erfahren. Für Winnicott geht es um die »Bereitstellung eines Milieus, das Vertrauen einflößt« (Winnicott, D.W., 1976b, S. 192), das den Patienten hält und stützt und somit ein Stück Wachstum möglich macht. Dieses Wachstum ist das Resultat der in diesem Zusammenhang freigesetzten Kreativität und der mit ihr verknüpften Symbolisierung und symbolischen Verarbeitung zerstörerischer Lebenserfahrungen.

> »Psychotherapie geschieht dort, wo zwei Bereiche des Spielens sich überschneiden: der des Patienten und der des Therapeuten. Psychotherapie hat mit zwei Menschen zu tun, die miteinander spielen. Hieraus folgt, dass die Arbeit des Therapeuten dort, wo Spiel nicht möglich ist, darauf ausgerichtet ist, den Patienten aus einem Zustand, in dem er nicht spielen kann, in einen Zustand zu bringen, in dem er zu spielen imstande ist.« (Winnicott, D.W., 1974, S. 49)

Winnicott hat sich nicht mit dem Problem der therapeutischen Verarbeitung sozialpolitischer Traumatisierungsprozesse auseinander gesetzt. Aber sein Milieu-Begriff in Verbindung mit seinem Verständnis des Spiels und der Relevanz von Symbolisierungsprozessen machen ihn gerade hier zu einem wichtigen Bezugspunkt. Ich verstehe deshalb seine Spieltheorie und besonders die Überlegungen zu den Übergangsobjekten als hilfreiche Konstruktion für die Gestaltung des therapeutischen Raumes.

Der institutionelle Rahmen

Institutionen sind der erste und elementarste Rahmen, um die Art, die Möglichkeiten und die Grenzen einer Behandlung zu definieren. Als ich in den 80er und 90er Jahren in Chile in einer Nicht-Regierungsorganisation (NRO) arbeitete, wurde diese von extremtraumatisierten Personen aufgesucht, d.h. von Familienangehörigen von Verschwundenen und Ermordeten, Folteropfern und solchen, die aus dem Exil zurückgekehrt waren. Diese Menschen suchten bewusst unsere Institution auf, die sich selbst nicht als Klinik definierte, sondern als *Lateinamerikanisches Institut für Menschenrechte und psychische Gesundheit (ILAS)*. Bevor jemand zu uns in Beziehung trat, gab es anhand des Namens und des Rufes bereits eine bestimmte

Vorstellung von uns. Der Name war Programm, weil bewusst die politische Problematik in den Vordergrund gestellt wurde. Implizit machte er deutlich, dass sich die Institution in einem Land befand, in dem jahrelang die Menschenrechte mit Füßen getreten worden waren. Im *ILAS* hatten die MitarbeiterInnen gelernt, dass die Opfer einen Ort brauchten, an dem sie krank sein durften, ohne dass ihr Leid deshalb aus dem politischen Kontext ausgegrenzt worden wäre.

Bedauerlicherweise wird dieser politische Bezug von den meisten Institutionen, die sich mit Trauma beschäftigen, ignoriert. Weltweit hat sich ein medizinalisiertes Traumaverständnis durchgesetzt, welches bereits im institutionellen Vorfeld Trauma als zu behandelnde Krankheit definiert. Lange bevor eine Behandlung beginnt, finden wir eine Situation vor, die das Leid der Menschen vom sozialen Prozess abspaltet. Die berühmte Frage Eisslers, die Ermordung wie vieler seiner Kinder ein Mensch ertragen können müsse, um eine »normale« Konstitution zu haben (Eissler, K., 1963), formuliert diese Problematik deutlich: Wenn Traumata Teil eines gesellschaftspolitischen Prozesses sind, dann können sie nicht in die Sprache von Krankheitsdefinitionen hineingepresst werden, die diesen Prozessen gegenüberstehen und angeblich mit ihnen nichts zu tun haben. Im Zusammenhang mit Verfolgung und Unterdrückung ist Trauma immer ein politischer Begriff und als solcher Teil der herrschenden Rahmenbedingungen. Wird dies institutionell ignoriert oder aktiv verleugnet, selbst durch etwas scheinbar so Unwichtiges wie den Institutionsnamen, dann verschärft das unweigerlich den traumatischen Prozess der Patienten.

Nach der Beendigung des Bürgerkrieges in El Salvador haben die Nordamerikaner der Regierung und der ehemaligen Guerilla angeboten, beim Aufbau von Kliniken für die Opfer des Krieges zu helfen. Sie haben Vertreter beider Seiten, die mit psychischer Gesundheit befasst waren, in die USA eingeladen, um Krankenhäuser für Vietnam-Veteranen zu besichtigen. Sie dachten, es sei sinnvoll, auch in El Salvador Kliniken für Veteranen nach dem Konzept des Post-Traumatic-Stress-Disorders aufzubauen, welches ursprünglich speziell für nordamerikanische Vietnam-Veteranen entwickelt worden ist (vgl. Young, A., 1995). Zur Überraschung der Amerikaner hatten nicht nur die Vertreter der Guerilla Zweifel an der Sinnhaftigkeit

solcher Projekte, sondern ebenso die Vertreter des Militärs. Dabei ging es
zunächst nicht um einen Dissens gegenüber den nordamerikanischen Behandlungsmethoden, sondern vielmehr um das Verständnis der politischen
Situation, das für alle die Grundlage einer Behandlungsperspektive bildete.
Verständlicherweise bestanden für die Guerilla Bedenken gegenüber den
Amerikanern, denn diese hatten schließlich den Krieg über Jahre hinweg
finanziert; aber auch die Militärs fühlten sich in der Endphase des Bürgerkrieges von den Nordamerikanern betrogen. Sie hatten den Eindruck, sie
hätten diesen Krieg im Auftrag der Nordamerikaner geführt und fühlten
sich am Schluss durch die Grundelemente des Friedensschlusses missachtet
und missbraucht. Entsprechend fanden beide Seiten, dass nordamerikanische Ansätze nicht der geeignete Ausgangspunkt für die Behandlung von
Kriegstraumata in El Salvador waren. Es war die politische Diskrepanz, die
dazu führte, dass ein therapeutisches Modell von vornherein zurückgewiesen wurde, obwohl dafür viel Geld zur Verfügung gestellt worden wäre.

Das Modell, der Rahmen, ist also bereits relevant, bevor für den Patienten
die Behandlung beginnt. In Chile hatte sich die Institution, in der ich arbeitete, im Laufe der Jahre legitimiert, und zwar über ihren Namen hinaus,
auch aufgrund der konkreten Arbeitsergebnisse und der politischen Haltung, die *ILAS* in der Öffentlichkeit vertrat. Sie war keine Regierungsor-
ganisation, keine politische Partei und auch kein privates Krankenhaus.
Sie war eindeutig für Menschenrechte und gegen die Diktatur, sie bot allen
Opfern Hilfe an, unabhängig von deren spezifischen parteipolitischen Bindungen. Sie war diskret. In ihr arbeiteten Spezialisten (Psychologen, Psychiater, Sozialarbeiter), die qualifizierte therapeutische Hilfe bereitstellten,
ohne aber deshalb den politischen Gesamtzusammenhang je zu verleugnen.
   Damals gehörten zwölf Teilzeit beschäftigte Personen zum Team, mehrere Psychologen und Psychiater, eine Sozialarbeiterin, zwei Sekretärinnen,
ein Arzt. Es gab keinen stationären Bereich; die Patienten wurden ambulant behandelt, gleichgültig, wie schwer sie erkrankt waren. Dies hatte weniger damit zu tun, dass das Team grundsätzlich stationäre Behandlungen
abgelehnt hätte als vielmehr mit der Tatsache, dass es in der Institution
hierfür kein Geld gab und externe Kooperationen, aufgrund der Realitäten
des chilenischen Gesundheitswesens, eher zu vermeiden waren.

Die offizielle Psychiatrie in Chile war damals so, wie man sich das in Albträumen vorstellt: Das psychiatrische Krankenhaus in Santiago war eine Ruine, in der die Patienten vor sich hin dämmerten. Es war dort so schlimm, dass sogar in den Zeiten der Diktatur Ärzte einmal in einen Hungerstreik traten, nicht etwa aus politischem Widerstand gegen die Regierung, sondern weil es keine Medikamente, keine Heizung, keine Nahrungsmittel gab. Die einzig annehmbare stationäre psychiatrische Versorgung war die in privaten Belegkliniken, die wie Hotels funktionierten, in denen es Krankenschwestern und spärlich auch Beschäftigungstherapie gab, die eigentliche Behandlung aber durch den einweisenden Psychiater durchgeführt wurde. Diese Unterbringungen waren sehr kostspielig, und man konnte dementsprechend nur in Ausnahmefällen auf sie zurückgreifen.

Das Team arbeitete also mit sehr kranken Patienten im Wesentlichen ambulant, weil die sozialen Bedingungen sie dazu zwangen. Als Nicht-Regierungsorganisation mit einem bestimmten Geldhaushalt durch Zuwendungen aus dem Ausland, in Verbindung mit den sozialen und politischen Verhältnissen des Landes, implizierte das *ILAS* bereits eine gewisse Struktur der Institution und ihrer Hilfsangebote. Innerhalb dieser Rahmenbedingungen mussten wir uns fragen, wie wir unseren Patienten helfen konnten: Wie sollten wir mit Patienten umgehen, die symptomatisch oft psychotisch oder randpsychotisch waren, aus zerstörten Familien kamen, Traumatisierungsprozessen unterlagen, die nicht beendet waren, sondern weiterhin fortlaufend stattfanden? Welchen Rahmen konnten und mussten wir anbieten, um das Leid unserer Patienten aufzufangen und eventuell zu lindern?

Vom institutionellen Rahmen her war klar, dass wir eine gute psychologische und soziale Betreuung der Opfer wollten. Dabei spielte die Verbindung von psychotherapeutischen Hilfen und sozialpolitischem Bezug und Bewusstsein offensichtlich eine wichtige Rolle. Darüber hinaus mussten wir, nicht nur aufgrund unserer theoretischen Überzeugungen, sondern auch ob der realen sozialen Situationen, einerseits die Schwere des Leides unserer Patienten anerkennen, andererseits aber auf ihre Autonomie und Eigenressourcen setzen, denn unsere Versorgungsmöglichkeiten waren begrenzt. Was andernorts vielleicht rasch zu einem Klinikaufenthalt geführt hätte, musste von uns anders gelöst werden. So lernten wir, Settings zu erfinden, aus der Not eine Tugend zu machen, unsere Behandlungstechnik und den jeweiligen Behandlungsrahmen spezifisch in Bezug auf die Problemlage der Patienten zu hinterfragen und entsprechend anzupassen.

Die Behandlung der Familie Lopez

1990, kurz nach dem Ende der Diktatur, bat Gabriela, eine Frau von 42 Jahren, um die Behandlung ihres neunjährigen Sohnes Carlitos. Gabriela sagte beim Aufnahmegespräch, sie benötige eigentlich selbst Therapie, aber ihr Sohn habe sehr schlimme Angstzustände. Er scheine zu halluzinieren und fühle sich durch Monster bedroht. Sie sei der Meinung, er brauche dringender Behandlung als sie. Aber sobald es möglich sei, würde sie auch gerne selbst eine Therapie beginnen.

Gabriela war 1973 zusammen mit ihrem Mann verhaftet worden, als ihr erstes Kind, eine Tochter, acht Monate alt war. Beide wurden schwer gefoltert. Durch die Misshandlungen und die konkrete Drohung der Geheimpolizei, Gabriela umzubringen, war der Ehemann schließlich nicht nur bereit, seine politischen Verbindungen einzugestehen, sondern auch öffentlich im Fernsehen aufzutreten und seine politische Organisation zu denunzieren. Gabriela wurde daraufhin freigelassen, während ihr Mann weiter im Gefängnis blieb. Sie wurde des Landes verwiesen und erhielt ihr Kind auf dem Flughafen zurück; sie emigrierten nach Spanien. Eineinhalb Jahre später wurde der Ehemann freigelassen und auch ausgewiesen. Während Gabriela sich zum engagierten Mitglied ihrer Partei entwickelte, wurde der Mann aufgrund seiner Geständnisse von der Partei abgeurteilt und ausgeschlossen. Das Paar trennte sich. Sie ging nach Frankreich, wo sich eine Beziehung zu einem anderen Parteigenossen entwickelte, aus der Carlitos hervorging. Auch von diesem Partner trennte sie sich nach einiger Zeit und ging zurück nach Spanien. Dort unternahm sie zwei Suizidversuche, die sie eher zufällig überlebte. 1989, mit dem Ende der Diktatur, kam sie mit ihrem Sohn und ihrer Tochter nach Chile zurück.

Die Wahrnehmung der Kollegin, die das Erstgespräch mit Gabriela führte, war, dass der Sohn mit Sicherheit Hilfe benötigte, sie selbst aber auch, und zwar so schnell als möglich. Gabriela wirkte überaus ängstlich, rauchte eine Zigarette nach der andern und klapperte, während sie sprach, immer wieder mit den Zähnen. Im Team beschlossen wir, dass eine Therapeutin mit Gabriela und ich mit dem Jungen arbeiten sollte.

Als Carlitos zum Erstgespräch zu mir kam, sah ich einen kleinen, sehr aufmerksamen Jungen, der mit leicht französischem Akzent Spanisch sprach und rational und intelligent wirkte, sodass ich zwischendurch den Eindruck gewann, er begutachte mich mindestens ebenso wie ich ihn. Er erzählte mir von bedrückenden Dingen, von schrecklichen nächtlichen Albträumen, aus denen es ihm nicht gelang aufzuwachen. Die Mutter, die bei einem Teil des Gespräches anwesend war, bestätigte dies. Diese Albträume dauerten manchmal sehr lange. Ohne wirklich wach zu werden, begann Carlitos zu schreien und durch die Wohnung zu rennen. Der Mutter gelang es immer nur mühsam, ihn zu wecken und zu beruhigen. Carlitos hatte an diese Träume vor allem die beklemmende Erinnerung, er liege wie in einem Schraubstock, bekomme immer weniger Luft und würde erdrückt. Er berichtete mir, dass er tagsüber in Situationen gerate, in denen er sich verfolgt fühle. Vor allem, seitdem man sein Fahrrad gestohlen habe, denke er immer, ihm begegneten Monster auf der Straße, die ihm auch sein neues Fahrrad stehlen oder zerstören würden. Er wisse zwar rational, dass es diese Monster nicht geben könne, aber trotzdem sähe er sie. Am Ende des Erstgespräches sagte er zu seiner Mutter: »Weißt Du, der weiß offensichtlich ganz gut über Ängste Bescheid. Ich glaube, ich werde wiederkommen.«

Das anfängliche Setting war, den Jungen und die Mutter zur gleichen Zeit getrennt zu behandeln, und zwar einmal wöchentlich. Zwei Monate später kam auch die 18-jährige Tochter Juana zu uns, die – nachdem sie zum ersten Mal seit Jahren ihren Vater besucht und mit ihm über dessen Verhaftung gesprochen hatte – nach Chile zurückgekehrt war und beängstigende Symptome entwickelt hatte: Sie aß nichts mehr, fühlte sich depressiv und hoffnungslos. Wir standen vor einem schwierigen Problem. Würden wir einen dritten Therapeuten heranziehen müssen, der mit dem Mädchen arbeitete, würden wir eine Familientherapie versuchen oder gab es noch andere Behandlungs- und Settingvariationen, die eventuell angemessener waren?

Während der Teamsupervision diskutierten wir lange darüber, wie wir die Behandlung organisieren könnten. Wir versuchten, unsere Gegenübertragung zu analysieren und herauszufinden, was notwendig war. Es ergaben sich verschiedene Phantasien: Grundsätzlich wollten wir diese Familie unterstützen. Die Therapeutin der Mutter erklärte, dass Gabriela gerade beginne, die stützende Therapie zu akzeptieren. Sie glaube, dass eine Familientherapie unsinnig sei, weil die darauf hinauslaufe, Eltern in ihren Funktionen zu fordern. Diese Mutter sei aber zur Zeit sehr schwach und unsicher und käme mit Mühe den täglichen Aufgaben nach. Dies in einer Therapie einfach vorzuführen, halte sie nicht für hilfreich. Hinsichtlich Carlitos war ich eher dafür, auf die Wahrnehmung der Mutterfunktionen zu bestehen. Allerdings war auch mir nicht klar, wer die Familiensitzungen hätte durchführen sollen. Der individuelle Therapierahmen hatte hohe Bedeutung für Carlitos. Ich wollte ihn nicht gefährden. Darüber hinaus erschien die Vorstellung, drei oder mehr Therapeuten für eine Familie einzusetzen, fragwürdig, weil so gegebenenfalls Spaltungs- und Fragmentierungsprozesse in der Familie noch unterstützt würden. Allerdings musste man sich auf jeden Fall um Juana kümmern. Nach langer Diskussion beschlossen wir, dass ich weiter mit Carlitos (einmal pro Woche) und die Kollegin mit Gabriela (zweimal pro Woche) arbeiten sollte und wir zusätzlich eine gemeinsame Familientherapiestunde in der Woche anbieten würden, an der auch Juana teilnehmen sollte. Wir planten, dass Juana, wenn sie den Wunsch nach Einzelstunden für sich äußern würde, von mir behandelt werden sollte. Die Familientherapiestunden würden im gleichen Raum stattfinden, in dem ich mit Carlitos arbeitete, im Kindertherapieraum.

Wir einigten uns also auf eine Rahmen-Veränderung, die das einzeltherapeutische Setting aufrechterhielt, während wir gleichzeitig eine etwas unorthodoxe Familientherapie begannen, in der ich als Therapeut der Kinder anwesend war und die Therapeutin der Mutter als deren Hilfs-Ich. Diese Konstruktion ergab sich vor allem aus den Überlegungen, dass es einerseits legitim und notwendig sei, die Kinder dabei zu unterstützen, der Mutter ein deutlich mütterlicheres Verhalten, nämlich Schutz, abzufordern, damit sie selbst nicht noch kränker würden, dass wir aber umgekehrt von der Mutter nicht verlangen konnten, etwas zu leisten, wozu sie aufgrund ihrer eigenen Traumatisierung zu diesem Zeitpunkt noch nicht in der Lage war.

Diese Veränderung war zunächst vor allem für Carlitos schwierig. Bisher war er sehr gerne gekommen. Er genoss die Tatsache, dass er bei »seinem« Therapeuten in »seinem« Therapiezimmer war. Nun musste er plötzlich diesen Raum mit seiner Schwester, seiner Mutter und einer weiteren Therapeutin teilen. Er wurde sehr eifersüchtig. In meinem Therapiezimmer gab es vier schwarze Tuchsitze; während der Familientherapiesitzung waren wir fünf Personen, also musste auch mein Schreibtischstuhl benutzt werden. Zunächst setzte sich Carlitos auf diesen andersartigen Stuhl, aber dieser Sonderplatz gefiel ihm nur kurz. Er verlangte, auf einen schwarzen Stuhl gesetzt zu werden, und zwar auf den, auf dem ich saß. Ich solle mich auf den Extrastuhl setzen, was ich auch tat. Ab diesem Moment gehörte zum speziellen Setting von Carlitos, dass ich in unseren Einzelstunden auf einem bestimmten schwarzen Stuhl saß, auf dem er dann während der Familientherapiestunden Platz nahm.

Die Auseinandersetzung um die Stühle stand deutlich in der Tradition anderer Spiele um Macht und Kontrolle in der Einzeltherapie mit Carlitos. Zum Teil waren sie aber auch Ausdruck des legitimen Ärgers über die Veränderung des Settings. In gewisser Hinsicht wiederholten wir eine typische Situation dieser Familie: Strukturen, die heute noch sicher waren, konnten sich morgen plötzlich verändern. Manchmal gab es einen Freund der Mutter, manchmal keinen. Man war umgezogen, von Spanien nach Frankreich und wieder zurück und war schließlich in Chile gelandet. In meiner Gegenübertragung fühlte ich mich zunächst schuldig und versuchte, Carlitos Wut zu besänftigen, indem ich ihm noch eine weitere Einzelstunde anbieten wollte. In der Supervision konnte aber herausgearbeitet werden, dass dies für Carlitos nicht förderlich gewesen wäre. Ich musste Carlitos schützen und ihm einen therapeutischen Raum anbieten, aber ich durfte nicht versuchen, seine Aggression zu unterbinden, sondern ihm vielmehr helfen, diese Wut anzuerkennen und zu ertragen.

Die Komplexität von Carlitos' Wut wird umso verständlicher, wenn man bedenkt, dass sein Vater zu der Zeit, in der die Therapie stattfand, noch immer im Untergrund lebte. Es gab damals eine Reihe von Leuten, die im chilenischen Widerstand gearbeitet hatten und den Weg zurück in die normale Gesellschaft auch nach dem Ende der Diktatur nicht fanden.

Sie setzten ihre politischen Aktivitäten in anderen Gegenden der Welt fort. Der Vater von Carlitos gehörte zu diesen Menschen.

In der Einzelbehandlung fiel es Carlitos, zwanghaft und ängstlich, wie er war, zunächst schwer, seinen therapeutischen Raum zu nutzen. Glücklicherweise aber stand auf dem Schreibtisch mein Laptop. Er wurde für Carlitos das Objekt, mit dessen Hilfe er sich nach und nach den therapeutischen Raum eröffnen konnte. Rasch entdeckte er einige gespeicherte Computerspiele[9], insbesondere eines, bei dem man Gold und Diamanten in einem Bergwerk ausgraben musste. Dabei wird man von Monstern verfolgt, die man abschießen kann. Wenn man aber zu schnell schießt, hat man keine Munition mehr und wird von den Monstern gefressen. Dieses Spiel hat er monatelang gespielt.

Während des Spieles redeten wir ein paar Sätze über Monster und wie man sie besiegt. Stellenweise sprachen wir gar nicht, aber ich spürte in mir seine Wut, seine Angst, seine Sehnsucht. Manchmal spielte er, manchmal ich. Gelegentlich ging es nur um die Frage, wer von uns den höheren Endpunktestand erzielte, dann wieder halfen wir einander und unterstützten die jeweiligen Bemühungen. Ab und zu probierten wir unsinnige Spielzüge aus, z. B. Tunnel in die falsche Richtung zu graben oder Kamikaze-Angriffe gegen die verfolgenden Monster. Immer wieder ging es um Macht und Ohnmacht, um Konkurrenz, Hass, Angst vor dem eigenen Hass und der Rache des anderen, um extreme Unsicherheit und das Bedürfnis nach Schutz.

Im Laufe der Zeit verlor der Computer für ihn an Reiz. Er brachte stattdessen Murmeln mit. Während ich ihm im Computerspiel eindeutig überlegen gewesen war, erwies sich Carlitos als hervorragender Murmelspieler. Quer durch den ganzen Raum, über Entfernungen, die für mich nicht mehr vorstellbar waren, konnte er mit großer Sicherheit meine Murmeln abschießen, und er baute außerdem mein Zimmer um, wenn es das Spiel erforderte. Es war wichtig, das zuzulassen. Wer wen besiegte, wie er mich davor schützte, von ihm besiegt zu werden, ab wann er mich besiegen musste und durfte,

---

9 Die Therapie fand 1990 statt. Damals waren Computerspiele, zumindest die mir zugänglichen, noch nicht sehr entwickelt, d.h. sie waren graphisch eher unansprechend und mit einfachen Regeln.

wurden wichtige Fragen für uns. Waren unsere Gestaltungsmöglichkeiten in der »Computer-Phase« sehr begrenzt gewesen, gab es in Verbindung mit dem Murmelspiel einen weitaus größeren Gestaltungsraum. Carlitos sprach nun länger und ausführlicher über seine zentralen Themen: die Trauer um seinen Vater, die Wut über dessen Abwesenheit und die unfassbare Angst eines Jungen, der in Frankreich geboren wird, nachdem alle Katastrophen schon passiert sind, und der erlebt, dass sich das Leben der Mutter, der Schwester, des Stiefvaters und des Vaters um ein Ereignis dreht, das ihm selbst nie jemand wirklich erklärt hat. Trotz all dieser Bezüge, die mehr oder weniger deutlich angesprochen wurden, habe ich Carlitos letztendlich sehr wenig gedeutet. Wir haben miteinander gespielt, und in diesen Spielen haben wir uns Dinge gesagt und Erfahrungen gemacht. Carlitos hat mir rasch beigebracht, mich bei meinen Interpretationen zurückzuhalten. Besonders am Anfang war die Situation noch so bedrohlich, dass wir nur in der Enge und Rigidität meines Computers arbeiten konnten. Monster konnten gejagt und erledigt werden, gerade weil wir sie nicht offiziell als Symbole handhabten, sondern als Realitäten in einem uns beide faszinierenden Spiel.

Carlitos Fortschritte in der Einzeltherapie sind nicht getrennt vom Verlauf der Familientherapie zu verstehen. Hier war das Wesentliche, die historische Katastrophe zu benennen und einen Raum zu schaffen, in dem die Familie sich als solche fühlen konnte. Zum ersten Mal sprachen Mutter, Tochter und Sohn darüber, was passiert war, als die Mutter verhaftet wurde, über die Zeit danach im Exil usw. Gleichzeitig ergaben sich Situationen, in denen die Mutter partiell wieder Mutter sein konnte, die Kinder Kinder sein durften und die zwangsweise übernommene Aufgabe, die Mutter zu beschützten, an die Therapeuten abgeben konnten. Interessant war dabei auch, dass die Rekonstruktion der Familiengeschichte sich im Setting widerspiegelte: Es fanden zunächst Familienstunden zu fünft statt, dann wurden Stunden eingeschoben, in denen Mutter und Tochter alleine miteinander sprechen konnten, um in der nachfolgenden Stunde Carlitos zu erzählen, was sie besprochen hatten. Die ursprüngliche Traumatisierung von Mutter und Tochter war vor der Geburt von Carlitos erlebt worden und musste nun doppelt rekonstruiert werden, einmal zwischen den beiden Frauen und dann als Erzählung für Carlitos.

In dem Umfang, in dem sich die Geschichte für Carlitos entschlüsselte, wurde auch seine Bereitschaft, seine Ängste zu hinterfragen, größer. Gleichzeitig machte er in der Einzeltherapie die Erfahrung, mit mir zu spielen und durfte sich hier wohl zum ersten Mal infantil-männlich identifizieren. Außerdem wurde seine Mutter von ihrer Therapeutin gestützt und konnte sich entspannen. Zwar hieß das nicht unmittelbar, dass sie besser in der Lage gewesen wäre, Carlitos und Juana zu schützen, aber zumindest projizierte sie weniger ihre eigenen Ängste auf die Kinder.

Für Juana erwies sich das familientherapeutische Setting als ausreichend. Das Angebot, auch Einzelstunden zu erhalten, nahm sie erst gegen Schluss der Therapie wahr, um über ihre Studienwünsche und Pläne zu diskutieren. Sie hatte in Spanien und Frankreich die Depressionen ihrer Mutter überlebt und sich auch mit der Tatsache abgefunden, dass die Eltern getrennt waren. Allerdings hatten beide nie die reale Geschichte mit ihr besprochen. Dies war nun kurz vor Behandlungsbeginn durch den Vater passiert, und im Nachhinein könnte man annehmen, dass diese Wiederbegegnung zwischen Tochter und Vater und den damit zusammenhängenden Gesprächen, über die die Mutter informiert worden war, der Auslöser für ihre Bitte um Behandlung von Carlitos war.

Wir haben mit der Familie eineinhalb Jahre auf diese Art und Weise gearbeitet, und schließlich ging es ihnen wirklich besser. Sie selbst beschrieben ihre Entwicklung am Schluss der Behandlung so: Am Anfang war die Familiensitzung die Stunde in der Woche, in der sie sich als Familie fühlen konnten. Den Rest der Woche gab es nur Hektik und Chaos, wenn man zusammen war. Am besten war es, den Kontakt zu vermeiden. Als sie langsam tatsächlich zu einer Familie wurden, war diese Stunde nicht mehr so wichtig. Die Symptome von Juana klangen sehr rasch ab, bei Carlitos nach und nach im Laufe der Behandlung. Wir beendeten die Familientherapie im gemeinsamen Einverständnis. Carlitos kam noch sechs Monate zu mir in Einzeltherapie; seine Mutter setzte ihre Therapie noch für weitere eineinhalb Jahre fort. Carlitos verbrachte seine letzten Stunden mit mir damit, alle Spiele, die wir je gespielt hatten, noch einmal durchzugehen, um zum krönenden Abschluss den Wunsch zu äußern, im Garten vor dem Therapiezimmer ein kleines Feuer machen zu dürfen. Diesen Wunsch habe ich ihm erfüllt. Am Ende der Behandlung hatte sich die Familie wieder ein Stück weit rekonstruiert. Carlitos war zufrieden mit seinem Leben und hatte Freunde in der Schule gefunden. Seine Schwester plante ein Studium im Ausland. Der Mutter ging es den Umständen entsprechend gut, obwohl sie noch einen längeren Weg zurücklegen musste, um ihre traumatischen Erfahrungen langsam zu verarbeiten.

Diskussion

Die Arbeit mit Familie Lopez macht deutlich, wie wichtig gute Settingkonstruktionen für einen erfolgreichen Behandlungsverlauf sind. Eine solche Konstruktion ist allerdings ein komplexer Prozess. Vergegenwärtigen wir uns die wesentlichen Setting-Entscheidungen:

Das Team und die Reflexion im Team sind der entscheidende Ort, wo der Umgang mit diesem Fall beraten wird. Zunächst werden zwei parallele Einzeltherapien beschlossen, über die aber im Team weiter gemeinsam nachgedacht wird. Die Einzeltherapien werden durch eine Familienstunde ergänzt, zu der die Tochter hinzukommt. Die Stundenfrequenz der Mutter wird erhöht. Es gibt wöchentlich eine Einzeltherapiestunde für Carlitos, zwei für Gabriela und eine Familientherapiestunde für alle. Die Familientherapie wird von den Einzeltherapeuten durchgeführt, die hier zwar ein Team bilden, dabei aber bewusst mit ihren Einzelpatienten identifiziert bleiben. Die Familientherapie findet im Behandlungszimmer des Therapeuten der Kinder statt. Nach einiger Zeit werden die Familienstunden in einem Wechselrhythmus durchgeführt: Einer Stunde mit Mutter und Tochter folgt eine mit der Mutter und beiden Kindern. Dieser Rhythmus wird gegen Behandlungsende wieder aufgegeben. Die Tochter erhält einige Einzelstunden beim Therapeuten des Bruders. Die Familientherapie wird nach eineinhalb Jahren beendet. Die Einzeltherapie mit Carlitos wird noch fünf Monate fortgeführt und dann beendet. Die Einzeltherapie mit der Mutter wird nach weiteren eineinhalb Jahren abgeschlossen. Zum Setting bei Carlitos ist zu ergänzen, dass der Laptop des Therapeuten zum zentralen Ort der Begegnung wird. Im späteren Verlauf werden weitere Spielmöglichkeiten durch Carlitos eingeführt, bei denen das Therapiezimmer zum umgestaltbaren Raum wird. Andere Spiel- und Kommunikationsangebote, z. B. malen, werden von Carlitos ignoriert bzw. zurückgewiesen.

Die Theorie Winnicotts von den Übergangsobjekten und -räumen (vgl. Winnicott, D. W., 1976) ist ein hilfreiches Konstrukt, um die Settingproblematik angemessen reflektieren zu können. Dabei dreht es sich gleichzeitig um drei unterschiedliche Raumdimensionen: Zum einen um den Reflexionsraum der Therapeuten, in dem diese ihre Übertragung und Gegenübertragung überdenken und daraus ein sinnvolles Behandlungskonzept ableiten können. Zum anderen geht es um den therapeutischen Raum der Patienten, der sich am Behandlungsort, an der Behandlungsart und an der Stundenfrequenz festmacht, und schließlich um die Gestaltung dieses Raumes zwischen Patient und Therapeut, wie sie z. B. zwischen Carlitos und mir in unserem »Arbeiten« am Computer zum Ausdruck kommt.

Wenn Winnicott von Übergangsobjekten und -phänomenen spricht, bezieht er sich neben der inneren und äußeren Realität auf eine dritte Dimension im Leben eines Menschen, einen Zwischenbereich des Erlebens, zu dem sowohl die innere Realität als auch das äußere Leben beitragen. Wie er in seinem Aufsatz »Übergangsobjekte und Übergangsphänomene« (Winnicott, D. W., 1976a) ausführt, geht es ihm um das Wesen der Illusion, um die illusionäre Erfahrung, die er als zentrales Merkmal von Wachstumsprozessen begreift. Winnnicott spannt den Bogen dieses Zwischenbereiches vom Daumenlutschen des kleinen Kindes über den Teddybären bis hin zur Kunst, der Kultur insgesamt und der Religion. Er spricht von Objekten, die der materiellen Realität angehören, die aber gleichzeitig von der Phantasie, von der inneren Realität besetzt werden. Ein Teddybär z. B. ist ein reales, der äußeren Realität angehörendes Objekt, aber als solches hat es noch keine herausragende Bedeutung. Die erlangt er in der Beziehung zum Kind. Er wird geliebt, gehasst, er wird krank, er muss eine Spritze bekommen, er wird gepflegt, vergessen, wiedergefunden. In der Beziehung zum Teddybär verarbeitet das Kind seine Beziehungswelt, seine Ärgernisse, Ängste, Bedürfnisse. In der Auseinandersetzung mit dieser Wirklichkeit, die real und gleichzeitig erfunden ist, kann das Kind Handeln ausprobieren, lieben und hassen, Sieger und Verlierer sein, sterben und wieder auferstehen.

Was Winnicott hier bei Kindern in Bezug auf den ersten Besitz entwickelt, ist eine außerordentlich gute Metapher für das, was in Therapien passieren sollte. Als Therapeuten, in den Räumen, in denen wir existieren, sind wir real. Unsere Patienten gehen eine reale Beziehung mit uns ein. Allerdings ist diese Beziehung keine Freundschaft, keine Ehe, keine Adoption, kein einfaches berufliches Verhältnis. In Therapien soll etwas durchgearbeitet, aufgearbeitet werden. Wie echte Übergangsobjekte müssen wir von unseren Patienten besetzt und benutzt werden können, damit sie an uns wachsen. Gleichzeitig aber müssen wir real genug sein, damit wir Halt geben können und dürfen nicht – wie schlechtes modernes Spielzeug – beim ersten Angriff zerbrechen. Natürlich sind wir keine Teddybären; wir haben ein Eigenleben und autonome Empfindungen, die wir benutzen, um im Rahmen der Gegenübertragung unsere Patienten so gut als möglich zu verstehen.

Winnie-the-pooh (Milne, A. A., 1926) ist vielleicht eines der Bücher[10], an denen man am besten die Bedeutung von Übergangsobjekten und -phänomenen erlernen kann. Wie allseits bekannt, handelt es sich um einen Jungen, der mit seinen Stofftieren Abenteuer in einem Wald erlebt. Wir werden in dem Roman immer wieder verwirrt, weil auf der einen Seite die Tiere lebendig sind und der Junge in der Geschichte handelt. Auf der anderen Seite lesen wir, dass es Stofftiere sind, dass der Junge zwischendurch seinen Teddybär die Treppe herunterschleift, während dessen Kopf von einer Stufe auf die andere plumpst, und dass er mit seinen Tieren in einem Haus wohnt und nicht in einem Wald. Pu ist ein Stofftier, aber Pu ist auch lebendig. Der Held der Geschichte, Christopher Robin, wird in diesen Abenteuern mit seinen Tieren nach und nach größer, bis er sie nicht mehr braucht, und so endet der Roman: Christopher Robin geht zur Schule, und die Tiere bleiben im Wald. Sie sind einerseits das Gegenüber des Jungen, andererseits in ihren speziellen Charakteristiken immer auch ein Stück von ihm selbst.

---

10 Die Rede ist wirklich von *Pu, der Bär*. Heutzutage ist möglicherweise die Fernsehfassung oder der Film bekannter, aber diese reichen nicht im Mindesten an den Witz und die Klugheit der ursprünglichen Buchvorlage heran.

Überträgt man diese Gedanken auf die Frage nach der Settingkonstruktion in Therapien, dann hat man eine unendliche Vielfalt von Möglichkeiten, die mit den Patienten auszugestalten sind und die immer von ihm abhängen. Allerdings sind die Anforderungen, denen ein solcher Übergangsraum entsprechen muss, sehr präzise. Das Entscheidende ist, dass diese Räume sowohl real als auch künstlich sein müssen. Wir haben die Aufgabe, Räume zu erfinden, in denen Entwicklungen stattfinden können. Wenn sie Alltag werden, wenn sie – wie in bestimmten Momenten mit Carlitos – nur noch real sind, z. B. wenn ich ausschließlich gewinnen will, dann passiert therapeutisch nichts mehr. Aber wenn das Computerspiel ein Übergangsraum ist, in dem etwas Reales und etwas Phantasiertes geschieht, dann ist das therapeutisch wirksam und Symbolisierung kann stattfinden. Entscheidend ist also die Frage, inwieweit das, was wir anbieten, als Realität benutzbar ist. Diese Realität muss aber immer auch künstlich sein, damit etwas entwickelt und symbolisiert werden kann. Wenn uns das verloren geht, gibt es keine Aufarbeitung, keine therapeutischen Erfolge.

Carlitos wird in der ersten Zeit seiner Behandlung von seinen Ängsten regelrecht überwältigt. Als typisches früh gereiftes Kind traumatisierter Eltern möchte er diese Ängste selbst unter Kontrolle bekommen. Er ist entweder der französische Intellektuelle oder geht in seinem Angst-Albtraum unter. Dazwischen gibt es für ihn lange Zeit nichts. Mein harter Laptop und die rigiden, durch nichts zu verändernden Regeln des Computerspiels bieten ihm genügend Sicherheit, um mir zu begegnen und den gemeinsamen Kampf mit seinen Monstern aufzunehmen. Der Laptop samt dem Computerspiel wird zum Übergangsraum für Carlitos. Erst später, als diese kleine, enge Welt als genügend beherrschbar erlebt wird, kann Carlitos über den Computer hinausgehen, sich durch das Murmelspiel den ganzen Therapieraum aneignen.

Computer und Computerspiele sind sicherlich nicht das Erste, an das wir im Zusammenhang mit Übergangsobjekten denken. Die Vorstellung vom Kuscheltier liegt uns näher. Allerdings investieren die meisten Kinder heutzutage viel Phantasie und Kreativität in den Umgang mit ihren Computern. Man sollte in Bezug auf Übergangsobjekte keine Klischees entwickeln.

Als Übergangsobjekt eignet sich nicht nur ein Teddybär oder eine Decke, sondern genauso ein Fahrrad oder eben ein Computerspiel. Das hängt ganz von den Bedürfnissen und Problemen des Kindes ab. Aus der Wahl des Objektes bzw. aus dem Spielmaterial des Kindes kann man darauf Rückschlüsse ziehen. Carlitos brauchte in den ersten sieben Monaten meinen Computer. Später, als er soweit war, hat er sich selbst einen neuen Rahmen gesucht. Er hat das Spiel verändert.

In der Familientherapie haben wir einen komplexen Übergangsraum entfaltet. Auf der einen Seite hat die Familie hier Familie gespielt. Die Kinder haben Themen und Konflikte mit ihrer Mutter besprochen und die Mutter mit ihnen. Sie konnten mit meiner Hilfe und Unterstützung ihre Bedürfnisse anmelden. Die Mutter konnte ihrerseits – begleitet von ihrer Therapeutin – dem Ansturm der Kinder standhalten, Grenzen setzen, langsam Beziehung entfalten. Während wir dies gemeinsam spielten, haben wir uns gleichzeitig direkt und bewusst mit der Geschichte der Familie beschäftigt. Die Rekonstruktion des Traumatisierungsprozesses, das gemeinsame Entdecken der komplexen historischen Wahrheiten in einem Beziehungsraum, war einer der zentralen Ecksteine dieser Therapie (vgl. Kapitel 1). Die Familie musste sich mit der sozialpolitischen Geschichte Chiles, mit ihrer speziellen eigenen Geschichte und mit ihren verschiedenen, höchst subjektiven Wahrnehmungen und Erlebnissen auseinander setzen. Wir haben ihnen dafür einen Raum geboten, der subjektiv und intim war, in dem aber auch der Bezug zur Geschichte der Unterdrückung und Verfolgung in Chile hergestellt wurde. Wir haben nicht versucht, den Patienten unsere Geschichtsinterpretation aufzuzwingen. Aber wir haben ihren Mut unterstützt, sich mit dieser Geschichte zu beschäftigen.

In der Therapie von Extremtraumatisierungen kann der symbolische Raum nur entstehen, wenn auch die konkrete historische Realität angesprochen, diskutiert und reflektiert wird. Dieser Rekonstruktionsprozess ist nie subjektiv oder objektiv, phantastisch oder real, sondern immer beides. Das Setting muss diese Gleichzeitigkeit herstellen und konstruieren. Am Anfang der Behandlung war der Ort der Therapie der einzige Ort der Familie. An ihrem Ende konnte sie auch ohne uns weiterspielen.

4. Von der Mühsal, die eigene Ohnmacht zu nutzen

In allen so genannten helfenden Berufen, z.B. bei Psychotherapeuten, Ärzten, Erziehern, Pfarrern etc., wird Supervision unabhängig von der jeweiligen theoretischen Ausrichtung für sinnvoll erachtet. Die Ansichten darüber, was genau unter dem Begriff zu verstehen sei, gehen allerdings weit auseinander. Die einen fassen Supervision eher als Anleitung und Kontrolle der eigenen Arbeit auf, andere erwarten Verständnis, Unterstützung und Reflexion. Grundlegend aber ist man sich darüber einig, dass es sinnvoll ist, über die eigene Arbeit nachzudenken, und zwar mit Hilfe anderer, die nicht unmittelbar Teil des Teams oder der therapeutischen Arbeit sind.

Ein Traumateam sucht Supervision – Warten auf Godot

Gleichgültig, wo auf der Welt sich ein Team mit Trauma beschäftigt, das Grundproblem mit der Supervision ist immer ähnlich: Alle Beteiligten sind sich bewusst, dass man Unterstützung von außen braucht, aber es scheint unmöglich zu sein, geeignete Supervisoren zu finden. Man braucht dringend Hilfe, aber glaubt, niemand sei gut genug, um sie geben zu können.

Das Therapeutenteam, zu dem ich 1982 in Chile stieß, bildete keine Ausnahme. Abgesehen davon, dass unsere Arbeit während der Diktatur nicht ungefährlich war, war die therapeutische Beschäftigung mit politisch Verfolgten noch etwas so Neues, dass niemand behaupten konnte, ein klares therapeutisches Konzept zu haben, geschweige denn ein entsprechendes

Supervisionsmodell. Wir waren uns einig, dass wir dringend Hilfe brauchten, aber in Chile – so glaubten wir jedenfalls – gab es dafür niemanden. Die Psychoanalytiker hielten sich bedeckt, ob aus Angst oder weil viele von ihnen zu reaktionär waren, wussten wir nicht. Außerdem zweifelten wir daran, dass jemand, der nicht selbst Erfahrungen mit solchen Patienten hatte, kompetent genug sei, uns zu helfen. Entsprechend supervidierten wir uns untereinander. Zudem gab es noch alle paar Monate eine Tonbandkassette aus Mexiko: Die dort lebende Psychoanalytikerin Marie Langer (vgl. Langer, M., 1986) und ihr Team waren so freundlich, als Supervisionsersatz schriftliche Berichte von uns über Patienten zu kommentieren und als besprochene Kassette zurückzuschicken. Wie nützlich diese Supervision wirklich war, bleibt dahingestellt. Fraglos hatten wir die Illusion, von Marie Langer beschützt zu werden, und eine solche Illusion hat einen gewissen Wert.

Die Zeit verging, und die Situation begann sich zu verändern. In Chile fanden Massenproteste statt, der Kampf gegen die Diktatur wurde allgemeiner und breiter. Unsere Arbeit und auch wir wurden öffentlich bekannt. Der Berufsverband der Psychologen in Chile verlieh uns einen Preis; wir schrieben Artikel und reisten auf Kongresse. Auf die vielfach an uns gestellte Frage, wie wir unsere Arbeit persönlich aushielten, hatten wir ein Lächeln parat (Typ erfolgreicher Märtyrer) und außerdem den Hinweis, dass wir über unsere Arbeit schrieben.

Die neuen Verhältnisse führten nicht dazu, dass plötzlich ein Heer von Psychologen bereit gewesen wäre, mit den Opfern zu arbeiten oder potentielle Supervisoren bei uns Schlange gestanden hätten. Aber die Möglichkeit, weitere Menschen anzusprechen, wurde größer. Allerdings suchten wir auch jetzt nicht ernsthaft nach Hilfe. Eigentlich war es sogar noch schwieriger geworden, weil wir Erfolg hatten und es so viele Patienten gab. Wir glaubten keine Zeit zu haben, um uns um uns selbst zu kümmern, um über Erfolge und Misserfolge, mögliche Fehler nachzudenken. Ich fragte mich auch, ob ich überhaupt ein Recht auf Hilfe hatte. Schließlich konnte die Notlage der Patienten gar nicht verglichen werden mit den Schwierigkeiten unserer Arbeit.

Das Klima im Team verschlechterte sich zunehmend. Politische Differenzen und technische Diskussionen darüber, wie zu therapieren sei, wurden intensiver. Es kam zu Konflikten über die Leitungsstruktur. 1986 wurde schließlich deutlich, dass es so nicht mehr weitergehen konnte. Das Team begann zu zerfallen, die Streitigkeiten wurden heftiger, die Schuldgefühle, auch den Patienten gegenüber, immer größer. Irgendwann stellten wir fest, dass keiner von uns besonders gut schlief, dass wir alle regelmäßig Albträume hatten und im Schlaf mit den Zähnen knirschten. Wieder begaben wir uns auf die Suche nach einem lokalen Supervisor. Es dauerte etwa ein Jahr, und schließlich fanden wir zwei solidarische Psychoanalytikerinnen, die bereit waren, uns kostenlos zu supervidieren.

Chile ist ein kleines Land, und eigentlich kennt jeder jeden. Wir hätten diese zwei Kolleginnen schon Jahre früher finden können, nur hatten wir das damals nicht geglaubt bzw. nicht gewollt. Dass die Organisation so lange gedauert hatte, lag also nicht an den objektiven Verhältnissen, sondern vor allem an unserer Abwehr. Nun kam es zu einer regelmäßigen Supervision (einmal in der Woche anderthalb Stunden), allerdings zu einem Zeitpunkt, an dem das Team nicht mehr zu retten war. Wir hatten uns schon zu viele Gemeinheiten an den Kopf geworfen; zudem gab es unüberwindliche politische Widersprüche und Konflikte mit der Dachinstitution über die Leitungsstruktur, die Gehälter etc. Einige hatten das Team bereits verlassen, ein anderer Teil, zu dem ich selbst gehörte, spielte mit der Idee, entweder aufzuhören oder eine eigenständige, neue Institution zu gründen. Letzteres geschah schließlich 1988. Zu Fünft gründeten wir *ILAS*.

Mit der ambivalenten Suche nach Supervision hatten wir so viel Zeit zugebracht, dass der »Patient«, unser Therapeutenteam, bei Behandlungsbeginn bereits »verstorben« war. Die Supervision konnte daran nichts mehr ändern, obwohl es gelang, allen Beteiligten zu verdeutlichen, dass wir uns so lange nur mit den anderen, den Opfern, beschäftigt hatten, bis wir uns selbst gegenseitig zu Opfern machten. Wir haben im Sinne eines Burnout-Syndroms das aggressiv aneinander ausgehandelt, was wir jahrelang von unseren Patienten erfahren hatten. Es ist nicht zufällig, dass wir eine Supervision erst dann zulassen und einfordern konnten, als das Team bereits fast eine traumatisch gespaltene Struktur aufwies, die die Supervisoren zunächst auf totale Ohnmacht bzw. Hilflosigkeit festlegte. Damit konnten wir die eigene negative Omnipotenz noch einmal bestätigen. Wir baten erst um Hilfe, als keine Rettung mehr möglich war und verteidigten so die pathologische Allmacht noch in der Selbstzerstörung. Die Supervisorinnen hielten jedoch durch und betreuten das Restteam in den Folgejahren erfolgreich.

ILAS suchte nach einem eigenen Supervisor, einem Analytiker, den wir nun innerhalb von wenigen Wochen fanden und der uns in den folgenden zehn Jahren begleitete. Er kam einmal in der Woche zu einer eineinhalbstündigen Gruppensupervision. Danach gab es immer ein gemeinsames Mittagessen, das abwechselnd von einem von uns – das Team war inzwischen größer geworden – zubereitet wurde. Nach dem Mittagessen gab es die Möglichkeit zur Einzelsupervision, die wir entsprechend Bedürfnislage wahrnahmen. Unser Supervisor erwies sich als einfühlsamer Analytiker, der keinen Hehl daraus machte, dass auch für ihn die Arbeit mit uns einen Lernprozess darstellte. Es würde zu weit führen, den Supervisionsprozess ausführlich zu schildern, allerdings möchte ich einige zentrale Elemente benennen:

Unser Supervisor hat »überlebt«, d.h. er hat uns zugehört, und er ist nicht weggegangen. Er hat uns gehalten, aber auch angesprochen und konfrontiert, wenn wir terroristisch wurden. Ich erinnere mich an unsere erste Supervision, bei der eine Kollegin und ich einen Fall vorstellten, bei dem es um Folter, Missbrauch, Gewalt und Psychose ging. Es war die Feuerprobe für unseren neuen Supervisor. Zwar brauchten wir wirklich Hilfe für unseren Fall, aber wir prüften auch, wie er auf den Terror, die Angst und die Zerstörung, über die wir berichteten, reagieren würde. Er versuchte zu überleben, ermöglichte eine Diskussion, gab Ratschläge und kam eine Woche später wieder, um uns grinsend zu erzählen, er sei an jenem Tag in verkehrter Richtung in eine Einbahnstraße eingebogen. Glücklicherweise sei nichts passiert, und gemäß unserer Absprache, jeden Fall über zwei Sitzungen hinweg zu besprechen, könnten wir heute ruhig den gleichen Fall weiter diskutieren. Er begegnete unserer allmächtigen und weitgehend terroristischen Herausforderung mit der Fähigkeit, selbst nicht allmächtig zu sein, aber stark genug, um weiter mit uns zu kommunizieren.

Ein weiteres zentrales Thema war die Aggression. In den ersten Jahren unserer Arbeit hatten wir gelernt, die extreme Gewalt des Regimes auszuhalten und mit unseren Patienten solidarisch zu sein. Jetzt ging es darum, zu erkennen, wie viel Aggression auch in unserer Beziehung zu unseren Patienten lebendig sein konnte. Trotz aller Solidarität, trotz aller Anerkennung der Opferrealität mussten wir lernen, zuzugeben, dass auch Opfer häufig

mühsam und unangenehm sein können. Wir erkannten, dass ein ständig
guter Therapeut seine Patienten darauf festlegt, böse zu sein, während ein
Therapeut, der bei sich selbst Aggressionen wahrnehmen und akzeptieren
kann, dem Patienten die Möglichkeit gibt, auch einmal gut zu sein. Wir
mussten verstehen, dass wir selbst oftmals böse und angestrengt waren. Die
Aggression seitens der Patienten war auch nicht immer ein Teil der psychischen Störung, sondern manchmal eine gesunde und normale Reaktion in
der Gestaltung der zwischenmenschlichen Beziehung. Es ging hier um eine
Entidealisierung unserer selbst und der Opfer, die dadurch mehrdimen-
sionaler und menschlicher wurden. Wir selbst wurden weniger mächtig,
konnten eigene Vorurteile und die verleugnete und manchmal erhebliche
Wut auf diese Patienten entdecken, die ihr extremes Leid bei uns deponier-
ten, ohne dass wir daran viel hätten ändern können.

Damit sind wir bei der Frage nach Allmacht und Ohnmacht oder, wie es
auf Spanisch so schön und richtig heißt, dem Problem der *impotencia* angekommen. Genau wie unsere Patienten, die die Hoffnung gehabt hatten,
das Ende der Diktatur bedeute auch das Ende ihrer Leiden, hatten wir
vorsichtig gehofft, dass sie in einer Mischung aus politischer und sozialer
Wiedergutmachung sowie mit Hilfe unserer Therapien wieder ganz gesund
werden könnten und dass wir dies alles individuell und gesamtgesellschaft-
lich organisieren würden. Um sich zu trauen, so viel Tod und Zerstörung
fühlbar werden zu lassen, mussten wir insgeheim die Illusion nähren,
diesen Tod besiegen zu können, und zwar psychotherapeutisch und politisch. Aber genau diese Illusion war ab einem bestimmten Punkt unnütz
für die Patienten, weil sie die reale und unausweichliche Fortdauer ihres
Leidens verleugnete. Statt Hilfe zu erfahren, bedeutete dies die Wiederholung der Nicht-Anerkennung und der Zerstörung. Im Grunde ging es
bei der Bearbeitung des Ohnmachtproblems um die Frage des Grenzenset-
zens. Theoretisch wussten wir alle aus der Entwicklungspsychologie und
aus unserer Erfahrung als Eltern, wie wichtig es ist, Grenzen zu setzen und
eigene Grenzen anzuerkennen, um eine vertrauensvolle Bindung zu schaffen. Bei unseren Patienten brauchten wir den Supervisor, um uns daran zu
erinnern. Dieser blinde Fleck in uns Therapeuten hatte viel mit der Macht
der traumatischen Realität zu tun. Trauma ist grenzenlos. In der Beziehung

zu unseren Patienten mussten wir uns auf diese Grenzenlosigkeit einlassen, um Bindung herstellen zu können. Aber entsprechend konnten auch wir im »schwarzen Loch« des Traumas verloren gehen und bedurften der externen Hilfe des Supervisors, um wieder herauszufinden.

Die Arbeit mit extremtraumatisierten Menschen ist eine komplexe Gratwanderung zwischen der sozialpolitischen Dimension ihres Leides und den individuellen, psychologischen Prozessen. Entsprechend gibt es stets das Risiko, zu stark in die eine oder andere Richtung zu kippen und die traumatische Spaltung zu wiederholen. Die Supervision hat uns geholfen, diesem Spaltungsrisiko nicht anheim zu fallen. Unser Supervisor hat uns gehalten, die Aggression in all ihren Facetten mit uns besprochen und der Ohnmacht manchmal zu einer positiven Existenz verholfen. Er hat dadurch nicht nur unseren Patienten genutzt, sondern auch uns selbst geholfen, weniger selbstzerstörerisch zu sein. Er hat nie an unserer spezifischen Kompetenz gezweifelt, im Gegenteil: Als er schließlich Vorsitzender der *Chilenischen psychoanalytischen Vereinigung* wurde, hat er uns eingeladen, um über unsere Kenntnisse und unsere Theorieentwicklung im Traumabereich zu berichten. Er hat uns vor allem konsequent geholfen, nach und nach einen zuverlässigeren therapeutischen Raum mit unseren Patienten zu konstruieren und uns auf diesen einzulassen. Einige von uns haben in dieser Zeit eine eigene Therapie bzw. Psychoanalyse gemacht. Heute ist Supervision kein Sonderthema mehr im *ILAS*, sondern eine Selbstverständlichkeit, die alle als ein zentral stützendes Element erfahren.

Vom Supervisanden zum Supervisor

Therapeutische Arbeit ist meistens einsam. Aber nichts ist so isoliert, so belastend und beängstigend wie das therapeutische Durcharbeiten von Traumata. Entsprechend groß ist das Bedürfnis nach Unterstützung, nach Durchbrechen dieser Einsamkeit. Allerdings entstehen zusammen mit diesem Wunsch auch Schuldgefühle, Angst vor der eigenen Unzulänglichkeit und Hoffnungslosigkeit. Man glaubt, dass das, was man von anderen bekommen könnte, immer zu wenig sein wird und dass es letztlich keine

Hilfe geben kann. Die Teammitglieder werden zur Projektionsfläche dieser ambivalenten Bedürftigkeit und somit gleichzeitig idealisiert und entwertet.

Die meisten Teams sind – unabhängig von den jeweiligen Arbeitsbedingungen – bereits emotional überlastet, bevor sie überhaupt beginnen, über ihre Arbeit nachzudenken. Die erfolglose Suche nach Supervision ist Ausdruck dieses Konfliktes. Einerseits macht man das Bedürfnis nach Schutz und Hilfe deutlich, andererseits aber ist man fest davon überzeugt, dass diese Hilfe, würde man sie erhalten, nur ihre eigene Unzulänglichkeit beweisen könnte. Entsprechend furchtbar wäre es also, sie wirklich zu bekommen. Nur als Illusion, d. h. so lange man sie noch nicht bekommt, in der vergeblichen Suche, kann man noch an sie glauben.

In meiner Arbeit als Supervisor in den letzten zehn Jahren konnte ich auf meine eigene Erfahrung mit diesem Konflikt zurückgreifen und mich auf die entsprechenden Beziehungskonstellationen einlassen. Um die sich selbst erfüllende Prophezeihung eines unmöglichen Hilfewunsches zu überwinden, ist es entscheidend wichtig, weder als allmächtiger Retter aufzutreten und dementsprechend Bestandteil des idealisierenden Gruppenprozesses zu werden noch umgekehrt die Hoffnungslosigkeit einfach zu bestätigen.

Gemeinsam mit einer Kollegin habe ich noch während des Krieges in Zagreb im Auftrag der *WHO* einen Workshop durchgeführt, an dem Therapeuten aus den verschiedensten Gebieten des ehemaligen Jugoslawiens teilnahmen. Dabei ist mir eine Skulptur im Gedächtnis geblieben, die eine Therapeutin aus dem damals noch umkämpften Sarajewo aufbaute. Sie benutzte die anderen Mitglieder der Gruppe, um eine Familiensituation darzustellen – die Mutter war getötet worden, ein Sohn war verletzt, die Familie hatte kein Essen, es herrschte Verzweiflung. Für sich selbst setzte sie einen am Workshop teilnehmenden Vertreter einer *UNO*-Behörde ein. Sie ließ ihn eine schier unmögliche Körperhaltung einnehmen, in der ihre Überforderung zum Ausdruck kam, alle Familienmitglieder gleichzeitig auf unterschiedliche Art und Weise zu stützen und Mut zuzusprechen.

Die Gruppe dachte über Alternativen nach und probierte Verschiedenes aus. Schließlich schlug ich der Therapeutin vor – sie hatte ihren Platz inzwischen selbst eingenommen –, herauszufinden, was passieren würde, wenn sie, anstatt zu kämpfen und wie eine Gladiatorin die ganze Familie auf den

Schultern zu tragen, nachgeben und sich selbst in eine bequemere Position auf den Boden setzen würde. Zunächst konnte sie sich nicht vorstellen, dass so etwas erlaubt sein könnte, dann aber stellte sie fest, dass nicht nur sie sich wohler fühlte, sondern dass die dargestellte Familie sich selbst zu tragen begann. Am Ende des Workshops sagte mir diese Kollegin, es sei das erste Mal gewesen, dass ihr jemand gestattet habe, ihre Verzweiflung anzuerkennen und auch noch zu spüren, dass dies gegebenenfalls ein sinnvoller therapeutischer Schritt sein könne.

Der Grundanspruch jeder Therapie ist es, Leiden zu lindern, wenn nicht gar zu heilen. Das gilt auch für den Traumabereich. Je extremer das Leid, desto größer unser Wunsch, praktisch und konkret dabei zu helfen, dieses Leid zu besiegen. Allerdings erfahren irgendwann fast alle, die in und über extreme Situationen arbeiten, dass wir das Leid weder beseitigen können noch dass unser Heilungsfuror den Patienten nützt. Die meisten Menschen, die sich irgendwo auf der Welt mit Trauma beschäftigen, scheinen das intuitiv zu wissen oder zu ahnen, unabhängig davon, ob sie Professionelle oder Laien sind. Sie erleben aber dieses Wissen schuldhaft, als Beweis ihres Misserfolgs und der eigenen Unkenntnis, weshalb sie sich oft Supervisionswünsche versagen. Dabei ist es die Aufgabe einer guten Supervision, Raum zu schaffen, von dem Zwang zu befreien, etwas Produktives tun zu müssen und aufmerksam dafür zu werden, was einem selbst und dem Gegenüber emotional passiert.

Die Relevanz von Bion und Winnicott für Supervisionen

Es gibt viele Theorien, die bei Supervisionen von Traumaarbeit relevant sind. Für mich stehen an erster Stelle Wilfred Bions Theorie der Gruppe und die schon angesprochenen Überlegungen Donald Winnicotts zum Übergangsraum sowie zum *Holding* und *Handling* (Bion, W., 1961; Winnicott, D. W., 1974, 1976).

Es würde zu weit führen, Bion hier genauer zu erläutern. Erinnert sei nur an den von ihm beschriebenen Spannungsprozess zwischen Individuum und Gruppe: Individuen sind immer Teil einer Gruppe, sie müssen jedoch gleichzeitig in gewisser Opposition zu ihr stehen. Als Individuen können wir uns nur in Bezug auf eine Gruppe definieren. Bion betont, dass selbst ein Eremit keiner sein könnte, wenn es die Gruppe nicht gäbe, von der er sich abgrenzen, d. h. zurückziehen kann.

Erwähnt sei auch seine Charakterisierung der Gruppentypen. Er unterscheidet drei Gruppenarten, die entsprechend bestimmter Grundannahmen funktionieren. Das sind affektive, unbewusste Strategien, die der Selbsterhaltung der Gruppe dienen: die Kampf-Flucht-Gruppe, die Paarbildungsgruppe und die abhängige Gruppe. Als vierten Gruppentyp stellt er die Arbeitsgruppe den anderen gegenüber. Diese bezieht sich auf eine Aufgabe außerhalb ihrer selbst und hat deshalb einen Realitätsbezug, der ein gewisses Maß an Differenzierung möglich macht.

Bei diesen Charakterisierungen geht es um verschiedene Arten, wie Gruppen das Problem der Zugehörigkeit, der Grenzen und der Führung lösen. Gerade in der Supervision von Therapeutenteams und insbesondere solchen, die in und mit extremen Situationen arbeiten, erscheinen mir Bions Ausführungen zentral. Die erwähnten Grundannahmen können als Abwehrprozesse verstanden werden, die umso stärker auftreten, je bedrohter eine Gruppe sich fühlt. Es gibt sie als latenten Prozess in allen Gruppen. Traumateams definieren sich zwar offiziell als Arbeitsgruppen, funktionieren aber in der Regel weitgehend als Grundannahmegruppen und zwar nicht, weil sie verrückt sind, sondern der Inhalt ihrer Arbeit. Zudem ist der institutionelle Halt normalerweise schlecht, sie sind als Gruppe extrem bedroht. Dies setzt genau die emotionalen Abwehrprozesse in Gang, die Bion mit seinen Grundannahmen beschrieben hat.

Ich denke oft an Bion, wenn ich in den verschiedensten Krisenregionen dieser Welt auf Gruppen stoße, die das zweifelhafte Vergnügen hatten, an einem der unzähligen Supervisionsworkshops teilzunehmen, mit denen Traumaexperten die Not leidenden Länder beglücken. Oft wird in solchen Workshops die Problematik der lokalen Gruppen ignoriert, und es werden mit psychologischen Techniken kulturelle und persönliche Grenzen so missachtend überrannt, dass die Gruppendynamik auf die Kampf-Flucht-Grundannahme oder öfter noch auf die Grundannahme der abhängigen Gruppe fixiert wird bzw. bleibt. In der Kampf-Flucht-Dynamik wird jemand oder etwas zum Hauptfeind hochstilisiert. Das trifft bestenfalls den

Workshop-Leiter, oft aber auch irgendein Gruppenmitglied, oder es führt zu einer intensiv und aggressiv geführten Diskussion, die nichts mehr mit dem eigentlichen Thema zu tun hat. Häufiger noch begegnet man der Thematik der Abhängigkeit: Die Workshop-Teilnehmer tun so, als hätten sie nichts zu sagen, als sei alles Wissen über Trauma beim anwesenden Experten. Sie finden alles wunderbar, beklatschen und bestaunen es. Die Leiter ihrerseits bemerken das oft nicht und glauben, ihnen würde Zustimmung zuteil, anstatt zu erkennen, dass sie Angst und Zerstörung ausgelöst haben und die Gruppe sie im Rahmen der Grundannahme »Abhängigkeit« funktionalisiert hat.

Obwohl Winnicott eine andere Sprache als Bion spricht, stehen sich beide sehr nahe. Sie sind in vielen ihrer Gedanken Melanie Klein verpflichtet, emanzipieren sich aber von ihr. Beide haben wichtige Bausteine zur Objektbeziehungstheorie beigetragen. Bions Grundannahmen lehren uns etwas über die finsteren und verrückten Mechanismen, die in Gruppen ablaufen, über deren regressiven Charakter und über die zweifelhafte Funktion von Führern. Mit seinem Container-Contained-Modell entwickelt er Ansätze, die sehr nahe an Winnicotts Vorstellungen vom Halten im therapeutischen Raum sind.

Mit seiner Theorie von den Übergangsobjekten und -phänomenen, das im vorherigen Kapitel besprochen wurde, hat Winnicott nicht nur eine grundlegende Theorie über Spiel und Kreativität entwickelt, sondern auch erklärt, wie der therapeutische Prozess zu verstehen ist bzw. unter welchen Bedingungen er gelingen kann. Im Winnicott'schen Sinne ist Therapie günstigstenfalls ein Übergangsraum. Im therapeutischen Management entsteht durch das Holding und Handling ein stützender Rahmen, der die Aufarbeitung von Traumata und persönliche Veränderung und Entwicklung ermöglicht.

Supervision muss den gleichen Grundanspruch haben und gerade in der Traumaarbeit darum kämpfen, dass ein Raum entsteht, in dem wieder gedacht und phantasiert werden kann. Schließlich ist eine der zentralen Erlebnisqualitäten von Trauma die Tatsache, dass im Moment des Zusammenbruchs nicht mehr gedacht werden kann, weil das, was denkt – die psychische Struktur –, vorübergehend ausgelöscht wurde (Ferenczi, S., 1932/1988). Die Angst, diesen Zusammenbruch zu wiederholen, entwickelt sich nicht nur in der Therapie von Traumatisierten, sondern erklärt bis zu einem gewissen Grade auch die Angst vor Supervision in den Teams.

Winnicotts für die Kinderanalyse entwickelte Technik des Schnörkelspiels (Winnicott, D. W., 1973) ist in einer Supervision nicht zu benutzen. Aber ich habe immer wieder überlegt, ob und wie dennoch die Möglichkeit zum Spielen besteht. Dies ist die Schnittstelle zur Familientherapie und den dort in der Supervision öfter angewendeten Rollenspielen und Skulpturen; alles Techniken, die zum Teil aus der Gestalttherapie oder aus dem Psychodrama stammen. Ich mache das nicht immer und nicht mit allen Gruppen, aber grundsätzlich suche ich gerade dann die Möglichkeit zum Spiel im Sinne Winnicotts, wenn es um so viel Terror geht wie bei der Traumaarbeit.

Zum Halten von Traumateams gehört auch, sich von Anfang an jeder besserwisserischen Hybris zu enthalten. Das bedeutet, sich die Zeit zu nehmen, alle zu Wort kommen zu lassen, nicht zu schnell Lösungen vorzuschlagen und bereit zu sein, etwas Neues zu lernen, auch dann noch, wenn man glaubt, ein Traumaexperte zu sein. Besonders wichtig ist es, sich der Sprache der Menschen anzupassen, denen man gegenübersitzt und sie nicht zu zwingen, sich der eigenen Fachsprache unterzuordnen. Ein weiteres Element ist der feste Glaube, dass die Personen, die sich supervidieren lassen, etwas Spannendes mitzuteilen haben. Das Thema ist nicht: »Wer weiß mehr über Trauma, Du oder ich?«, sondern vielmehr die Frage, wie wir in ausreichend guten Kontakt zueinander kommen, damit wir uns trauen, so miteinander zu reden, dass es für alle Beteiligten interessant wird. Halten hat letztendlich vor allem etwas mit Aus-Halten zu tun, d.h. mit Stützen, ohne den anderen einzuschränken.

Winnicott hat nur wenig über Gruppen gesprochen, aber gerade Arbeits- bzw. Supervisionsgruppen sind der Ort, in dem Übergangsräume relativ einfach entstehen können. In der Supervision wird von etwas erzählt, das zentrale Bedeutung für die Erzählenden hat, aber nicht in dem Moment stattfindet. Wenn es gelingt, eine echte Beziehung zueinander aufzunehmen und wenn über das Berichtete zum gemeinsamen Spielen gefunden wird, dann kann eine Art Amalgam zwischen Winnicott und Bion entstehen, d.h. eine Situation, in der für die Individuen und für die Gruppe, die als Ganzes mehr ist als die Summe ihrer Einzelteile, ein Stück Veränderung passiert, was wiederum den Patienten zugute kommt.

Wem soll Supervision nützen?

Die Beantwortung dieser Frage ist ebenso einfach wie selbstverständlich: Supervision sollte demjenigen nützen, der supervidiert wird, d. h. wer um Hilfe bittet, sollte sie bekommen, und zwar ohne Demütigung, ohne Unterwerfungsgesten.

Nun glauben leider viele Supervisoren und auch Supervisanden, dass das Objekt der Supervision der Patient sei. Dabei wird der Therapeut oft nicht nur vergessen, sondern selbst zum Objekt der Belehrung gemacht, zum Erfüllungsgehilfen, der mit den Patienten machen muss, was der Supervisor für richtig hält. Der Vorteil dieser Vorgehensweise ist, dass der Supervisor sich sein eigenes hohes Wissen ständig bestätigt, während der Supervisand den Vorteil der Verantwortungslosigkeit genießt. Allerdings kommt dabei kein Lernen zustande, keine Autonomie, keine Kreativität. Letztendlich ist dies ein vollkommen ungeeignetes Vorgehen. Es sollte daher ein Anliegen einer jeden Supervision sein, dass sie in erster Linie dem Therapeuten dienlich ist. Das Argument, die technische Belehrung nutze ihnen, erweist sich als fadenscheinig.

Bei einer Gruppensupervision gerät man oft in den scheinbaren Zwiespalt, zwischen Gruppe und Gruppenbedürfnissen auf der einen und den Bedürfnissen einer zu supervidierenden Einzelperson auf der anderen Seite entscheiden zu müssen. Dies führt bei einigen Supervisionsmodellen dazu, dass die Gruppe funktionalisiert wird, oder umgekehrt, dass die Sonderrolle der Person, die sich supervidieren lässt, nicht mehr genügend berücksichtigt wird. Mir persönlich sind die Gruppenprozesse in der Supervision fast genau so wichtig wie die Einzelperson.

Eine Gruppe kann die Supervision umso besser kollektiv nutzen, je mehr es gelingt, die mit ihrer Problematik im Vordergrund stehende Person ernst zu nehmen und zu schützen. Die einen Fall vorstellende Person ist immer in doppeltem Sinne die Hauptperson, einerseits, weil sie über einen eigenen Fall berichtet, für den sie aus der Supervision etwas mitnehmen können muss, andererseits, weil sie indirekt etwas über die Gruppe und den aktuell stattfindenden Gruppenprozess erzählt. Die Gruppe stellt umgekehrt in ihren Reaktionen Teilaspekte des Falles dar.

In diesem Sinne sind die von Bion geschilderten Gruppenrealitäten immer wirksam. Was wir zunächst als Übertragungs- und Gegenübertragungsphänomene wahrnehmen, erweist sich bei näherer Betrachtung als die Gestalt der Gruppe, die nach Bion als ein Organismus funktioniert. Supervision ist also sowohl für eine Hauptperson als auch für die Gruppe wichtig, weil die Hauptperson etwas vom Gruppenprozess, die Gruppe etwas von der Hauptperson und alle gemeinsam den Fall spiegeln. Als Supervisor muss ich versuchen, alle Teilaspekte zur Sprache zu bringen, damit die Supervision allen Teilnehmern nutzen kann.

Statt eines Fazits

Für eine gute Supervision kann es keine Rezepte geben, erst recht nicht im Bereich der Traumaarbeit. Wie ich an anderer Stelle ausführlich begründet und ausgeführt habe (z. B. Becker, D., 1995), kann Trauma nur in Bezug auf einen spezifischen kulturellen und soziopolitischen Kontext verstanden werden. Therapeutische Methoden müssen sich darin ebenso wie die Art der Supervision unterscheiden. Hinzu kommt die Notwendigkeit einer gleichzeitig aktiven und solidarischen Nähe, im Sinne des Winnicottschen Haltens, der *primary relatedness* von Kinston und Cohen oder dem vinculo comprometido. Dies ändert nichts an der Tatsache, dass eine vertrauensvolle Supervision nur möglich ist, wenn das jeweilige Team sich seinen Supervisor selbst aussucht und dieser nicht zur Institution gehört. Traumaarbeit kann sehr leicht dazu führen, Grenzen zu verwischen, weshalb es sinnvoll ist, sich an folgende grundlegende Notwendigkeiten zu erinnern:

Alle Antworten sind in der Gruppe. Wenn ich die Teilnehmer der Supervision nur breit genug diskutieren lasse, entsteht früher oder später eine sichtbare Gestalt. Manchmal stelle ich mir das wortwörtlich vor und warte darauf, wie nach und nach Arme, Beine, Rumpf und Kopf entstehen. Meine Interventionen zielen zunächst darauf ab, diesen Prozess zu begleiten und voranzutreiben.

Ich weiß am Anfang möglichst wenig, d. h. ich bin bereit, mich auf ein gewisses Chaos einzulassen. Ganz bewusst versuche ich, nicht zu schnell zu ordnen, aber ich registriere genau, was mich interessiert, was mich langweilt etc., weil dies ein wichtiger Hinweis auf unbewusste Dynamiken ist.

Traumaarbeit hat zentral etwas mit unerträglichen Widersprüchen und mit Spaltung zu tun. In Supervisionen versuche ich, potentielle Gegensätze mitzudenken. Spricht jemand nur von der politischen Dimension, suche ich nach dem persönlichen Aspekt. Spricht jemand von Trauer, suche ich nach der Wut. Spricht jemand von Krieg, suche ich nach den Harmoniewünschen. Natürlich spreche ich diese Suche nicht immer aus, aber ich denke und phantasiere sie mit. Manchmal erschließt sich die Gestalt durch die Frage: »Was fehlt?«

Alle Formen der Kreativität sind wichtig. Momente des Spiels müssen aufgegriffen und entwickelt werden, wann immer es möglich ist.

Am Wichtigsten bleibt bei all dem die Beziehung, die emotionale Verknüpfung, die es aufzubauen gilt. Auch hier hat Ferenczis Satz Gültigkeit: »Ohne Sympathie keine Heilung« (Ferenczi, S., 1932/1988).

Supervision ist kein Luxus, sondern eine absolute Notwendigkeit für alle im Traumabereich arbeitenden Personen.

Traumaarbeit verführt dazu, heroisch sein zu wollen und birgt immer das Risiko, mehr zu wollen, als man leisten kann, und auf den notwendigen Selbstschutz zu verzichten. Ein zentraler Inhalt von Supervision ist es, die therapeutische Ohnmacht anzuerkennen, sie schätzen zu lernen und für die Patienten zu nutzen.

Teil II

Traumatische Prozesse und Gesellschaft

5. Die Wahrheit der Erinnyen

Wahrheitskommissionen und juristische Prozesse gelten heute als Schlüssel-elemente der Friedensperspektiven in Postkonfliktgesellschaften (vgl. Kritz, N., 1995). Es scheint der entsprechende Ort zu sein, an dem die individuelle Trau-matisierung der Opfer der Verfolgung auf die gesellschaftliche Ebene zurückge-führt und dort durchgearbeitet werden kann. Allerdings gehen die Meinungen über die zentralen Charakteristiken dieser Elemente, wie sie sich aufeinander beziehen, wie sie funktionieren sollten und welche Wirkung sie auf die unter-schiedlichen Akteure in einer Gesellschaft haben, weit auseinander. Manche glauben, dass Gerechtigkeit in einem juristischen Verfahren nur über Rache erreicht wird, während andere die öffentliche Anerkennung von Wahrheit als zentralen Punkt eines solchen Prozesses verstehen. Patricio Aylwin, der erste demokratisch gewählte Präsident Chiles nach der Diktatur, sprach von »der Herausforderung, die Wahrheit aufzuspüren und Gerechtigkeit auszuüben bis zu dem Grad, in dem dies möglich sei«[11]. Diese Aussage zeigt, dass er sich ver-pflichtet fühlte, die Wahrheit über die Menschenrechtsverletzungen detailliert zu erarbeiten und öffentlich zu machen, dass die Fähigkeit zur strafenden Ge-rechtigkeit jedoch begrenzt blieb, aufgrund der politischen Machtverteilung zu diesem Zeitpunkt. In Chile, Argentinien, El Salvador und anderen latein-amerikanischen Ländern wurde deutlich, dass das Recht auf Wahrheit und die

---

11 Übersetzung durch Becker, D. Zit. n. García, M. in der Wochenzeitung *Qué Pasa* (2003): »[…] el desafío de esclarecer la verdad y hacer justicia, en la medida de lo posible, en materia de Derechos Humanos.«

Verfolgung der Täter zwei verschiedene, im Prinzip komplementäre Aspekte juristischer Prozesse sind. Manchmal wird der erste Aspekt in Wahrheitskommissionen behandelt, der zweite in Gerichten. In anderen Fällen werden beide innerhalb von Gerichtsverfahren geklärt. Manchmal wird weder Wahrheit noch Gerechtigkeit je hergestellt, weder innerhalb eines Gerichtes noch außerhalb davon.

Wie auch immer die Realität aussieht, für die Opfer sind beide Aspekte – Herstellung der Wahrheit und Bestrafung der Täter – wichtig, und beide haben Einfluss auf die Fähigkeit, sich mit den eigenen furchtbaren Erfahrungen zu konfrontieren und sie zu überwinden. Die meisten Menschen glauben, dass Wahrheit und Gerechtigkeit – unabhängig davon, wie sie schließlich verstanden und umgesetzt werden – auf irgendeine Art und Weise zum Prozess der Versöhnung in der Gesellschaft beitragen und die Hoffnung der unmittelbaren Opfer auf Linderung ihres Leidens – individuell und kollektiv – stärken. Diese Erwartungen werden immer wieder durch die Realität frustriert, und in vielen Fällen scheinen positive Effekte mehr eine Frage des Glaubens als des wissenschaftlichen Beweises zu sein. Aus der Perspektive der Opfer ist die Frage, ob Wahrheitskommissionen oder Gerichtsverfahren hilfreicher sind, zunächst ein rein akademisches Problem. Wichtig ist für ihn weniger das »Wo« als das »Wie« und das »Was«. Wird die Wahrheit wirklich hergestellt? Werden die Verantwortlichen bestraft? Werden die Opfer Kompensationsleistungen erhalten? Werden sie geschützt und respektiert? Hat irgendetwas von all dem eine Bedeutung für die Heilung?

Man kann sich fragen, ob die Nürnberger Prozesse den deutschen Demokratisierungsprozess unterstützt haben. Die Antwort ist wahrscheinlich »ja«; aber sie haben sicherlich auch manche Entwicklungen erschwert. Probleme wie »Siegerjustiz«, die Debatte über internationale Gerichte versus nationale und die Tatsache, dass die Täter, die in Nürnberg angeklagt und verurteilt wurden, nur die Spitze des Eisbergs darstellten, sind Diskussionsthemen in Deutschland bis zum heutigen Tage. Haben die Gerichtsverfahren gegen Nazis von Nürnberg bis nach Jerusalem das Leiden der Überlebenden der Konzentrationslager verringert? Wir wissen das nicht, vermuten allerdings, dass die Entlastung viel geringer war, als man sich wünschen würde.

Wahrheitskommissionen leisten beeindruckende Arbeit. Es gab und gibt sie in vielen Ländern, von Chile bis nach Südafrika, und es herrscht Einigkeit darüber, dass sie den Gesellschaften insgesamt und den Opfern bis zu einem gewissen Grade geholfen haben. Aber gibt es jetzt Frieden und Wohlstand in diesen Ländern? Ist der Prozess der Versöhnung abgeschlossen? Sind die Opfer glücklich und die Gesellschaften befriedet? Das ist eindeutig nicht der Fall. Ganz im Gegenteil, der Konflikt setzt sich in diesen Ländern fort, die Opfer kritisieren lautstark den Prozess.

Diese Schwierigkeiten bedeuten nicht, dass Wahrheitskommissionen und Gerichtsprozesse sinnlos sind, aber sie rechtfertigen einen genaueren Blick auf diese Prozesse, um herauszufinden, welche Funktionen die Wahrheitssuche und das Herstellen von Gerechtigkeit haben, und darüber zu diskutieren, was sie für die Opfer bedeuten. Obwohl diese immer der Ausgangspunkt und angeblich die zentrale Orientierung solcher Prozesse sind, scheinen sie im Laufe der Zeit aus ihnen zu verschwinden. Früher oder später werden sie von den meisten Menschen als den Friedensprozess störend wahrgenommen. Man bittet sie zu vergeben, die Vergangenheit ruhen zu lassen und anderen zu erlauben, sich auf die Zukunft zu konzentrieren. Hinter diesen Forderungen steht letztlich der Wunsch, sie mögen endlich den Mund halten und die Welt mit ihrem Leid nicht länger stören.

Ich möchte in diesem Kapitel analysieren, wie es beim Versuch, die Vergangenheit aufzuarbeiten, zu Verwirrung und falschen Erwartungen bezüglich der Natur von Versöhnungsprozessen und dem Ausmaß möglicher Wiedergutmachung nach dem Ende so genannter *man-made-disasters* kommt, sowohl bei den Opfern als auch bei der Gesellschaft insgesamt. Gleichzeitig versuche ich auszuloten, wie auf gesellschaftlicher Ebene sinnvolle und realistische Heilungsperspektiven definiert werden können. Im Mittelpunkt steht hier die Kritik an falschen Hoffnungen auf Harmonie und Konfliktlosigkeit ebenso wie die Ansicht, dass Wahrheit und Gerechtigkeit nur dann ihre Funktion erfüllen, wenn sie das Leid der Opfer mindern.[12]

---

12 Recht und Rechtsprechung haben sich historisch mehr mit der Frage der gerechten Behandlung der Täter beschäftigt. Erst in jüngerer Zeit hat im Strafrecht eine Veränderung begonnen, die die Situation des Opfers mehr in den Mittelpunkt stellt. Dahinter steht auch das relativ moderne Phänomen, welches Opfern eine eher positive gesellschaftliche Wertung zubilligt. Vgl. hierzu Hassemer, W./Reemtsma, J. Ph., 2002.

Griechische Mythologie

Orest folgt einem Orakel Apollos und tötet seine Mutter Klytämnestra. Damit rächt er den Tod seines Vaters Agamemnon, den sie zusammen mit ihrem Liebhaber ermordet hatte. Agamemnon seinerseits hatte den Hass seiner Frau provoziert, weil er Jahre im Trojanischen Krieg verbrachte, aber vor allem, weil er zu Beginn dieses Krieges versuchte, die Tochter Iphigenie zu opfern, um günstige Winde für seine Flotte zu sichern. Das schreckliche Verbrechen des Muttermörders Orest ist also das Resultat einer langen Geschichte von Konflikten, von privaten und öffentlichen Machtkämpfen, von Liebe, Hass und Rache. Wegen seines Verbrechens verfolgen die Erinnyen, die Göttinnen der Rache, Orest und strafen ihn mit Verrücktheit. Orest flieht und findet schließlich Schutz im Tempel des Apollo. Dort wird er erneut von den Erinnyen gestellt. Nach Diskussionen einigt man sich darauf, gemeinsam nach Athen zu gehen, wo ein Gericht unter Führung der Göttin Athene über die Zukunft von Orest entscheiden soll. In Athen angekommen, handeln die Erinnyen als Anklägerinnen und Apollo als Verteidiger von Orest. Nach einer Art *pretrial hearing* entscheidet Athene, dass sie sehr vorsichtig sein muss und die Bürger Athens bitten wird, Teil des Gerichts zu werden. Sie wird in diesem Prozess erst an seinem Ende intervenieren, und nur, falls die Athener ihrerseits kein eindeutiges Urteil fällen können.

Es beginnt ein hochinteressanter Gerichtsprozess, in dem der Angeklagte wenig zu sagen hat, außer, dass er bestätigt, seine Mutter getötet zu haben, dass er dazu von Apollo aufgefordert worden sei, dass er seitdem versuche, sich zu reinigen, indem er seine Hände im Blut geopferter Tiere wasche. Die zahlreichsten Beiträge liefern die Anklägerinnen und die Verteidigung. Aber sie diskutieren nicht so sehr über das Verbrechen oder den Täter als über ihren eigenen Glauben, ihre grundlegenden Überzeugungen. Die Erinnyen haben ihre eigene, spezielle Vorurteilsstruktur, denn sie argumentieren, dass Klytämnestras Verbrechen nicht ihrer Verfolgung bedurfte, weil sie nicht ihr eigen Fleisch und Blut tötete. Sie habe nur ihren Mann getötet. Aus dem gleichen Grunde glauben sie, dass Orests Verbrechen gerächt werden muss, weil seine Mutter blutsverwandt war. Apollo zweifelt diese Idee der Familienverpflichtung an und definiert das Problem um: Er glaubt, dass ein Sohn mehr der Sohn seines Vaters als der seiner

Mutter sei, dass die Mutter nur ihre Gebärmutter leihe, damit der Samen des Vaters wachsen könne. Weiter argumentiert er, die Verpflichtungen eines Sohnes gegenüber dem Vater seien bindend, und deshalb habe er Orest dazu aufgefordert, zu tun, was er tat. Schließlich sei die Göttin Athene selbst lebendiger Beweis für die Tatsache, dass man Mütter nicht brauche, da sie direkt aus dem Kopf ihres Vaters Zeus entsprungen sei.

Diese Art der Verteidigung scheint eine Mischung aus männlichem Chauvinismus und dem etwas plumpen Versuch des Anwalts zu sein, die Richterin Athene auf seine Seite zu ziehen, indem er sie an ihre eigene Geschichte erinnert. Die Erinnyen kontern effektiv, indem sie alle Versammelten daran erinnern, dass Zeus seinen eigenen Vater nicht in Ketten gelegt haben würde, wenn die Loyalität zum Vater oberstes Gesetz wäre. Diese Debatte ist weniger eine Geschlechterdiskussion als vielmehr ein Streit um die Interessen der Familie im Verhältnis zu den Interessen des Staates. Wer ist wichtiger, die Mutter (Familie) oder der Vater (Staat)?

Was passieren muss, passiert: Die Athener geben ihre Stimmen 50:50 für und gegen Orest ab. So ist es schließlich die Stimme von Athene, die Orest die Freiheit wiedergibt. Gemeinsam mit Apollo verlässt er die Bühne sofort, wahrscheinlich, um seine letzte Aufgabe zu erfüllen, die im Diebstahl einer kleinen Statue der Göttin Diana besteht. Die Mission führt fast zu seinem Tod, endet aber glücklich in der Wiederfindung und Befreiung seiner Schwester Iphigenie.

Damit ist die Geschichte aber noch nicht beendet, und auch die Lösung ist nicht so simpel, wie man glauben mag. Nach dem Urteil werden die Erinnyen so wütend, dass sie Athene und die Stadt Athen verfluchen: »Ihr spätgeborenen Götter weh!/Altes Gesetz/Reitet ihr nieder, entwindet es meiner Hand./Ich aber, entehrt, unselig,/Ich grolle fürchterlich diesem Land.« (Aischylos, 1985, S. 137) Die Erinnyen werden erst nach einer langen Diskussion besänftigt, in der Athene ihnen erklärt, dass das Urteil in Wirklichkeit gespalten war, und ihnen im Namen der Bürger von Athen verspricht, dass für sie ein spezielles Heiligtum errichtet wird und dass sie von jetzt an die offiziellen Beschützerinnen von Athen sein sollen. Sie stellt so eine aktive Freundschaft mit den Erinnyen her, und offenbar wird sie die Stadt Athen mit ihnen gemeinsam schützen und regieren. Dann, und erst dann, verwandeln sich die Erinnyen in die Eumeniden, die wohlmeinenden

Göttinnen, die Unglück fernhalten und Fruchtbarkeit fördern. Eine neue Ordnung wird geschaffen, die die Weisheit der alten Göttinnen integriert und mit der Ideologie der jüngeren verbindet. Rache und Angst werden verknüpft mit Überzeugungsfähigkeit und Verständnis. All das geschieht innerhalb eines Rechtssystems. Mord bleibt ein Verbrechen, gleichgültig, wer ihn begeht und aus welchem Grund. Aber das Schicksal des Täters ist nicht mehr ein ritualisierter Prozess in den Händen von Göttern mit einem vorhersehbaren Resultat, es unterliegt jetzt einem Gerichtsverfahrens mit einer Jury, die aus Menschen besteht, die Teil der gleichen Gesellschaft sind und die kein unmittelbares, persönliches Interesse am Fall haben.

Orests Wunde

Das Drama von Orest ist eine Geschichte, aus der man viel lernen kann. Es ist nützlich, die verschiedenen Dimensionen dieses Mythos zu analysieren. Aber zuerst beschäftigen wir uns mit dem Titelhelden. Was ist hier passiert? Worunter litt er? Wie wurde aus ihm das Paradigma des Opfer-Täters?

Als Orest noch ein Kind war, verließ ihn sein Vater und zog in den Krieg. Unmittelbar davor sollte seine ältere Schwester Iphigenie geopfert werden, aber sie verschwand zuvor in einer schwarzen Wolke. Orest blieb zu Hause mit seiner Mutter und seiner Schwester Elektra. Der Krieg dauert eine lange Zeit, und Orest muss akzeptieren, dass seine Mutter jetzt das Land mit ihrem neuen Liebhaber regiert. Als Kind kann er sich dagegen nicht wehren, er hat keine Macht. Als der Krieg endlich zu Ende ist und sein siegreicher Vater nach Hause zurückkehrt, glaubt Orest, jetzt würde Ordnung in sein unglückliches Leben einkehren. Stattdessen wird sein Vater durch die Mutter ermordet und Orest ins Exil gezwungen. Bis zu diesem Punkt können wir das traumatisierte Opfer deutlich erkennen. Seine kindliche Entwicklung ist gekennzeichnet von Verlusten und Loyalitätskonflikten, die er unmöglich bewältigen kann. Wenn er die neue Wahl seiner Mutter akzeptiert, gewinnt er ein sicheres Zuhause, aber er verrät seinen Vater, der immerhin das Land verteidigt. Falls Orest loyal gegenüber seinem Vater bleibt, muss er die tägliche Erfahrung, ihn nicht in seiner Nähe zu haben, verleugnen und glauben, dass der Staat und die Staatsinteressen wichtiger sind als seine individuellen Wünsche und Bedürfnisse nach Liebe und Schutz. Schließlich muss er akzeptieren, dass sein Zuhause unsicher ist und dass er ständig die betrügt, die mit ihm leben, auch seine Mutter. Die traumatische Klimax wird mit dem Blutbad erreicht, das aller Hoffnung auf Frieden in dieser Familie ein Ende bereitet.

Ein Kind, das solche Erfahrungen macht, kann sehr krank werden. Manchmal tauchen Symptome sofort auf, manchmal wird sich das Kind oberflächlich an die Situation anpassen, während gleichzeitig Chaos, Angst und Zerstörung unter der Oberfläche lauern.[13] In so einem Kind können sich plötzlich viele Jahre später die Konsequenzen des ursprünglichen Horrors zeigen. Es kann depressive Symptome entwickeln, antisozial werden oder sich in Phantasien der Rache verlieren und zum Opfer skrupelloser Politiker werden, die diese schlecht kontrollierten Vulkane ausnutzen.

Das Leid Orests kann auf der individuellen Ebene nur ungenügend beschrieben werden. Die Art und Weise, wie sich die soziale und politische Situation um ihn herum gestaltet, muss mit erfasst werden: Im Mittelpunkt steht ein kriegszerstörtes Land, Machtkämpfe, Verrat und Betrug. Die soziale Struktur selbst scheint in manchen Momenten der Geschichte zerstört.[14] Wir haben grauenhafte Tötungssequenzen; eine Frau ermordet ihren Mann und dann ein Sohn seine Mutter. Letzterer tötet auf Befehl eines Gottes. Am Schluss steht ein Opfer vor uns, das zum Täter geworden ist, ein Held, der zum Verbrecher wurde.

In unserer modernen Sprache würden wir Orest unzweifelhaft als traumatisiert beschreiben. Trauma impliziert extremes, psychisches Leid als Folge einer normalen Reaktion auf eine außerordentliche unnormale Situation in

---

13 Einige Psychologen nennen diesen Prozess *resiliance*, wobei sie die Essenz mit dem Oberflächlichen verwechseln. Tatsächlich ist eines der bekanntesten Symptome traumatisierter Kinder ihre Fähigkeit, sich an furchtbare Lebensumstände zu gewöhnen. Während sie außerordentlich leiden, verhalten sie sich gegenüber der Außenwelt wie kleine Erwachsene, scheinbar unbelastet von ihren Erfahrungen. Erst viel später wird die eigentliche Traumatisierung deutlich. Vgl. hierzu Kap. 2: »Mariana«.

14 Diese Blutbäder gibt es nicht nur im Mythos. Manchmal ist die Realität noch dramatischer, wie man z.B. bei dem Massaker im Königspalast von Nepal am 1. Juni 2001 erleben konnte, bei dem zehn Mitglieder der königlichen Familie von einem Verwandten umgebracht wurden.

der externen Umgebung. Trauma bedeutet, den Tod zu erfahren. Die zentrale, metaphorische Bedeutung des Wortes meint das Gefühl von Unterbrechung, die Erfahrung eines unheilbaren Risses zwischen Selbst und Realität. Gabriel Dagan, ein Auschwitzüberlebender, beschrieb dies so: »[...] death keeps dripping into life [...] I have survived hell but I have not been released from it. It is still inside me, day and night.« (Benyakar, M./Kutz, I./Dasberg, H./Stern, M.J., 1989, S. 443)

Wie an anderer Stelle noch ausführlich zu diskutieren sein wird[15], scheint der beste Ansatz das Konzept der sequentiellen Traumatisierung von Hans Keilson (Keilson, H., 1979) zu sein. Es impliziert eine radikale Veränderung im Verständnis von Trauma. Statt auf ein Ereignis und dessen Konsequenzen schauen wir jetzt auf einen Prozess. Die Beschreibung der sich verändernden traumatischen Situation ist der Rahmen, der ausschlaggebend dafür ist, wie wir Trauma verstehen. Einer der Vorteile des Keilsonschen Ansatzes liegt darin, dass seine Anwendung auf verschiedene kulturelle und politische Strukturen möglich ist. Da dieses Traumaverständnis sich nicht an einer bestimmten Anzahl von Symptomen oder Situationen orientiert, sondern spezifische historische Prozesse betrachtet, erlaubt es die Definition von Qualität und Quantität der traumatischen Sequenzen innerhalb bestimmter Kontexte, deren zeitliche Dauer, Rahmenbedingungen usw. erheblich variieren können.

In Bezug auf traumatische Ereignisse, wie sie hier diskutiert werden, gibt es immer eine soziale und kollektive Dimension, da die sozialen Beziehungen selbst charakterisiert sind durch den gewaltvollen Machtkampf, der Angst, Tod und Zerstörung mit sich bringt. Gleichzeitig ist Trauma aber notwendig ein individueller Prozess. Deshalb kann es kollektive Traumata eigentlich nicht geben. Allerdings weist die Erfindung solcher Begriffe deutlich auf die sozialen Dimensionen massiver Traumatisierungsprozesse hin, die gerade auf der individuellen Ebene mitreflektiert werden müssen (vgl. Kühner, A., 2002). Im Zusammenhang mit man-made-disasters müssen wir die soziale Dimension des Traumas aufgreifen und dabei zwischen traumatischer Situation, Trauma und Traumasymptomen unterscheiden. Während die traumatische Situation die Gesellschaft kennzeichnet, bedeutet

---

15 Vgl. Kap. 7: »Zur Notwendigkeit eines konzeptionellen Neuanfangs«.

dies nicht, dass jeder Einzelne traumatisiert ist. Damit Trauma stattfindet, braucht es die traumatische Situation, aber diese bedeutet nicht als solche bereits Trauma. Wenn 'Irauma stattgefunden hat, muss man die Frage der Symptome davon unabhängig diskutieren, weil diese in hohem Maße unterschiedlich sein können. Symptome müssen nicht unbedingt mit dem Beginn des traumatischen Prozesses gleichzeitig auftreten.

Trauma ist die psychologische Wunde, die geheilt werden muss. Die traumatische Situation ist die Zerstörung des sozialen Gewebes, was impliziert, dass die menschlichen Beziehungen in ihrer Grundlage und ihren Grundgesetzen angegriffen, verletzt und möglicherweise zerstört worden sind.

Beim griechischen Mythos gehen wir also davon aus, dass Orest sequentiell und kumulativ traumatisiert ist[16]. Er überlebt die erste Sequenz des Traumas anscheinend ohne Symptome, aber in der zweiten Sequenz, nach dem Tod seines Vaters, wird er widerstandslos das Opfer der politischen Ziele Apollos. Apollo handelt wie ein Ersatzvater, und Orest ist bereit, alles zu tun, was ihm vorgeschlagen wird. In dem Versuch, seinen Vater zu rächen und seinen Ersatzvater zufrieden zu stellen, tötet er seine Mutter und macht sich dadurch zum Vollwaisen. Er ist verloren, alleine und kann nicht trauern. Von Schuldgefühlen überwältigt, wird er verrückt. Indem er seine Hände zwanghaft in Blut wäscht, versucht er, die Blutflecken, die die Ermordung seiner Mutter hinterlassen hat, loszuwerden. Nur durch starke Medikamente, mittels derer Apollo die Erinnyen, die Orest bestrafen wollen, in einen magischen Schlaf versetzt, kann er sich teilweise beruhigen und seine Sinne wieder finden. In der nächsten Sequenz[17], dem Gerichtsverfahren, gewinnt er seine psychische Gesundheit zurück. Durch das Verfahren wird deutlich, dass das, was wir als individuelles Problem hätten missverstehen

---

16 Der Begriff der kumulativen Traumatisierung wurde von Masud Khan erfunden und impliziert, dass eine Reihe von Ereignissen, die, jedes für sich genommen, nicht unbedingt traumatisch sein müssen, als Ganzes aber einen traumatischen Effekt haben können. Eine spezifische Definition und Erklärung dieses Konzeptes kann man in dem Aufsatz von Khan finden: »The Concept of cumulative Trauma« (1963).

17 Man könnte diese Sequenz als die Zeit des Übergangs definieren. Der Krieg ist beendet, aber der Friede ist noch nicht gewonnen. Das Verfahren ist ein Paradebeispiel für das, was heutzutage unter dem Begriff *transitional justice* international diskutiert wird.

können, tatsächlich Teil einer sozialen und politischen Situation ist und bleibt. Nicht die individuelle Verrücktheit von Orest ist das Zentrum der Debatte, sondern vielmehr die politische Situation, die Verrücktheit der Götter und ihre Machtkämpfe. Darum geht es. Durch das Gerichtsverfahren verändert sich die individuelle Situation von Orest, und er wird wieder Teil einer sozialen und politischen Gemeinschaft. Anstatt weiterhin Mord und Totschlag zu verursachen, riskiert er jetzt sein eigenes Leben und rettet seine Schwester. Dann regiert er sein Land und versucht, es wieder aufzubauen, nicht nur materiell, sondern vor allem sozial und politisch. Er bemüht sich um Reparation. Man könnte sagen, dass das Gerichtsverfahren die Therapie von Orest darstellte. Heilung bedeutete in diesem Fall nicht das Verschwinden der Wunde, sondern das Wiedergewinnen der Fähigkeit, verantwortlich zu handeln, zu fühlen und zu reparieren.

Wie funktioniert diese Therapie? Ein Übergang vollzieht sich von den persönlichen oder individuellen Aspekten des Traumas zum sozialen Prozess selbst. In Orests Fall geschieht dieser Übergang im Gerichtssaal. Er hätte auch vor einer Wahrheitskommission stattfinden können. Zentral ist, dass das anfängliche Gerichtsverfahren gegen eine Person am Schluss ein Gericht über alle ist. Jedermanns Wahrheit wird vorgeführt und diskutiert. Von der Strafjustiz her erfüllt das Verfahren keine Wünsche, aber im Sinne von Wahrheit ist es einer der überzeugendsten Vorgänge, die man sich vorstellen kann. Wir lernen die Details der Wahrheit kennen – nicht nur die der Opfer und der Täter, sondern auch der Zuschauer, der Götter, der Menschen, der Staatsanwaltschaft, der Verteidiger und der Richter. Die kollektive Konfrontation mit Wahrheit innerhalb des offiziellen Raumes eines Gerichtssaales wird zum entscheidenden Faktor der Heilung von Orest und der Befriedung der griechischen Gesellschaft. Die Auflösung der Geschichte an ihrem Ende ist befriedigend, obwohl außerordentlich komplex.

In der medizinischen Welt erscheint es leichter, einen Heilungsprozess zu definieren. Wenn ich mich beim Kochen mit einem Messer schneide, entsteht eine Wunde. Die Heilung wird dann abgeschlossen sein, wenn das zerstörte Gewebe sich regeneriert hat, d.h. wenn mein Körper wieder genau so ist wie zuvor. Aber auch auf dieser Ebene ist dieses Thema komplizierter, als es scheint. Manche Wunden hinterlassen keine Spur davon, dass sie je existiert haben, andere lassen Narben zurück. Narben bedeuten einerseits, dass der Körper unfähig ist, sich wirklich zu regenerieren, sie bezeugen, dass die vollständige Heilung der Wunde unmöglich ist. Gleichzeitig ist eine Narbe auch das Ergebnis eines Heilungsprozesses, nach einer Verwundung, die so schwerwiegend war, dass die Kräfte des Körpers überfordert wurden und etwas Neues, das Narbengewebe, gebildet werden musste, damit er wieder angemessen funktionieren kann. Die Narbe ist also sowohl das Resultat eines unvollständigen Heilungsprozesses als auch der augenscheinliche Beweis dafür, dass Heilung stattgefunden hat.

Aus dieser Ambivalenz lässt sich eine Arbeitshypothese formulieren: Für traumatisierte Individuen bedeutet Heilung die Fähigkeit, die furchtbare Vergangenheit in ihr Dasein so integrieren zu können, dass sie in der Gegenwart leben können, dass sie ein grundlegendes Verständnis ihrer Vergangenheit haben und dass sie in der Lage sind, eine andere Zukunft aufzubauen, in der sie ihr Trauma nicht mehr wiederholen müssen und auch nicht Teilaspekten davon weiterhin ausgesetzt sind. Für die Gesellschaft bedeutet Heilung die Rekonstruktion der Erinnerung, d.h. dass es möglich ist, die Vergangenheit wirklich Vergangenheit werden zu lassen. Heilung beinhaltet das Wiederherstellen von Gesetzen, Moral und Sicherheit. Sie ist letztendlich essentiell verknüpft mit der Wahrheit, mit der Möglichkeit, verschiedene Wahrheiten darzustellen, die sich innerhalb eines offiziellen, sozialen Rahmens gegenüberstehen. Heilung heißt immer auch Integration.

Heilungsperspektiven

1. Die Illusion totaler Reparation und Harmonie
Das Motto der chilenischen Organisation der Familienangehörigen der Verschwundenen war der Kampf für »Wahrheit und Gerechtigkeit«[18]. Die Mütter der Plaza de Mayo in Buenos Aires/Argentinien waren noch radikaler in ihren Forderungen: »Lebend haben sie sie uns weggenommen, lebend wollen wir sie zurück.«[19] In beiden Ländern wusste man, dass

---

18 »verdad y justicia«.
19 »Vivos se los llevaron; vivos los queremos de vuelta.«

die Verschwundenen durch die jeweiligen Militärregierungen ermordet worden waren. Zweifel bestanden nur hinsichtlich der Orte, an denen sich die Körper befanden. Obwohl niemand wagte, dies direkt zu sagen, ging es eindeutig um Tod. Die Arbeit der forensischen Ärzte bestand darin, Körper auszugraben, genetisches Material zu identifizieren oder die potentielle Übereinstimmung zwischen Fotos der Verschwundenen und ausgegrabenen Schädeln zu bestimmen. Die so mögliche Identifizierung der Toten wurde jedoch von den Familienangehörigen zunächst nicht positiv erlebt. Menschen schützen mehr oder weniger bewusst ihre Illusionen. Sie hoffen wider besseres Wissen, dass das Verlorene vielleicht eines Tages unverändert wieder gefunden werden kann. In Chile hofften sie, dass das Regime enden würde mit dem realen Sieg über die Diktatur und mit der Rückkehr von allem, was man im Laufe der Verfolgung und Unterdrückung verloren hatte. Opfer verfielen ebenso wie Menschenrechtsorganisationen und politische Parteien dieser Illusion. Sie war bestenfalls ein Ausdruck von Hoffnung, eine intelligente Antwort auf die Verrücktheit einer Regierung, die nicht nur Tausende von Menschen umgebracht hatte, sondern auch noch verleugnete, dass sie diese Menschen je gefangen genommen hatte. Schlimmstenfalls war diese Illusion eine Verleugnung der Realität im Sinne eines misslungenen Trauerprozesses, in dem keine Zukunftsperspektive entsteht, die Menschen endlos in ihrer eigenen Vergangenheit verloren bleiben.

Menschen, die in einer Welt leben, die verrückt geworden ist, in der Tod und Todesrisiko eine tägliche Wirklichkeit und Bedrohung ist, entwickeln eine seltsame Mischung aus illusionärer Hoffnung und Hoffnungslosigkeit. Sie wollen glauben, dass am Ende des Kampfes die Toten lebendig zurückkommen werden, gleichzeitig aber sind sie davon überzeugt, dass nichts sich je wieder zum Besseren verändern wird. Ein paar Monate vor dem Plebiszit, als tatsächlich eine Mehrheit der Chilenen endlich »nein« zu Pinochet sagte, waren wir alle natürlich dafür, gegen Pinochet zu stimmen, gleichzeitig aber waren wir auch vollkommen davon überzeugt, dass der Diktator im Falle seiner Niederlage nie die Resultate der Wahl anerkennen würde. In der Welt der Menschenrechtskommissionen war es damals eine Art Hochverrat, offen zu glauben, dass es einen Übergang zur Demokratie geben könne.

Traumatisierte Patienten bleiben häufig in den Paradoxien zwischen Illusion, Hoffnung und Verzweiflung gefangen. Damit man nicht enttäuscht wird, sieht man für die Zukunft immer schwarz. Solange diese Zukunft aber noch nicht da ist, kann man noch einen Funken Hoffnung bewahren. Eine Frau, die den toten Körper ihres Mannes zurückbekommt, erhält nicht ihren Mann wieder, sondern eine Leiche. So oft sie die Erfahrung seines Verlustes in den letzten Jahren gemacht haben mag, gab es doch immer eine kleine Chance, dass er noch lebt. Jetzt, im Angesicht der Leiche, kann der Verlust nicht mehr verleugnet werden. Das ermöglicht zwar einen gesünderen Trauerprozess, aber das Leid wird deshalb nicht unmittelbar geringer, eher im Gegenteil. Es hat mich in diesem Sinne nicht erstaunt, dass viele meiner Patienten während der Diktatur optimistischer waren als nach ihrem Ende. Viele entwickelten erst da schwere depressive Symptome, weil es eben weniger um einen Neubeginn ging als vielmehr um eine Situation, in der erstmals das volle Ausmaß der Verluste deutlich wurde.

Die Phantasien, die mit den Forderungen nach Wahrheit und Gerechtigkeit verbunden werden, sind vielschichtig. Eine Frau, deren Vater durch die Diktatur ermordet worden war, sagte mir einmal, dass ihr nicht so sehr die Bestrafung der Menschen, die ihn umgebracht haben, wichtig sei; vielmehr würde sie gern eines Tages die Zeitung aufschlagen und darin ein Foto von ihrem Vater finden, unter dem deutlich zu lesen sei, dass er nie ein Verbrechen beging und unschuldig durch die Diktatur ermordet worden sei. Diese öffentliche Anerkennung der Wahrheit ist für alle Opfer besonders wichtig. Die offizielle Entstigmatisierung und das Annehmen der Verantwortung erlauben einen unbelasteteren Trauer- und Erinnerungsprozess, in dem erstmals der persönliche Verlust und nicht nur der politische Kampf um Gerechtigkeit im Vordergrund stehen kann.

Für die Familienangehörigen von Verschwundenen bedeutet Wahrheit, genau zu wissen, was den Verschwundenen passiert ist, denn Trauer wird erst durch die Gewissheit des Todes möglich. Aber der Fall der Argentinierinnen zeigt auch, dass bei der entsprechenden Forderung das Risiko besteht, nur eine positive Wahrheit zu meinen.

Tod ist etwas Negatives. Niemand wird sich wünschen, dass die Ermordung einer geliebten Person unwiderruflich Realität wird. Entsprechend ist die Wahrheit zwar ein wichtiger Teil der Phantasien der Opfer, aber es ist gleichzeitig ein ambivalenter Wunsch, da nach wie vor gehofft wird, dass die schlimmste Möglichkeit nicht Realität wird.

Phantasien über Gerechtigkeit sind gleichfalls voller Komplikationen. Gerechtigkeit wird häufig mit Rache assoziiert. Oft wird darüber nachgedacht, wie »ich dir das heimzahlen kann, was du mir angetan hast«, aber das ist selten befriedigend. Hannah Arendt hat die »Banalität des Bösen« vor vielen Jahren beim Eichmann-Prozess in Jerusalem beobachtet (Arendt, H., 1963). Wir wollen ein Monster sehen und was wir antreffen, ist ein Bürokrat. Ein spontaner Impuls ist die Rache am Täter, wozu entsprechende Vorstellungen über ihn entwickelt werden, die diesen Impuls legitimieren. Manche Fernsehshows in den Vereinigten Staaten versuchen uns davon zu überzeugen, dass es Opfern tatsächlich besser geht, wenn sie live und persönlich beobachten können, wie die Todesstrafe ausgeführt wird. Aber rund um die Welt finden wir sehr viel häufiger, dass Opfer diese Auge-um-Auge-Ideologie zu vermeiden suchen, weil sie empfinden, dass diese Ideologie sie letztendlich auf eine Stufe mit den Tätern stellt. Ein chilenischer Patient von mir, der schwer gefoltert worden war, hatte wiederholt folgenden Traum: Die Diktatur war vorbei, und er war Chef der Geheimpolizei. Er hatte seinen ehemaligen Folterer verhaftet und wollte gerade damit beginnen, ihn mit Elektrizität zu foltern. Plötzlich fühlte er sich krank, musste die Toilette aufsuchen und sich erbrechen. So endete der Traum. Ich bin überzeugt, dieser Traum ist ein Beweis für die Menschlichkeit meines Patienten. Er konnte sich wünschen, dass sein Folterer leidet, aber er konnte selbst nie zum Folterer werden.

Illusionen darüber, was Wahrheit und Gerechtigkeit erreichen werden, haben nicht nur Opfer. Sie werden geteilt von Professionellen, von Politikern und von denen, die es besser wissen müssten: Menschen, die sich weltweit mit Konflikttransformation beschäftigen. Viele hoffen anscheinend, dass Wahrheit und Gerechtigkeit totalen Frieden bringen, und sind dann befremdet darüber, dass die Menschen weiter unglücklich sind und auch noch um mehr Unterstützung bitten. Es ist hier sinnvoll, sich an Keilsons Konzept zu erinnern: Die Traumatisierung ist sequentiell, sie setzt sich fort, nachdem der Terror vorbei ist. Reparation und Heilung, Frieden und wirtschaftlicher Wohlstand finden nicht einfach auf eine simple Art und Weise statt, wie wenn man zwei und zwei zusammenzählt.

Eine der größten Illusionen – und vielleicht die zerstörerischste – setzt Konfliktbearbeitung mit Harmonie gleich. Sowohl in christlichen als auch griechischen Mythen wird deutlich, dass die Akzeptanz der bleibenden Zerstörung und deren Integration wirksamer ist als verordnete Harmonie und damit die zentrale Charakteristik erfolgreicher Konfliktlösungen. Wir lernen aus diesen Mythen und Geschichten, dass die Lösung individueller und kollektiver Katastrophen nie vollständig und nie ohne Widerspruch ist. Ambivalenz und Integration scheinen die Schlüssel zu sein, die das Tor zu realistischer Konfliktlösung öffnen.

Juden, Christen und Muslime glauben, dass die Menschheit mit einer Reihe von Verbrechen beginnt. Zunächst haben wir Adam und Eva, die menschlich werden als Konsequenz eines politischen Konflikts im Paradies. In einer Art Verschwörung legen Adam, Eva und die Schlange ihre Kräfte zusammen, stellen Gesetze in Frage und ignorieren sie. In der Folge sehen wir, wie die Geburt der Menschheit zusammenfällt mit dem ersten politischen Exil. Sie werden aus dem Paradies verwiesen, müssen arbeiten, leiden, wenn sie Kinder bekommen, und sterben. Auf der anderen Seite erhalten sie Freiheit, Verantwortung und Selbstbestimmungsrecht, es gibt Vergnügen und Lust. Das sind seltsame Konsequenzen eines solch massiven Aufstands, und es erscheint merkwürdig, dass das Paradies verloren werden musste, damit die Menschheit geboren werden konnte.

Unmittelbar nach diesem schwierigen Beginn wird es nicht etwa besser, sondern erst einmal noch schlimmer: Kain ist eifersüchtig auf Abel und bringt ihn um. In einem Märchen könnten wir erwarten, dass Kain bestraft wird und Gott Abel wieder lebendig macht. Aber dies ist eine komplexere Geschichte. Kains Strafe ist ein Zeichen auf seiner Stirn, das sein Verbrechen für alle sichtbar macht. Davon abgesehen wird ihm aber nicht nur erlaubt, zu leben und sich zu reproduzieren, er wird – zumindest in symbolischen Termini – der Vater der Menschheit. Die Ursünde im Paradies und Kains Urverbrechen werden also anders bestraft, als wir erwarten würden. Statt Rache oder Vergebung erhalten wir etwas Ambivalentes: Leben mit Schuld, Wahrheit, aber keine Wiedergutmachung, Hoffnung, ein verlorenes Paradies zurückzugewinnen, das jedoch weit weg ist und überdies den Verlust der Freiheit und Selbstbestimmung bedeuten würde.

Eine ähnliche Ambivalenz taucht in der Geschichte von Orest auf. Es geht von Anfang an um Rache. Aber diese Rache wird nie vollständig erfüllt. Die Verbrechen haben Konsequenzen, Blut wird vergossen, aber im Laufe des Prozesses beginnen neue Verwicklungen. Agamemnon opfert seine Tochter, um seinen Krieg zu gewinnen. Seine Tochter wird durch die Göttin Diana gerettet. Trotzdem erfüllt das Opfer seinen Zweck, weil Agamemnon tatsächlich seinen Krieg gewinnt. Aber als er zurück nach Hause kommt, wird er bestraft und durch seine Frau und ihren Geliebten getötet, die dann die Regierung übernehmen, bis Orest erwachsen ist und in der Lage, selbst zu handeln. Er lässt sie für ihr Verbrechen zahlen. An diesem Punkt der Geschichte wird die Ambivalenz in Bezug auf Rache sehr deutlich und direkt. Orest handelt aufgrund eines Mandats, das er von den Göttern bekommen hat, und er wird von anderen Göttern dafür bestraft, dass er es ausgeführt hat. Im Gerichtsverfahren wird deutlich, dass sich die Diskussion zentral um die Natur von Gerechtigkeit dreht.

Es scheint, dass Gerechtigkeit sich nicht nur auf Rache bezieht, wie die alten Götter glauben, sondern auch auf Wahrheiten und den Stellenwert, den diese in einer Gesellschaft erhalten. Athene ist eine kluge Göttin. Sie bezieht jeden in dieses Gerichtsverfahren ein. Am Ende kommt es zu einer Situation, in der wirklich Frieden hergestellt wird. Gleichzeitig ist die Lösung widersprüchlich. Orest wird freigesprochen, aber er ist nicht unschuldig. Es ist nicht so, dass die Athener nicht entscheiden oder dass wir hier eine unentschlossene Jury haben. Nein, die Jury entscheidet, aber die Entscheidung ist geteilt. An diesem Punkt interveniert Athene und stimmt für Orest. Durch dieses Ende verschiebt sich die Diskussion über Gerechtigkeit und Justizprozesse auf eine neue Ebene. Jetzt geht es nicht mehr um dieses Verfahren, sondern um die Gesellschaft als Ganzes. Die Götter, die Athener, die Beschuldigten und die Ankläger, die Personen, die in diesem Fall gehandelt haben, werden nun Teilnehmer an einem komplizierten Spiel, in dem immer noch keine Gleichheit erzielt worden ist. Bevor wir überhaupt verstehen, was passiert, ist der Fokus plötzlich nicht mehr auf der Rache, sondern auf der Frage der Gleichheit innerhalb eines gegebenen sozialen Prozesses. Nunmehr geht es um die Integration der Rachegöttinnen in die Gesellschaft. Athene erfindet vertrauenswürdige Strukturen, in der die Kommunikation und die Beziehungen zwischen den

Rachegöttinnen, der Bevölkerung Athens und den jüngeren Göttern sich entwickeln und entfalten können.

Niemand versucht, den Konflikt vollständig aufzulosen oder zu eliminieren. Athenes Aufgabe ist es, alle Beteiligten zu integrieren. Sie versucht nicht, die Erinnyen davon zu überzeugen, sie seien im Irrtum, sondern sie will sicherstellen, dass sie innerhalb der Stadt bleiben. Athene zeigt ihnen, dass es ebenso viele Argumente für den Angeklagten wie gegen ihn gibt. Daraufhin wird die Partei, die verloren hat, in die Gesellschaft integriert. Die Göttinnen der Rache werden die Beschützerinnen Athens mit Tempeln und Heiligtümern, die ihnen zu Ehren überall in der Stadt errichtet werden.

Der griechische Mythos lässt keinen Zweifel daran, dass das Ziel von Konflikttransformationsstrategien nie Harmonie, sondern nur Integration sein kann, in der so scheinbar schwache Konstrukte wie Ambivalenz die Parameter der Justiz sind.[20] Manchmal ist die Wahrheit eindeutig, z.B. bei der Suche nach den Verschwundenen in Chile oder Argentinien. Manchmal ist sie weniger klar, z.B. in Orests Fall, wo es nicht so sehr darum geht, wer seine Mutter getötet hat, als vielmehr um den Machtkampf zwischen älteren und jüngeren Göttern, um den Konflikt zwischen dem Gesetz der Blutrache und dem Gesetz des Staates, um die Frage nach der Rolle und Verantwortung der Athener Bürger. Die Existenz mehrerer Wahrheiten bedeutet nicht, dass sie relativiert werden und keine Bedeutung mehr haben, ganz im Gegenteil, sie bleiben so außerordentlich wichtig, dass wir soziale Strukturen, Gesetz und Gerechtigkeit brauchen als sichere Rahmen, um Konfliktthemen und Verbrechen bearbeiten zu können. Genauso wie Demokratie Konflikte nicht etwa beseitigt, sondern eine politische Struktur bietet, um sie unblutig auszutragen, so sind Mechanismen der Wahrheitsfindung, Gerichtsprozesse, ein gesellschaftlicher Rahmen, in dem ein institutionalisierter, sozialer Raum entsteht. In diesem Raum können wir unsere Differenzen austragen, unsere Wahrheiten erzählen und gemeinsam entscheiden, ob ein Verbrechen stattgefunden hat und welche Konsequenzen sich daraus ergeben. Das Ergebnis eines solchen Prozesses muss ungewiss sein, sonst wäre es kein Prozess, sonst

---

20 Vgl. zu Konflikttransformation im Gegensatz zu Konfliktlösung Lederach, J.P., 2003.

hätten weder Gerichte noch Wahrheitskommissionen irgendeinen Sinn; sie wären ein Theater wie die Gerichtsprozesse von Stalin. »Richtig« und »falsch« als absolute Kategorien gehören in die Welt von fundamentalistischen Terroristen, Diktatoren oder paranoiden Schizophrenen. Der griechische Mythos erzählt, dass der Konflikt sich nicht wirklich löst, sich aber die Methode, damit umzugehen, ändert: Orest muss weiterhin wieder gutmachen, aber nicht, indem er noch mehr Kriege kämpft oder sich selbst umbringt. Die Göttinnen der Rache existieren weiter, handeln aber jetzt als Schutzgöttinnen. Die Griechen sind offensichtlich willig, im Sinne von Sequenz und Prozess zu denken. Das Theaterstück von Aischylos illustriert dies nicht nur durch seinen Inhalt, sondern auch durch die Struktur. In solchen Tragödien nimmt der Chor normalerweise nicht an der Handlung teil, sondern kommentiert nur. Das ist in diesem Stück anders, hier sind die Erinnyen – später die Eumeniden – der Chor. Aischylos hat offensichtlich sehr gut verstanden, dass es, wenn es um Fragen von Recht und Gerechtigkeit geht, keine unschuldigen Zuschauer gibt. Jeder nimmt teil, die Götter, die Menschen und selbst der Chor.

Wenn wir einiges aus dieser griechischen Mythologie aufgreifen und auf heutige Konfliktgebiete wie z. B. Bosnien und Herzegowina anwenden, dann ergibt sich, dass bosnische Serben, bosnische Muslime und bosnische Kroaten nicht lernen müssen, sich zu lieben, sich zu vergeben und die Vergangenheit zu vergessen. Relevant ist vielmehr die Frage, wie man es schaffen kann, dass sie überhaupt miteinander reden, und zwar nicht nur über das, was sie verbindet, sondern auch darüber, was sie trennt. Wie können sie erkennen, dass sie, obwohl sie gute Gründe haben, sich gegenseitig zu hassen und diese Gründe auch weiterhin für viele Jahre existieren werden, trotzdem zur gleichen Gesellschaft gehören und gemeinsam in der Zukunft überleben müssen? Wie können sie soziale Erinnerung in all ihrer Widersprüchlichkeit rekonstruieren?

Die Überwindung der Illusionen von Harmonie und vollständiger Wiederherstellung des Zerstörten ist ein vitaler Aspekt des Heilungsprozesses für die Opfer. Trotzdem muss man festhalten, dass das nur erreicht werden kann, wenn die öffentlichen Strukturen und Institutionen, die für Recht und Gerechtigkeit zuständig sind, dies reflektieren. Wenn zu viel versprochen wird, z. B. Frieden und Harmonie, dann braucht man sich nicht wundern, wenn die Opfer später Unzufriedenheit äußern. Recht und Gerechtigkeit sind nicht überzeugend, wenn sie in Bezug auf die eigene Begrenztheit nicht ehrlich sind. Der griechische und auch der alttestamentarische Mythos geben uns eine Konzeption für eine solche Ehrlichkeit: Recht ist nicht omnipotent, Wahrheit ist wichtig, aber oft widersprüchlich. Wenn ambivalente Ergebnisse akzeptiert und multiple Perspektiven anerkannt werden, dann kann Wahrheit zu Heilungsprozessen etwas beitragen.

2. Die Aggression integrieren

In den vergangenen Jahren ist das Wort Versöhnung[21] ein integraler Bestandteil der Sprache von Friedensvereinbarungen geworden. Wenn Diktaturen ein Ende finden oder Gesellschaften langsam in den Übergangsprozess von gewalttätigen Konflikten zu friedlichem Zusammenleben eintreten, ist neuerdings immer von Versöhnung die Rede. Dieser Begriff ist weder eine politische noch eine psychologische Kategorie, er gehört zur religiösen Sprache. So erstaunt es, dass dieses Wort in unserer sekulären Welt so häufig benutzt wird. Es ist interessant, zu beobachten, wer diesen Begriff wie verwendet und wer zuerst darauf besteht, dass Versöhnung stattfinden muss.

In seinem berühmten Buch *Man's search for meaning* berichtet Viktor Frankl von einem Mithäftling im KZ folgende Begebenheit:

>»I can still see the prisoner who rolled up his shirt sleeves, thrust his right hand under my nose and shouted: ›May this hand be cut off if I don't stain it with blood on the day when I get home!‹ I want to emphasize that the man who said these words was not a bad fellow. He had been the best of comrades in camp and afterwards.« (Frankl, V., 1946/1984, S. 113)

Solche oder ähnliche Äußerungen hört man äußerst selten von Opfern oder traumatisierten Personen, und auch für Frankl war dieses Ereignis eine

---

21 Zur Problematik des Versöhnungsbegriffs, aber auch seiner potentiellen Nutzbarmachung vgl. Becker, D., 2005; Hamber, B., 2003; Hamber, B./Kelly, G., 2005; Kelly, G./Hamber, B., 2005.

Ausnahme. Opfer, die über ihre Erfahrungen berichten, die oftmals über die perversesten und aggressivsten Phantasien hinausgehen, sprechen selten von Hass. Falls doch, eher indirekt und vorsichtig. Obwohl dies zunächst erstaunen mag, hat es vor allem damit zu tun, dass Opfer versuchen, die Identifikation mit dem Hass zu vermeiden, weil sie genau durch diesen zerstört worden sind. Sie müssen damit umgehen, dass sowohl ihre Fähigkeit zu lieben und zu arbeiten als auch zur gesunden Aggression und zum Hass beschädigt wurde.

Hass, der verbalisiert und ausgehandelt wird, scheint eine Charakteristik der Täter zu sein. Wenn sich die Machtstrukturen verändern und die Opfer plötzlich anerkannt werden müssen, taucht das Thema der Versöhnung rasch auf. Es liegt nahe, dass die Täter Angst vor Rache haben, weil das die Stufe der Aggression ist, auf der sie selbst gehandelt haben. Sie fürchten am meisten, dass es ihnen nun mit gleicher Münze heimgezahlt wird.

Die Täter werden in ihrem Streben nach Versöhnung von den so genannten »unschuldigen Zuschauern« und den politischen Gruppen, die möglichst schnell eine neue Zukunft aufbauen wollen, unterstützt. Dahinter finden wir den Wunsch, die Opfer zum Schweigen zu bringen und sicherzustellen, dass für die Verbrechen der Vergangenheit nicht bezahlt werden muss. Obwohl jeder weiß, dass die Zukunft nicht errichtet werden kann, wenn man die Vergangenheit verschweigt, haben doch die meisten Menschen die Hoffnung, dass man sie so rasch wie möglich hinter sich zurücklassen kann. In Chile z.B. waren die Opfer der Menschenrechtsverbrechen bis zum Übergang zur Demokratie ein zentraler Bestandteil des Kampfes gegen die Diktatur. Aber ab dem Moment, wo der Übergang begonnen hatte, waren diese Opfer für viele nur noch die Menschen, die immer zurückblickten und dauernd das Bedürfnis hatten, weiter über ihre schrecklichen Erlebnisse zu sprechen, die alle anderen endlich vergessen wollten. Konsequent wurden sie nicht mehr als zentrales Element des politischen Kampfes wahrgenommen, sondern als Bedrohung des Demokratisierungsprozesses.

Es gibt keinen Zweifel daran, dass die Opfer unvorstellbar grauenhafte Erinnerungen haben. Wenn sie diese vergessen könnten, wäre das hilfreich. Aber sie können es nicht, und deshalb wird es zu einer Aufgabe für die Gesellschaft, ob sie bereit ist, diese Menschen zu beteiligen, zu integrieren oder ob sie sie erneut marginalisieren wird. Die Frage, ob die chilenische Wahrheitskommission sich tatsächlich an den Bedürfnissen der Opfer orientiert hat, ist ein gutes Beispiel. Sie wurde offiziell »Kommission für Wahrheit und Versöhnung« genannt. Das ist interessant, denn ihr Mandat bestand lediglich darin, die Wahrheit herauszufinden und bestimmte Empfehlungen abzugeben, was für die Opfer getan werden könnte. Sie hatte keine Rechtsbefugnis, keine gerichtliche Macht, sie konnte niemanden dazu zwingen, auszusagen. In Chile etablierte sich also eine Kommission ehrbarer Menschen, die, lange bevor sie die Wahrheit offiziell kannte, gleichzeitig durch ihre schlichte Existenz dafür sorgen sollte, dass Versöhnung stattfindet. Für konkrete Aktivitäten hatte sie weder die Macht noch den Auftrag.

Für die Opfer von Menschenrechtsverbrechen war die Wahrheitskommission dennoch ein wichtiger Teil ihres Heilungsprozesses. Es war das erste Mal, dass sie offiziell anerkannt wurden. Sie hatten den Eindruck, man wertschätze und respektiere sie. Obwohl die Anhörungen unter Ausschluss der Öffentlichkeit stattfanden, erlebten sie als Bereitschaft des Staates, endlich anzuerkennen, wer die Opfer und wer die Täter waren. Als schließlich die offiziellen Ergebnisse dem neu gewählten Präsidenten übergeben wurden und er sich bei den Opfern im Namen des Staates für die vergangenen Verbrechen entschuldigte, war das unzweifelhaft ein Akt der Reparation. Aber hatte irgendetwas davon mit Versöhnung zu tun?

Die Geschichte hat bewiesen, dass dies nicht der Fall ist. Die Frage nach den Verbrechen und Menschenrechtsverletzungen bleibt ein Thema in Chile. Unterschiedliche Ansichten über die Wahrheit existieren entlang der politischen Meinungsverschiedenheiten bis zum heutigen Tage. Als Pinochet in London – zehn Jahre nach den ersten demokratischen Wahlen in Chile – verhaftet wurde, löste das in Chile eine intensive Debatte aus, und niemand konnte mehr bestreiten, dass das Thema nicht abgeschlossen war und Versöhnung nach wie vor nicht wirklich stattgefunden hatte.

Wahrheitskommissionen in anderen Teilen der Welt unterliegen ähnlichen Problemen. Überall werden sie mit der Hoffnung auf Versöhnung verknüpft. Darunter verstehen manche das Ziel, die Opfer zum Schweigen zu bringen, andere legen den Schwerpunkt auf die Aufgabe, den Tätern zu vergeben, und manche Menschen hoffen vielleicht ganz ehrlich, dass durch die Arbeit solcher Kommissionen neue Harmonie entstehen wird. Aber tatsächlich ist das nirgendwo der Fall gewesen. In Chile mochten wir das Wort Versöhnung nicht, aber wir haben es akzeptiert als pragmatische Realität, innerhalb der der Kampf um die Wahrheit fortgesetzt werden konnte. In El Salvador schätzte die Guerilla den Begriff, weil er für sie bedeutete, dass man sie endgültig als gleichberechtigtes Gegenüber der offiziellen Einheiten des Militärs in den Friedensverhandlungen anerkannte. Ihre Wahrheitskommission hatte mehr Macht als die in Chile, aber es wurde weder die komplette Wahrheit hergestellt noch kam als Ergebnis Versöhnung zustande. Vielleicht liegt das Grundproblem in der Verknüpfung von Wahrheit und Versöhnung.

Die Geschichte um Orest scheint mir einmal mehr erhellend in diesem Zusammenhang. Versöhnung taucht dort weder als offizielles noch als inoffizielles Ziel auf. Wahrheit ist etwas, das im sozialen Prozess hergestellt wird, und Friede wird dadurch erreicht, dass die Aggression integriert wird. Die Erinnyen hören erst dann auf, für Rache zu kämpfen, als sie akzeptiert und integriert sind. Wenn also Wahrheitsfindungsprozesse etwas damit zu tun haben, eine aggressive und destruktive Vergangenheit in das soziale Gewebe zu reintegrieren, dann wohnt ihnen ein hohes Friedenspotential inne. Aber es gibt keine automatische Verbindung zwischen der Herstellung von Wahrheit, der Möglichkeit, gemeinsam friedvoll zu leben und der Abwesenheit von Aggression.

Vor kurzem habe ich einen Workshop in Bosnien und Herzegowina mit Sozialarbeitern aus der Föderation und aus der Republica Srbsca, also aus beiden Entitäten, durchgeführt. Der Fokus des Workshops hatte weder etwas mit Wahrheit noch mit Versöhnung zu tun. Offiziell ging es nur um die Frage, wie mit Waisenkindern umgegangen werden kann. Trotzdem war das Thema von Vertrauen und Misstrauen sehr deutlich und wurde immer wichtiger. Während wir versuchten, über die Trauerprozesse von Kindern zu diskutieren, wurden die Aggressionen im Saal immer stärker, und es kam zu gegenseitigen Beschuldigungen. Diese endeten erst, nachdem Beteiligte beider Seiten eine Chance bekommen hatten, sich voneinander abzugrenzen und direkt über ihren historischen Konflikt zu reden. Die Aggression nahm also ab, nachdem die Teilnehmer die Möglichkeit erhielten, ihr unterschiedliches Erleben, das durch Krieg und gegenseitige Verfolgung bedingt war, deutlich klarzustellen. Relative Harmonie wurde nicht durch die Abwesenheit von Hass erreicht, sondern schlichtweg durch Integration und Anerkennung desselben.

In diesem Zusammenhang halte ich den griechischen Mythos der Eumeniden für außerordentlich überzeugend. Nur durch die Integration der Rachegöttinnen in die Gesellschaft können sie sich in Göttinnen des Schutzes verwandeln, d. h. nur durch die Integration der Aggression kann sie überwunden und transformiert werden. Intergration kann man ermöglichen, planen und entwickeln. Erzwungene Versöhnung, die die fortbestehende Aggression leugnet, führt nur zu neuen Konflikten.

3. Die Konstruktion sozialer Wahrheit

Man kann die Geschichte von Orest auch als Analogie auf die Entwicklung eines staatlichen Justizwesens in der Menschheitsgeschichte betrachten. In Gesellschaften, die schwach entwickelte öffentliche Strukturen haben, in denen es keine zentralisierte Regierung und keine kollektiven Gesetzesstrukturen gibt, ist Recht und Gerechtigkeit an kleine Gruppen gebunden, d. h. an die Familie, an kleine Ethnien etc. In diesem Kontext ist Blutrache der einfachste und verständlichste Weg zu Gerechtigkeit. Wenn allerdings staatliche Organisation beginnt, wenn die jüngeren Götter die Macht übernehmen, gibt es einen Punkt, ab dem die Rache nicht der einzige Weg sein kann. Andere Interessen werden wichtig. Das Überleben der Gruppe mag es nötig machen, ein Verbrechen nicht mit der alten Auge-um-Auge-Ideologie zu bestrafen. Weniger gewalttätige Formen der Justiz werden entwickelt, die sich außerdem auf die übergreifenden Interessen des Kollektivs beziehen. Das Staatswesen reklamiert das Gewaltmonopol für sich. Allerdings öffnet sich damit auch in größeren Kollektiven ein Raum für Ungerechtigkeit. Das ist die Essenz des Mythos des Orest: In der Gesellschaft, in der diese Geschichte stattfindet, gibt es bereits einen Staat, ein staatliches Gesetz. Aber dieser Staat handelt missbräuchlich, er ist selbst in Verbrechen verstrickt. Einige davon sind so furchtbar, dass die historischen Götter wieder erscheinen. In einem Krieg passiert es häufig, dass Staatsstrukturen auseinander fallen, die grundlegende Moral in einer Gesellschaft in Zweifel gezogen und angegriffen wird. Krieg ist per definitionem immer das Gesetz des Stärkeren, nicht notwendigerweise das Gesetz der Person, die Recht hat. In bestimmten Momenten sozialer Katastrophen tauchen primitive Formen von Gerechtigkeit wieder auf. Aber die schrecklichen Verbrechen, die dann stattfinden, können nicht auf dieser personalisierten, individualisierten Ebene gesühnt und bearbeitet werden. Solange das Problem nur Agamemnon oder Orest betrifft, ist es nicht lösbar. Es wird eine lange Geschichte endloser Familienverbrechen bleiben. In dem Moment, in dem die Öffentlichkeit Teil des Vorgangs wird, wo verstanden wird, dass der Konflikt Bestandteil eines sozialen Prozesses ist, in dem die Opfer, die Täter und die Zuschauer handelnde Personen sind, kann sich etwas Neues entwickeln.

Es eröffnet sich also eine Heilungsperspektive, wenn Wahrheit als ein sozialer Prozess verstanden wird, der im Rahmen von Kommissionen, Gerichtsverfahren oder in anderen institutionalisierten, gesellschaftlichen Formen öffentlich und gemeinsam konstruiert wird. Man kann das Heilen durch Erinnerung, Rekonstruktion der sozialen Erinnerung oder Aufarbeitung der Vergangenheit nennen. Grundlegend geht es dabei um Folgendes: Es existieren verschiedene Wahrheiten, nicht nur, weil manche etwas zu verschweigen haben, verleugnen wollen oder Opfer von Propaganda geworden sind. Es gibt schlichtweg unterschiedliche Erfahrungen und Perspektiven. In der öffentlichen Auseinandersetzung kann das geklärt werden. Dabei geht es nicht um eine Relativierung, in der unreflektiert alle Wahrheiten nebeneinander gestellt werden, sondern darum, historische Prozesse in ihrer ganzen Komplexität sichtbar zu machen und Verbrechen und Zerstörung zu benennen und zu diskutieren.

Wahrheit ist immer schrecklich, wenn sie sich auf furchtbare Realitäten bezieht, und zwar per se. Dementsprechend sollte es uns nicht erstaunen, dass es schwierig ist und Widerstand auslöst, diese Wahrheit zu hören. Dieser Widerstand und seine langsame Überwindung sind normal und Teil des sozialen Prozesses.

In Bezug auf unsere eigene Geschichte gibt es keine Außenperspektive, d. h. objektive oder neutrale Meinungen existieren nicht. Wir können ein gewisses Maß an Objektivität erreichen, indem wir unterschiedliche Wahrheiten einander gegenüberstellen und verschiedene Subjektivitäten anerkennen und akzeptieren. Aber keiner kann an dieser Diskussion als interesseloser Außenstehender teilnehmen.

Auch wenn die Wahrheitsdiskussion sich positiv und umfassend entwickelt, verschwindet die Frage nach der Bestrafung der Täter nicht aus dem öffentlichen Diskurs. Gerechtigkeit erschöpft sich nicht in Wahrheit. In gewissem Sinne sind die Erinnyen die Hauptpersonen des Stückes von Aischylos. Sie vertreten den Teil der Gerechtigkeit, der mit Strafe und Rache zu tun hat. Wenn dies das einzige Kriterium von Gerechtigkeit ist, ist sie primitiv und destruktiv. Zweifelsohne aber ist sie ein wichtiger Aspekt. Für ein Opfer kann es von größerer Bedeutung sein, dass der Staat das Verbrechen anerkennt, als dass die Täter bestraft werden. Aber das bedeutet nicht, dass der Wunsch nach Bestrafung verschwindet. Man muss verstehen, dass die Eumeniden freundliche Göttinnen sind, aber sie müssen immer noch ein gewisses Maß an Aggression aushandeln, sonst könnten sie niemanden beschützen.

Die Art und Weise, durch die Wahrheiten in Gesellschaften konstruiert werden, hängt jeweils von den existierenden, gesellschaftlichen Strukturen ab. In einigen Ländern gibt es zentralisierte Systeme, in anderen nicht. Manche Länder haben Justizsysteme nach westlichem Vorbild aufgebaut, manche haben andere oder zusätzliche Mechanismen entwickelt. In verschiedenen Kulturen gibt es unterschiedliche Arten, über Verbrechen zu reden. Wenn unsere Perspektive Heilung ist, dann müssen wir diese kulturellen Unterschiede respektieren. Was in einem Land sinnvoll ist, ist es nicht notwendigerweise in einem anderen Land. Die Wahrheitskommission in Chile hat geholfen, aber das bedeutet nicht, dass eine in Sierra Leone das gleiche Ergebnis haben würde. Das Tribunal in Den Haag mag einen positiven Effekt auf die Zukunft des ehemaligen Jugoslawiens haben, aber das heißt nicht, dass das Tribunal in Kinshasa die gleiche Wirkung für Ruanda hat.

Nichtsdestotrotz müssen Wahrheitsmechanismen und Justizverfahren auf jeden Fall bestimmten Grundregeln folgen. Zuerst sollten sie sich soweit wie möglich auf die lokalen Strukturen beziehen. Zweitens ist eine Art formaler, gesellschaftlicher Struktur notwendig[22]. Drittens sind Konflikte Teil dieses Prozesses, und wir sollten nicht nur erwarten, dass sie statt-

---

22 Formale Strukturen müssen Sinn haben in Bezug auf den politischen Prozess des Landes. Die abstrakte Diskussion, ob z.B. Wahrheitskommissionen oder Gerichte besser sind, ist absurd. Vgl. hierzu Weilenmann, M., 1997, 1998.

finden, sondern sie als positives Zeichen interpretieren. Gleichgültig, welcher Mechanismus für die Wahrheitskonstruktion entwickelt wird, eine der zentralen Prioritäten muss der Schutz der Opfer bleiben. Wenn sie nicht genügend geschützt werden können oder die Methoden, die angewendet werden, die Opfer in noch größerem Ausmaß beschämen, sind die stattfindenden Prozesse sinnlos bzw. erneut traumatisierend.

Die Konstruktion gesellschaftlicher Wahrheit ist ein langer Prozess mit vielen unterschiedlichen Facetten[23]. Deutschland ist ein ausgezeichnetes Beispiel. Mit der Erbschaft der Naziverbrechen gehen die Deutschen bis zum heutigen Tage um. Wenn wir das in historischen Termini betrachten, dann ist die Wahrheit in Deutschland auf viele Arten hergestellt worden. Wir hatten die Nürnberger Prozesse, Wiedergutmachungszahlungen an den israelischen Staat, viele Bildungsprogramme, zahlreiche Gerichtsverfahren, eine Hollywood-Soap-Opera über den Holocaust, und wir haben Museen und Erinnerungsstätten gebaut. Die Diskussion findet bis heute statt. Antisemitismus und die Risiken neofaschistischer Politik sind ein Konfliktthema in Deutschland. Die deutsche Demokratie kann als relativ stabil empfunden werden, nicht obwohl diese Themen immer noch Diskussionsthemen sind, sondern weil es so ist und das Land seine Fähigkeit beweist, sie solange wie nötig weiter zu diskutieren.

Die Konstruktion gesellschaftlicher Wahrheiten impliziert einen Prozess, in dem das »Gesetz des Dschungels«, das in Zeiten des Krieges und der Diktatur gegolten hat, langsam ersetzt wird durch eine Perspektive der Zivilisation. In diesem Prozess kann langsam eine Vision entstehen, in der die Menschen nachvollziehen können, wie ihr System auseinander gefallen ist, während sie gleichzeitig eine neue Ordnung konstruieren, die die

---

23 Eines der beeindruckendsten Beispiele hierfür stammt von Sami Adwan und Daniel Bar On in Israel bzw. Palästina. Sie sind auf die kluge Idee gekommen, zusammen mit palästinensischen und israelischen Lehrern, die Landesgeschichte als parallele historische Narrative zu entwickeln. Sie haben Schulbücher für israelische und palästinensische Kinder gemacht, in denen auf der linken Seitenhälfte die israelische und auf der rechten die palästinensische Version steht. In der Mitte ist ein großer freier Platz, wo die Kinder eintragen können, was sie selber denken. Vgl. Adwan, S./Bar On, D., 2003.

Vergangenheit nicht mehr verleugnen muss und außerdem zuverlässig ist, also Rechtssicherheit schafft. Um noch einmal auf Orest zurückzukommen: Es ist sinnvoll, ein Gerichtsverfahren durchzuführen, das nicht nur das Verbrechen von Orest bewertet, sondern es darüber hinaus in einen Zusammenhang stellt, in dem die vergangenen Verbrechen, die Struktur der Gesellschaft und sogar das Justizwesen selbst diskutiert und hinterfragt werden.

Wenn es um die Notwendigkeit und die Potentiale von Gerichtsprozessen in Postkonfliktgesellschaften geht, ist es einfacher, die möglichen Fehler zu beschreiben, als positiv darzustellen, wie eine solche gemeinsame Konstruktion gesellschaftlicher Wahrheit auszusehen hat. Selbst die wichtigste positive Empfehlung beinhaltet eine negative: Wir müssen akzeptieren, dass es in einer Gesellschaft kein einfaches Rezept dafür gibt. Dieser Prozess ist immer komplex, schwierig und widersprüchlich. Er kann und sollte nicht entwickelt werden mit der Idee eines Masterplans oder mit Phantasien über irgendwelche klaren Instrumentarien, die man überall einfach anwenden kann. Deswegen ist die erste und wichtigste Empfehlung an jeden Handelnden im Feld, sich gewissermaßen in Demut zu üben in Bezug auf die enorme Aufgabe. Es geht darum, öffentlich klar die begrenzten Ziele abzustecken, die erreicht werden können und deutlich zu machen, wie sie sich auf den Kontext beziehen. Dies vorausgesetzt, möchte ich trotzdem folgende konkrete Empfehlungen aussprechen:

Die gemeinsame Konstruktion von Wahrheit ist ein Schlüsselthema jeder Gesellschaft, die versucht, eine traumatische Vergangenheit zu überwinden. Es ist entsprechend ein politisches Thema, das von denjenigen, die sich mit dem Aufbau von Frieden beschäftigen, behandelt werden muss. Es ist keine Aufgabe, bei der man zusehen kann, was passieren wird. Man kann beschließen, dass man nur eine begrenzte Arbeit leisten oder viel machen kann, aber was immer man entscheidet, es muss Teil eines bewussten und konkreten strategischen Entscheidungsprozesses sein.

Die Konstruktion von Wahrheit ist ein Prozess; es ist ein Raum, der in der Gesellschaft geöffnet werden muss, so konkret und spezifisch definiert wie möglich und doch zeitlich nie begrenzt. Genau wie für Trauma gilt auch für gesellschaftliche Wahrheit, dass wir den Anfang bestimmen können, aber nicht das Ende.

Wahrheitsprozesse[24] sind lang und widersprüchlich. In bestimmten Momenten in der Geschichte gelingt ein großer Schritt vorwärts, dann herrscht wieder Schweigen für lange Zeit, und dann gibt es Rückschritte. Menschen, die im *peacebuilding* aktiv sind, die diese Situationen evaluieren, müssen die Wahrheitswelle, wenn sie denn auftaucht, ausnutzen, um den Prozess voranzutreiben.

Alles, was die Verschwörung des Schweigens durchbricht, ist nützlich. Es geht nicht darum, einer einzigen, sondern allen Wahrheiten, die in einer Gesellschaft existieren, eine Stimme zu geben. Wahrheitskommissionen, Gerichtsverfahren, Erinnerungsstätten, Tage der Erinnerung, Museen, politische Deklarationen etc. sind sinnvoll, weil sie Raum schaffen für soziale Erinnerung. Das Problem ist nicht, welche Wahrheiten existieren, sondern wie sie im sozialen Raum lebendig und Teil des sozialen Prozesses werden[25]. Soziale Wahrheiten werden am besten in formalen Rahmen entwickelt, die Respekt und offizielle Anerkennung garantieren und eine gewisse Ernsthaftigkeit sicherstellen, aber auch Raum lassen für individuelle Gefühle und subjektive Interpretationen.

Wahrheiten, die Produkte eines traumatischen Prozesses sind und sich auf diesen beziehen, sind immer fragmentiert, oft widersprüchlich. Was herauskommt, ist im besten Falle ein Patchwork-Teppich mit vielen Bildern, die zusammengehören, aber gleichzeitig voneinander getrennt sind.

Das Wohlbefinden der Opfer ist das Kriterium, an dem wir messen können, wie weit der Wahrheitsprozess gediehen ist. Solange sie in der Gesellschaft marginalisiert sind, ist die gesellschaftliche Konstruktion der Wahrheit defizient. Es ist nicht leicht, mit Opfern umzugehen. Sie sind nicht immer freundlich, aber sie sollten stets der zentrale Fokus sein.

Wir können Menschen sagen, was sie nicht tun sollen; wir können Gesetze erlassen, die erklären, was richtig und falsch ist; wir können Menschen

---

24 Der englische Begriff *truth process* ist schlecht ins Deutsche zu übersetzen, denn es geht nicht nur um Wahrheitsfindung, sondern um den ganzen Prozess der Diskussion und Verarbeitung der historischen Wahrheiten in einer Gesellschaft. Ich habe mich also entschlossen, den Begriff auch im Deutschen beizubehalten.

25 Folgt man den Überlegungen des Historikers Hobsbawm, so ist eines der bedrohlichsten Erscheinungen der Gegenwart, dass der moderne Mensch immer weniger darin geschult ist, in historischen Zusammenhängen zu denken. Vgl. Hobsbawm, E., 2002.

bestrafen, die das Gesetz brechen, aber wir können sie nie dazu zwingen, etwas Bestimmtes zu tun oder zu fühlen. In der Konstruktion sozialer Wahrheit sollten wir also vorsichtig sein und Menschen helfen, sich auszudrücken, Urteile zu äußern über das, was sie für gut oder schlecht, richtig oder falsch halten. Aber wir sollten nie versuchen, ihnen zu sagen, was sie tun müssen, z. B. zu vergeben oder sich zu versöhnen.

Wahrheitsprozesse haben immer mit Trauerprozessen zu tun. Der Raum für die Konstruktion von Wahrheit muss dementsprechend so weit wie möglich ein Raum für Trauer werden.

Individuelle Heilungsprozesse: Trauer muss Elektra tragen

90 Prozent der Opfer moderner Kriege sind Zivilisten. Folter, Tod und Zerstörung haben immer einen politischen Hintergrund, aber sie werden durchgeführt von Menschen, und sie gelten den Körpern und der Psyche von Frauen, Männern und Kindern. Wenn wir über die Zukunft dieser Menschen und ihrer Familien nachdenken, dann ist es selbstverständlich, dass die Reparationen sich auf sie konzentrieren sollten. Dies gelingt nicht sehr häufig. Machtkämpfe gehen weiter, Menschen sprechen über Ökonomie und bald scheinen diejenigen, deren Leben zerstört wurde, nicht mehr wichtig zu sein. Wenn wir über Reparationen und über die Rekonstruktion des sozialen Gewebes sprechen, vergessen wir leicht, dass damit auch den Opfern geholfen werden sollte. Wir müssen fragen, was letztendlich das Ziel von Wahrheit und Gerechtigkeit für die Opfer ist. Was haben sie davon?

Die Antwort ist nicht eindeutig, weil die Opfer nie das zurückbekommen können, was sie verloren haben. Sie können Anerkennung erhalten, ihre Position als ehrbare Bürger zurückerlangen, Geld bekommen, und ihre Verletzungen können behandelt werden. Aber sie können das Verlorene nicht zurückerhalten, die Narben an ihren Körpern können nicht getilgt werden, sie können ihre grauenhaften Erinnerungen nicht vergessen. Wahrheitskommissionen und Gerichtsverfahren können ihnen nur zu einem klaren Wissen über das, was sie verloren haben, verhelfen, und dazu, Kompensationsleistungen zu erhalten. Durch Wahrheits- und Gerechtigkeitsprozesse können die Opfer in die Gesellschaft reintegriert werden, ihnen kann wieder Respekt entgegengebracht werden, und sie können die Basis für einen Neubeginn erhalten. Aber das Zentrum dieses Neubeginns ist die Trauer um das, was verloren ist.

Wenn wir Trauerprozesse begleiten, d. h. psychologische Prozesse miterleben, die mit dem Tod konfrontierte Menschen durchmachen, dann sehen wir, dass eine gesunde Entwicklung in zwei Schritten stattfindet (vgl. Volkan, V. D., 1981; Volkan, V. D./Zintl, E., 1993). Das Anfangsthema eines jeden Trauerprozesses ist es, die Realität des Verlustes anzuerkennen. Dieser Schritt ist zwingend, weil er die Voraussetzung für alles Weitere ist. Deshalb sind auch die ältesten Merkmale menschlicher Zivilisation die Totenrituale. Sie helfen, die Realität des Todes zu akzeptieren, manchmal verknüpft mit tröstenden Phantasien über ein Leben in einer anderen Welt, sie machen aber deutlich, dass das Leben in dieser Welt zu Ende ist. Der folgende Schritt beinhaltet die Trauer, wie man sie gemeinhin versteht, d. h. das Gefühl von Schmerz, Traurigkeit und des langsamen Abschieds von der Person, die gestorben ist. Am Ende eines Trauerprozesses ist der Verlust akzeptiert und in die eigene Erinnerung integriert worden. Die Wunde vernarbt. Neue Kräfte, um sich für das Leben und andere Beziehungen zu interessieren, werden freigesetzt.

Verluste beziehen sich nicht nur auf geliebte Personen, sondern auf alles, was mit unserem Leben in Verbindung steht. Mechanismen und Prozesse, die Wahrheit und Gerechtigkeit herstellen, wurden in weiten Teilen dieses Kapitels diskutiert. Aus der Perspektive der Opfer, wahrscheinlich aber auch für die ganze Gesellschaft, geht es vor allem um die Frage, ob und inwieweit hier Trauerprozesse unterstützt werden. Das Wissen um die Vergangenheit schafft die Möglichkeit, über das zu trauern, was verloren wurde, um dann neue Perspektiven für die Zukunft entwickeln zu können. Wir können uns anschließend an unsere detaillierten Überlegungen zu Orest auch an seine Schwester erinnern: *Trauer muss Elektra tragen* heißt das Stück von Eugene O'Neill (1960), das zwar die griechischen Ursprünge von Sophokles und Euripides berücksichtigt, die Handlung aber in die USA gegen Ende des Bürgerkrieges zwischen Nord- und Südstaaten verlegt. Das Stück beschreibt keine gesellschaftlichen Trauerprozesse, aber es macht fast überdeutlich, dass das, was am Ende von Mord und Totschlag, Liebe, Hass und Schuld übrig bleibt, die Trauer ist und nur sie eine gewisse Zukunftsperspektive möglich macht.

Sofern wir uns an die Mythen halten, gibt es viele Beispiele dafür, wie relevant der erste Schritt der Trauerprozesse ist. Es geht um die Notwendigkeit, die Wahrheit zu erfahren und die Toten zu begraben. Antigone in ihren unterschiedlichen Versionen von Sophokles bis Anouilh ist beispielhaft hierfür. Über den zweiten Schritt hören wir aber meistens nur auf der individuellen Ebene, wie bei O'Neill. Auch in der modernen Geschichte, in den Ländern, die einen Weg vom Konflikt zum Frieden gefunden haben oder finden müssen, kenne ich keine Beispiele für einen abgeschlossenen gesellschaftlichen Trauerprozess. Es gibt immer nur Bruchstücke.

In Deutschland z.B. hat die Fernsehausstrahlung der Hollywood-Verfilmung *Holocaust* so etwas wie einen Trauerprozess ermöglicht. Allerdings war dieser nicht kollektiver Natur. Vielmehr beseitigte der Film die Sprachlosigkeit in vielen Familien, und es kam zu einem Austausch von Erinnerungen und Schuld, von Verantwortung und Trauer. Dabei ging es weniger um die Wahrheit an sich, denn die war bekannt, als vielmehr um die persönliche Nachvollziehung der Tatsache, dass alle Deutschen Erben dieser Geschichte sind. Auch später gibt es einige Symbole, die auf solche Trauer hinweisen, wie z.B. der Kniefall von Willy Brandt in Polen oder die Rede des Bundespräsidenten Richard von Weizsäcker vor dem Bundestag zum 50. Jahrestag des Kriegsendes. Allerdings sind dies Einzelbeispiele; sie sagen wenig über einen möglichen kollektiven Prozess aus.

Als J.F. Kennedy erschossen wurde, gab es sichtbare Zeichen kollektiver Trauer, nicht nur in den USA, sondern weltweit. Auch in den Wochen nach dem Tod von Lady Diana gab es Merkmale öffentlicher und kollektiver Trauer in Großbritannien. Es scheint, dass bestimmte Ereignisse leichter gemeinschaftlich betrauert werden können als andere. Das braucht uns nicht zu verwundern, aber es mag als Hinweis dafür dienen, dass kollektive Trauer am einfachsten dann möglich ist, wenn es über die damit zusammenhängende Wahrheit einen gewissen Grundkonsens gibt. Kennedy hatte zwar viele Feinde, aber seine Ermordung empfanden alle als ein Verbrechen und einen schweren Verlust. Wer schuld ist am Tod von Lady Diana, ist eine Frage, die die Regenbogenpresse bis heute beschäftigt, aber von Anfang an waren sich alle darüber einig, dass der Verlust eine zu betrauernde Tatsache war. Nach der Zerstörung der Twin-Towers in New York setzte zwar eine komplexe und bis heute fortdauernde Debatte ein über Verantwortung und Schuld, über Terrorismus und wie man sich dagegen wehren kann, aber es gab keinen Zweifel an der grässlichen und verurteilungswürdigen Wirklichkeit des Todes so vieler Menschen. In New York haben die Menschen damals – unabhängig von allem politischen Geplänkel andernorts – kollektiv getrauert.

Wir können also vermuten, dass Trauer auf kollektiver Ebene umso eher möglich ist, wenn es einen Grundkonsens über die Tatsache des Verlustes gibt und einen gesellschaftlichen Raum, der die Notwendigkeit anerkennt, über diesen Verlust zu trauern. Schwieriger ist es, wenn der Verlust als solcher nicht wahrgenommen wird oder benannt werden kann, wie z. B. im Nachkriegsdeutschland, was zu der von den Mitscherlichs beschriebenen *Unfähigkeit zu trauern* (Mitscherlich, A./Mitscherlich, M., 1977) führte. Häufig sind die Verluste so komplex, dass es sehr lange dauert, bis sie einen öffentlichen Ort finden. Hinzu kommt, dass sich Trauerprozesse in Bezug auf gesellschaftliche Konflikte notwendigerweise strukturell anpassen. Täter, wenn überhaupt, trauern anders als Opfer. In Chile hat es nach der Diktatur vielfältige kollektive Trauerrituale gegeben. Gleich nach der Amtsübernahme durch Aylwin stand eine Feier im Nationalstadion an, in der an die Verschwundenen erinnert wurde. Später wurde eine Tafel auf dem Hauptfriedhof in Santiago errichtet mit den Namen aller Verschwundenen und Ermordeten. An diversen Orten des Landes wurden Erinnerungsstätten in Form von Museen, Parks etc. eingerichtet. Jährlich gibt es Feiern zu bestimmten Jahreszeiten, an denen man sich gemeinsam erinnert. Aber obwohl man vermuten kann, dass in all diesen Dingen ein Stück kollektiver Trauerprozess stattfindet, muss man gleichzeitig feststellen, dass der Zeitraum so langfristig ist, dass er weniger als kollektiver denn als individualisierter Prozess stattfindet, dessen gemeinschaftlicher Aspekt sich zwar an bestimmten Orten ausdrückt, aber direkt nicht mehr greifbar ist.

Die Hauptaufgabe der Aufarbeitung der Vergangenheit besteht darin, gesellschaftliches Trauern zu ermöglichen. Dabei ist der erste Schritt die Anerkennung und Herstellung von Wahrheit, ein klar beschreibbarer Prozess, über den ich mir im Rahmen dieses Kapitels viele Gedanken gemacht habe. Der zweite Schritt ist eher auf der individuellen Ebene erfassbar. Ihm haftet eine gewisse Intimität an. Zwar bedarf es der öffentlichen Erinnerung, der Schaffung und Erhaltung von Orten, die die Vergangenheit erfahrbar machen. Aber das Gefühl der Trauer ist subjektiv. Vielleicht kann man sogar sagen, dass, wenn man auf individueller Ebene ohne Öffentlichkeit die persönliche Trauerarbeit leisten kann, dies ein Hinweis auf erfolgreiches gesellschaftliches Trauern ist. Wenn Betroffene gesellschaftlich so integriert sind, dass sie nicht mehr um Wahrnehmung und Anerkennung kämpfen müssen, dann finden sie möglicherweise den Raum, ihre ganz persönliche und private Trauer empfinden und leben zu können.

Aber zu vermuten ist auch, dass Trauerprozesse deshalb so fragmentiert stattfinden, weil es keinen gesellschaftlichen Konsens gibt, um diese Trauer zu befördern. In diesem Sinne möchte ich diese Überlegungen abschließen mit der Ansicht, dass es in der langfristigen Bearbeitung der Vergangenheit nicht nur um die Herstellung der Wahrheit geht, um Stätten der Erinnerung, um die Bestrafung der Täter, sondern vor allem um die Unterstützung kollektiver und individueller Trauerprozesse. Seitens der Entscheidungsträger setzt das aber voraus, dass sie sich auf dieses Thema einlassen, d. h. dass Verlust und Trauer zu Themen des öffentlichen Diskurses werden. Erst dann werden Erinnerungsstätten zu lebendigen Orten. Das sind dann nicht mehr Museen, die langsam verstauben, sondern Orte, an denen die Zukunft gestaltet wird. Denn in ihrer Essenz ist Trauer nichts rückwärts Gewandtes, sondern ein Entwicklungsschritt.

6. Das Elend mit den Flüchtlingen – undankbare Opfer und ihre Helfer

»Es war einmal ein arm Kind und hat kein Vater und kein Mutter, war alles tot und war niemand mehr auf der Welt. Alles tot, und es ist hingegangen und hat gerufen Tag und Nacht. Und wie auf der Erd niemand mehr war, wollt's in Himmel gehen, und der Mond guckt es so freundlich an und wie's endlich zum Mond kam, war's ein Stück faul Holz und da ist es zur Sonn 'gangen und wie's zur Sonn kam, war's ein verwelkt Sonnenblum und wie's zu den Sternen kam, warn's klei golde Mücke, die warn angesteckt wie der Neuntöter sie auf die Schlehe steckt, und wie's wieder auf die Erde wollt, war die Erd ein umgestürzter Hafen und war ganz allein, und da hat sich's hingesetzt und geweint, und da sitzt es noch und ist ganz allein.« (Büchner, G., 1879/1988, S. 220f.)

Wenige Texte verdichten so eindrücklich wie dieses Märchen aus Büchners *Woyzeck* die gleichzeitige soziale und intrapsychische Realität traumatischer Prozesse. Trauma wird hier fühlbar als absolute Einsamkeit und Verlassenheit, die aber nicht zufällig entstanden sind, sondern deutlich bezogen auf einen bestimmten Lebenskontext. Wir müssen also eine soziale Welt mitdenken, eine, die den Tod gebiert, verfault, zerstört, im individuellen und sozialpolitischen Sinne ein umgestürzter Hafen ist. Zu Büchners Zeit war Hafen ein gebräuchliches Wort für Nachttopf. Der Hafen des Märchens ist also ein Pott, in den ein Kind hineinschiffen könnte. Wenn er umstürzt, gibt es nicht nur keine Sicherheit, sondern auch keinen Ort mehr auf der Welt. Erst verliert das Kind Vater, Mutter und alle anderen Menschen, aber es hat noch die Kraft, nach Hilfe und Rettung zu suchen.

Es macht sich auf den weiten Weg zu Mond, Sonne und Sternen und kehrt schließlich zur Erde zurück. Aber es findet nichts. Das Trauma beginnt als konkreter Verlust von Familie und sozialem Umfeld. Es setzt sich fort als mutige, aber immer hoffnungslosere Suche nach Unterstützung. Das Kind findet nur überall erneut den Tod, und zwar nicht nur als Verlust von Personen, sondern als Zerstörung der dinglichen Welt, der Natur, der sozialen Realität. Im Verlauf des Märchens wird das Trauma absolut. Dabei wäre die Rettung noch möglich, z. B. wenn sich irgendwo ein anderer Mensch fände oder wenn der Mond, die Sonne oder wenigstens ein einziges Sternlein sich als lebendig und beziehungsbereit erweisen würden. Aber das geschieht nicht.

Woyzecks Kind könnte sich gegebenenfalls im Algerien von Frantz Fanon heimisch fühlen, weil da niemand zu Hause ist:

»Die Stadt des Kolonisierten oder zumindest die Eingeborenenstadt, das Negerdorf, die Medina, das Reservat, ist ein schlecht berufener Ort von schlecht berufenen Menschen bevölkert. Man wird dort irgendwo irgendwie geboren. Man stirbt dort irgendwo an irgendetwas. Es ist eine Welt ohne Zwischenräume. Die Menschen sitzen hier einer auf dem anderen, die Hütten eine auf der anderen. Die Stadt der Kolonisierten ist eine ausgehungerte Stadt, ausgehungert nach Brot, Fleisch, Schuhen, Kohle, Licht. Die Stadt der Kolonisierten ist eine niedergekauerte Stadt, eine Stadt auf Knien, eine hingelümmelte Stadt, eine Stadt von Negern, eine Stadt von Bicots[26].« (Fanon, F., 1969, S. 30f.)

Offiziell gibt es heute fast keine Kolonien mehr, aber die Fanonsche Kolonialstadt existiert in allen armen Ländern, in allen Konfliktgebieten dieser Welt nach wie vor, nur dass die Verhältnisse komplexer geworden sind bzw. schwieriger zu durchschauen. Konnte man zu Fanons Zeiten noch die Illusion hegen, es ginge nur um die Abschaffung des Jochs der Kolonialherrschaft, so zeigt sich heute, dass wirtschaftliche und politische Abhängigkeiten auch mühelos ohne Kolonialregime funktionieren können, dass lokale Ausbeuter und internationale Wirtschaftskonglomerate unmenschliche,

---

26 *Bicots* ist ein französisches Schimpfwort für Araber.

aber funktionierende Beziehungen eingehen können, zu Lasten der lokalen Bevölkerung. Machthaber können politische Konflikte erfolgreich ethnisieren. Das führt zum klischeehaften und unsinnigen Glauben an Horden von Wilden, die aus Gründen, die keiner mehr versteht, aufeinander losgehen, oder zur Akzeptanz der neokolonialistischen Ideologie vom Krieg der Kulturen, wonach wir lernen müssen, unsere eigene progressive, westliche, christliche Kultur gegen deren Angreifer, z.B. den Islam, zu verteidigen. Das fortschrittsgläubige Geschwätz vom globalen Dorf wird nur insofern wahr, als dass die weltweiten Unterschiede zwischen reich und arm immer deutlicher werden. Selbst im ärmsten Winkel der Welt kann man heute Bilder vom Leben der Reichen und Wohlgenährten empfangen, ebenso wie die Szenen aus den Ländern des Schreckens und der Zerstörung regelmäßig über die Bildschirme der Reichen flimmern und dabei bestätigen, dass das Grauen weit entfernt passiert. Das Kind aus *Woyzeck* lebt heute überall, und trotz *Vereinter Nationen* und *UNICEF*, trotz Entwicklungszusammenarbeit und humanitärer Hilfe bleibt es genauso alleine wie zu Büchners Zeiten.

Deutlichster Ausdruck der neokolonialen Weltwirklichkeit sind die Millionen von Flüchtlingen, die versuchen, aus den Kriegs- und Krisengebieten zu entkommen. Manchen von ihnen gelingt es, bis zur Sonne und zum Mond vorzudringen. Sie kommen in EU-Länder, z.B. nach Deutschland oder Frankreich, in die Schweiz, nach Nordamerika und Australien. Die meisten schaffen es nicht so weit. Manchmal werden Kriege geführt, um zu verhindern, dass sie bis zu uns vordringen, wie es z.B. im Kosovo geschah. Aber manche erreichen uns doch. Über sie und ihre Probleme, über die Art und Weise, wie mit ihnen bei uns umgegangen wird, soll im Folgenden nachgedacht werden.

Weltweit werden Opfer reduktionistisch als etwas gesehen, was sie nicht sind, während die so genannten Helfer sich selbst idealisieren. Hierbei werden andauernd sozialpolitische und psychologische Kategorien auf ungute Weise miteinander vermischt. Der Opferbegriff selbst muss im Folgenden also hinterfragt werden.

Traumadiagnose ist ein politisches Problem, und die Frage ist, was eine gesellschaftspolitisch relevante und angemessene Diagnose leisten müsste, wenn sie sich wirklich für die Traumatisierten interessieren würde. Meine Hypothese lautet, dass es keine weltweite Diagnose geben kann, sondern nur eine kontextualisierte Beschreibung traumatischer Prozesse, was notwendig die Erläuterung sehr spezifischer politischer Verhältnisse miteinschließt.

Wenn Traumatisierungen nur im jeweiligen Kontext zu verstehen sind, dann macht es keinen Sinn, über Flüchtlinge zu reden, bevor wir nicht genauer untersucht haben, was traumatisch vor der Flucht passiert. Beispielhaft hierfür ist meine Arbeit mit einem gefolterten Mann in Chile und die besonderen psychischen Probleme, die bei Traumatisierungen durch Folter entstehen. Davon ausgehend beschäftige ich mich mit dem Problem der Flucht und den Gemeinsamkeiten und Unterschieden gefolterter Flüchtlinge aus verschiedenen Teilen der Welt.

Das eigentliche Thema dieses Kapitels ist jedoch der skandalöse Umgang mit Flüchtlingen in Deutschland, im Rahmen einer angeblichen Sorge um traumatisierte Flüchtlinge, und die falsche und in eine Sackgasse mündende Gutachterpraxis in Deutschland, an der auch ich mich zeitweise beteiligte. In dem Bemühen, zu helfen, hat man sich auf etwas eingelassen, das die traumatische Sequenz des Exils eindeutig verschlimmert. Was sich zunächst als scheinbar wertfreie Wissenschaft geriert, die sich um die Not leidenden Opfer bemüht, erweist sich als Politikum, das um so gefährlicher ist, als es seinen eigenen politischen Charakter verleugnet.

Polemische Gedanken über Opfer, Täter und Helfer

An Verzweiflungen, wie der des Kindes aus dem Büchnerschen Märchen, kann man sterben, aber weitaus häufiger übersetzt sich eine solche Erfahrung in eine Mischung aus fortgesetzter Hoffnungslosigkeit und gewalttätiger Auseinandersetzung. Selbst wenn dieser Konflikt manchmal die von Fanon erhoffte Qualität eines Befreiungskampfes erreicht, reproduziert sich meist das Elend, wird die Gewalt gegen sich selbst gerichtet und verdichtet sich zu einer persönlichen Krankheit. Wir nennen sie heutzutage Trauma, aber gemeint ist damit in der Regel nicht die komplexe und fürchterliche soziale Realität, in der die Traumata entstehen, sondern tatsächlich eine

Krankheit, die deutlich von der Realität abstrahiert und für die wir in den reichen Industrienationen ausführliche Diagnosemanuale entwickelt haben. Im Zusammenhang mit Krisen, Kriegen und Katastrophen ist das Wort Trauma in den letzten Jahren entsprechend modern geworden. Bedauerlicherweise hat seine Benutzung weitgehend inflationären Charakter angenommen. Vom Herzinfarkt über Schulprobleme bis zum Fernsehen kann man heute alles als traumatisch bezeichnen. Nach dem 11. September 2001 ist dies noch schlimmer geworden. Viele scheinen zu meinen, man könne jetzt teilhaben an einer Art Welttrauma, das aus der Zerstörung der Twintowers besteht, und letztendlich mache es keinen Unterschied, ob man dieses Trauma in New York selbst erlebte oder – wie die meisten – als Fernsehzuschauer. Wir befinden uns anscheinend auf der Suche nach einer Weltkultur der Opfer. Ian Buruma (1999) spricht in diesem Zusammenhang von der »industry of victimhood« und Kirby Farrell (1998) etwas weniger bösartig von der »post-traumatic culture«.

Trauma ist zum Modewort geworden, hinter dem sich eine infantile Weltsicht verbirgt. In dieser Märchenwelt existiert eine kleine, aber mächtige Gruppe von Bösen, die Täter, die das Unheil produzieren, sowie unzählige unschuldige Opfer, die Traumatisierten, die Hilfe brauchen und die von den Anhängern der aus den USA importierten Moderne *survivors* (Überlebende) genannt werden. Schließlich gibt es die Helfer – natürlich zu wenige, aber es ist zu hoffen, dass es mehr werden – und diejenigen, die die Helfer unterstützen bzw. finanzieren. Während es vor ein paar Jahren in der öffentlichen Diskussion fast nur um die ökonomische Entwicklung ging, in Verknüpfung mit mehr oder weniger sozialer Gerechtigkeit, und Politik noch kein Fremdwort, sondern die Grundlage jeder ernst zu nehmenden Analyse der Verhältnisse war, haben wir es heute scheinbar nur noch mit Schicksalskatastrophen zu tun, die unzählige Opfer und Helfer hervorbringen.

Die Realität ist jedoch komplizierter: In einer kleinen Stadt im Süden Chiles kommt 1990 ein etwa 53 Jahre alter Mann mit einem Überweisungsschein in das Diagnosezentrum des lokalen Krankenhauses. Sein Hausarzt bittet um die Erstellung eines Elektrokardiogramms. Der Mann wird freundlich von einer Krankenschwester und einem Arzt empfangen,

seine Lebensdaten werden registriert. Der Patient wirkt ruhig und entspannt. Während ihm die Elektroden angelegt werden, wird ihm erklärt,
wie die Untersuchung verlaufen wird. Bald erweist sich, dass die Mess-
ergebnisse unbrauchbar sind. Der Arzt fragt den Patienten, ob er Angst
habe, was dieser verneint. Ein weiterer Versuch wird unternommen, mit
ebenso wenig Erfolg. Offenbar steht der Patient unter starker Anspan-
nung, die ihm nicht bewusst ist. Ihm wird empfohlen, an einem anderen
Tag wiederzukommen. Im Krankenhaus weiß niemand, dass der Patient
15 Jahre vorher verhaftet und schwer gefoltert wurde, vor allem mittels
Elektrizität. Er befindet sich seit 1988 in psychotherapeutischer Behandlung. Nachdem er das Ereignis in seiner Therapie diskutiert und reflektiert
hat, kehrt er auf Empfehlung seines Therapeuten ein paar Tage später in
das Krankenhaus zurück, bittet aber vor Untersuchungsbeginn um eine
Unterredung mit dem Arzt. Er erklärt ihm, dass er ungeheure Angst vor
den Elektroden habe, dass er zwar wisse, dass es nur um eine medizinische
Untersuchung gehe, aber er könne nichts dafür. Er sei vor Jahren verhaftet
und gefoltert worden, und das sei bei dem Versuch, ein EKG zu erstellen,
wieder lebendig geworden, er habe an die Folter denken müssen und an
seine Angst damals, wenn nicht zu sterben, dann hirngeschädigt zu bleiben. Der Arzt hört aufmerksam zu, erzählt dem Patienten, dass er damals
selbst in Haft gewesen sei, und für eine Weile tauschen sie Erinnerungen
aus. Dann beschließen sie gemeinsam, einen erneuten Versuch mit dem
EKG zu machen. Diesmal klappt alles reibungslos.

Angola könnte eines der reichsten afrikanischen Länder sein, wenn es nicht
durch einen 30-jährigen Bürgerkrieg weitgehend zerstört worden wäre.
Weite Teile des Landes sind vermint. Man hat dort mehr Minen gelegt als
im gesamten Zweiten Weltkrieg. In Luena, einer kleinen Stadt, die man
1997 aufgrund der Verminung noch immer am besten auf dem Luftweg
erreicht, gibt es seit einiger Zeit eine Prothesenwerkstatt mit einem ange-
schlossenen Rehabilitationszentrum, das von zwei internationalen Hilfsorganisationen getragen wird. Eines Tages kommt ein Patient, der eine
Prothese erhalten hatte, zur Krankengymnastik in das Zentrum und bittet
seinen Krankengymnasten, mit ihm zum Schwimmbad zu fahren, damit
er dort seine Übungen machen könne. Der Krankengymnast erklärt, das

ginge zurzeit leider nicht, da das Schwimmbad gereinigt würde und leer
sei. Da der Patient weiterhin behauptet, mit dem Schwimmbad sei alles
in Ordnung und dem Krankengymnasten damit unterstellt, er sei nur zu
bequem, seine Arbeit zu machen, lässt dieser sich schließlich dazu überre-
den, mit dem Patienten auf seinem Motorrad zum Schwimmbad zu fahren.
Im Schwimmbad befindet sich tatsächlich kein Wasser, dennoch besteht
der Patient darauf und will seine Übungen machen. Nach einigem Hin und
Her fahren sie ins Zentrum zurück.

Als dieser Vorfall kurze Zeit später auf einem Fortbildungsseminar
diskutiert wurde, überlegte man, ob der Patient verrückt sei, ob man auf
Realitätsanerkennung hätte bestehen sollen und ob man einem Menschen
mit dieser Vergangenheit – einem Opfer – kritisch oder aggressiv gegen-
übertreten dürfe. Schließlich fiel einem Mitarbeiter des Zentrums ein, dass
dieser Patient sehr gerne Motorrad fuhr. Wahrscheinlich hatte er sich nicht
getraut, diesen profanen Wunsch direkt zu äußern und gefürchtet, dass er
ihm abgeschlagen worden wäre.

Ein Mann aus einem afrikanischen Land, der seit einigen Jahren in der
Schweiz lebt, wurde in seinem Heimatland schwer gefoltert; er gibt an,
seine ganze Familie sei ermordet worden. Seit über einem Jahr befindet er
sich in psychotherapeutischer Behandlung. Er ist depressiv, hat ständige
Kopfschmerzen und ein schweres Rückenleiden aufgrund der erlittenen
Folter. Sein Asylverfahren ist nach wie vor nicht endgültig abgeschlossen,
aber bisher sah alles positiv aus. Jetzt sind neue Tatsachen bekannt geworden, die an einem Teil der Erzählungen zweifeln lassen. Es hat sich herausgestellt, dass die Aussagen über das Schicksal seiner Familie nicht stimmen,
denn eine seiner Schwestern wohnt seit vielen Jahren in Deutschland, und
ein Onkel und eine Tante leben neuerdings in der Schweiz. Heißt das nun,
dass der Patient die ganze Zeit gelogen hat? Ist sein Leid trotzdem real? Ist
er tatsächlich traumatisiert? Kann man unter diesen Umständen mit ihm
weiter arbeiten? Wie soll sich sein behandelnder Therapeut verhalten?

Der gefolterte Flüchtling, der Beinamputierte in Angola und der Mann
in Chile, der Schwierigkeiten mit dem EKG hat, passen nicht in das Klischee vom traumatisierten Opfer. Der Mann in Chile wirkt normal, ist es
aber nicht. Der nach einer Motorradfahrt gierende Krüppel (ein Wort,

das man zwar denkt, aber nicht sagt) in Angola verhält sich nicht so, wie
man das von einem Behinderten erwartet. Der gefolterte Flüchtling in der
Schweiz ist ein Opfer, aber auch ein Lügner. Wenn man genau hinsieht
und sich auf diese Menschen einlässt, dann kann man etwas von ihnen
und ihren Verhältnissen verstehen lernen. Aber dazu muss man akzeptieren, dass es sich um spezielle Fälle handelt, die mit anderen nicht zu
vergleichen sind und die man auch psychiatrisch nicht einfach als angst-
neurotisch, zwanghaft, depressiv oder mythoman diagnostizieren kann. Sie
sind auch nicht auf politische Verallgemeinerungen zu reduzieren, wie z. B.
Folteropfer, Minenopfer oder Flüchtling. Das sind sie natürlich auch, aber
sie sind sicherlich noch viel mehr.

Obwohl wir tagtäglich vieles über das Elend in der Welt hören, erfahren
wir immer weniger über die Subjekte, die diese Welt bevölkern. Wir stellen zwar den notwendigen Bezug zwischen individuellem Leid und politischen Verhältnissen her, nehmen aber gleichzeitig teil an einem Prozess,
in dem die Subjekte weniger wahrgenommen und von uns als entsubjekti-
vierte Objekte im Rahmen politischer Klischees abgehandelt und verurteilt
werden. Die politische Dimension muss dabei zum Klischee werden, da es
offiziell nicht um sie, sondern um das Leid der Menschen geht. Dies wird
in objektivierenden Kategorien zusammengefasst, z. B. Krieg, Hunger oder
Elend, die aber in sich selbst nicht mehr analysiert, sondern nur noch moralisch gewertet werden mit Wörtern wie »böse« oder »schlecht«. Dementsprechend bleibt man nicht nur dem Krieg, Hunger und Elend gegenüber ohnmächtig, man hat letztlich auch keinen Zugang zu den Menschen.
Man handelt nicht politisch, sondern fühlt Mitleid mit den Opfern, falls
sie sich so benehmen, wie wir es von ihnen erwarten. Schließlich verstehen
wir weder die Subjekte noch die politischen Verhältnisse, und unser Wissen
erweist sich als oberflächlich und vorurteilsvoll. Da, wo wir politische Verhältnisse differenziert verstehen müssten, argumentieren wir subjektivis-
tisch moralisierend und da, wo es darum geht, psychische Prozesse zu erkennen und zu beschreiben, fällen wir politische Urteile, die grobschlächtig
sind und an den Verhältnissen vorbeigehen bzw. deren Zerstörungspoten-
tiale fördern. Vom dialektischen Bezug zwischen psychischen und sozialen
Prozessen begreifen wir schließlich nichts mehr.

Traumadiagnose als politisches Problem

Argumentiert man weniger polemisch und betrachtet die Fachliteratur, fällt auf, wie verwirrend die theoretische und praktische Auseinandersetzung ist. Von der posttraumatischen Belastungsstörung über ausgefeilte psychoanalytische Konzepte bis hin zu eher soziologischen und politischen Theorien begegnen wir einer Vielzahl von Ansätzen, die in einigen wenigen Punkten übereinstimmen und sich in grundlegenden Fragestellungen widersprechen. Man ist sich nicht darüber einig, was Trauma ist, wie es verursacht wird, wo es stattfindet oder wie es zu behandeln ist. Dabei ist das Grundproblem seit Freuds Zeiten gleich geblieben: Wenn man anerkennt, dass ein Bezug zwischen realen sozialen Verhältnissen und bestimmten psychischen Befindlichkeiten besteht – wie ist dieser Bezug zu definieren?

Keinem der existierenden Ansätze ist es bisher gelungen, alle Aspekte des Traumatisierungsprozesses wirklich zu erfassen. Am schlimmsten ist die posttraumatische Belastungsstörung, die den Kontext ausblendet und sich individualisiert und mangelhaft mit Symptomen befasst. Sehr viel differenzierter sind psychoanalytische Theorien, aber das Objekt der Theorie bleibt das Individuum, dessen soziale Existenz zu integrieren und zu berücksichtigen versucht wird, ohne dass sie von vornherein konzeptioneller Bestandteil der Theorie wäre. Der gesellschaftliche Charakter mancher Traumatisierungsprozesse wird anerkannt, aber letztendlich verschwimmt diese soziale Dimension, wird undeutlich, nicht mehr fassbar. Übrig bleibt erneut der einzelne Patient. Bei den Publikationen, die in den 80er und 90er Jahren in Lateinamerika und Afrika entstanden sind[27], wird zwar der soziale Charakter der stattfindenden Zerstörung richtig erfasst, aber den individuellen und intrapsychischen Dimensionen des Konfliktes werden diese Reflexionen dafür oft nur ungenügend gerecht. Beim Versuch einer angemessenen Traumadefinition führt die notwendige Verknüpfung sozialpolitischer und psychologischer Kategorien, oder zumindest die gleichzeitige Berücksichtigung solcher Dimensionen, offensichtlich zu Verwirrungen bzw. zur Erfassung von Teilbereichen, deren fragmentarischer Charakter deutlich bleibt.

---

27 Vgl. z.B. Lira, E./Weinstein, E. (Hg.), 1984; Weinstein E./Lira, E./Rojas, M.E., 1987; Straker, G., 1992, Hamber, B., 1995a, 1995b.

143

Dies liegt vor allem daran, dass psychologische Theorien überfordert sind, wenn sie versuchen, allgemeingültig zu sein. Es kann keine universelle Traumadefinition geben, mit der wir überall auf der Welt klar und deutlich Trauma diagnostizieren und behandeln können. Trauma bezieht sich – gleichgültig, welcher theoretischen Konzeption man anhängt – immer auf eine soziale Realität und auf eine kulturspezifisch geprägte psychische Struktur und muss deshalb in verschiedenen sozialen und kulturellen Kontexten unterschiedlich sein. Wir können also davon ausgehen, dass der Gefolterte in Chile, der Beinamputierte in Angola und der Flüchtling in der Schweiz traumatisiert sind, aber unsere Beschreibung und unser Verständnis des Traumas bleibt zwangsweise hohl, ungenügend und oberflächlich, wenn wir uns nicht die Mühe machen, die einzelnen Personen detailliert in ihren jeweiligen Kontexten zu beschreiben. Dabei muss bestimmt werden, wer, wie, was, wo und unter welchen Umständen traumatisch gebrochen wurde. Wir können die weltweite Existenz von Persönlichkeitsrissen bestätigen, aber der Erkenntnisgewinn bleibt gering, wenn wir sie nicht kontextspezifisch definieren, und zwar in ihren intra- und interpsychischen, individuellen und sozialen Dimensionen.

Es ist schwierig, diesen Anspruch umzusetzen. Für den Kliniker ist es unbefriedigend und mühselig, immer wieder von vorne anfangen zu müssen. Man sehnt sich nach einem allgemeingültigen Konzept. Es wäre hilfreich, wenn jeder Flüchtling und jeder Gefolterte gleich wäre. Auch ich ziehe in meiner Arbeit Vergleiche, suche die Ähnlichkeit zwischen dem, was ich in Chile, Angola, Bosnien oder in der Schweiz erlebe. Aber im Laufe der Jahre ist mir klar geworden, dass traumatische Prozesse weniger in ihrer Ähnlichkeit als in ihrer Differenz verstehbar und bearbeitbar werden. Wenn es tatsächlich darum geht, die Subjekte hinter den Klischees von Krieg, Hunger, Elend und politischer Verfolgung zu entdecken, dann ist es bereits auf der Diagnoseebene entscheidend, Trauma zu kontextualisieren, spezifisch zu erfassen und zu beschreiben.

In meinen grundsätzlichen theoretischen Ansichten steht mir die Psychoanalyse am nächsten. Dementsprechend halte ich die Traumakonzeptionen von Ferenczi, Balint, Bettelheim, Khan, Winnicott, Kinston und Cohen sowie insbesondere Keilson für hilfreich. Ich habe das an anderer Stelle ausführlich begründet und entwickelt (vgl. Kap. 2, 7 und 8). Dabei war für mich entscheidend, dass es zunächst fast ausschließlich Psychoanalytiker waren, die es gewagt haben, sich mit den Traumatisierungen der KZ-Überlebenden auseinander zu setzen. Dennoch stellt die Psychoanalyse nicht den einzig legitimen Zugang zum Verständnis von Traumata dar. Von philippinischen Kollegen habe ich gelernt, dass man auch mit einer stark stressorientierten Sprache über Trauma sprechen kann, was nützlich ist, weil man dann Geld von den in Dänemark und den USA mächtigen Anhängern des PTSD bekommt. In Guatemala habe ich erlebt, wie bestimmte psychoanalytische Vorbehalte eher das Verständnis der Gemeindestrukturen erschwerten, als erleichterten, und in Angola war es wichtig, grundsätzlich eine Psychopathologisierung im Gespräch zu vermeiden, eine Sprache zu suchen, die nicht gewalttätig ist und es trotzdem schafft, von extremer Gewalt gezeichnete Realitäten zu benennen und darüber zu diskutieren. Auch die Theorie ist also kontextgebunden, sie erfährt Abwandlungen und Bedeutungsverschiebungen. Über die theoriegebundene Orientierung hinaus scheint mir die Güte einer Diagnose vor allem von der Sorgfältigkeit abzuhängen, mit der wir bereit sind, uns auf die Menschen einzulassen, ihnen zuzuhören, jedes zu rasche Urteil zu vermeiden. Eine gute Diagnose kann nur zustande kommen, wenn es gelingt, Lebensgeschichte zu erfassen und kontextualisiert darzustellen. Das ist zeitraubend, mindert aber Misserfolge und Fehler.

Solche Diagnosen kann man nur bei Einzelpersonen, kleinen Gruppen oder Familien stellen. Wenn versucht wird, ein Volk mit der Sprache der Psychologie zu beschreiben, dann wird es in der Regel eher peinlich, z. B. als nach der Auflösung der DDR manch wohlmeinender Therapeut das ganze Volk auf die Couch legen wollte. In solchen Situationen werden psychologische mit sozialen Kategorien verwechselt und sozialpolitische Verhältnisse als Summierung individualpsychologischer Dimensionen missverstanden. Bei der individuellen klinischen Diagnose muss man erkennen, dass man hier nicht einfach eine Beurteilung abgibt, sondern unausweichlich, bewusst oder unbewusst, eine politische Tätigkeit ausübt, die weit darüber hinaus Bedeutung hat. Eine Pathologie, die das Produkt des sozialpolitischen Kontextes ist und durch diesen aufrechterhalten wird, macht den Therapeuten unweigerlich zum aktiv Handelnden. Selbst wenn der Patient bereit wäre, dem Therapeuten eine grundsätzliche Neutralität zuzubilligen, bliebe diese zwangsweise nur halb wahr, denn der Therapeut hört das Leiden des Patienten an und handelt freiwillig oder unfreiwillig als Teilhaber des sozialen Schweigens, als Unterdrücker oder Unterdrückter, als Freund oder Feind, als Komplize oder Henker. Diese Rollen existieren zwar zum Teil nur in der Phantasie des Therapeuten und des Patienten, aber sie sind immer auch real. Die Wunde des traumatisierten Patienten ist nicht etwa schlecht vernarbt, sondern offen, während weiterhin Gewebe zerstört wird. Therapeut und Patient leben im Universum dieses Gewebes. Sie stellen es dar, rekonstruieren und hinterfragen es. So sind und bleiben sie Teil des gesellschaftlichen Prozesses.

Folter und gefolterte Flüchtlinge

Juan, der Schwierigkeiten bei der Erstellung eines EKGs hatte, war mein Patient. Ursprünglich war seine Tochter zu mir in die Behandlung gekommen, weil sie Angstzustände hatte. Das war 1986, während der Diktatur, kurz nach dem misslungenen Attentat auf Pinochet. Sie erzählte mir von Albträumen, in denen es um ihren Vater ging. Sie wusste, dass er längere Zeit verhaftet und schwer gefoltert worden war, aber er hatte nie genauer davon berichtet. In ihren Albträumen sah sie, wie ihr Vater geschlagen und geprügelt, mit Elektrizität gefoltert wurde, hilflos und völlig erschöpft in seinem eigenen Dreck in der Zelle lag. Ich schlug ihr schließlich vor, ihrem Vater davon zu erzählen und ihn gegebenenfalls nach seinen Erlebnissen zu fragen. Sie fragte ihn und er erzählte. Wenig später endeten ihre Albträume, aber der Vater suchte mich auf und bat um Behandlung.

Er war zu Zeiten Allendes ein wichtiger Gewerkschaftsführer gewesen, stammte aus sehr armen Verhältnissen und war kurz nach dem Putsch 1973 verhaftet worden. Während seiner Haftzeit war er so schwer gefoltert worden, dass er sich nicht mehr aufrichten konnte. Er hatte sich nur deshalb nicht das Leben genommen, weil er dazu zu schwach gewesen war. Das Schlimmste für ihn war die elektrische Folter am Kopf. Sein Intellekt war schließlich sein einziges Kapital. Die Angst, zu verblöden und das Gefühl, dass sie seinen Kopf explodieren ließen, hat ihn nie mehr verlassen. Symptomatisch war er leicht depressiv und entwickelte außerdem Ekzeme an Händen und Armen, die eindeutig psychosomatischer Natur waren, und die zwischendurch so schmerzhaft wurden, dass er nicht arbeiten konnte, was wiederum bedeutete, dass er sich nutzlos und als Last der Familie fühlte. Als er zu mir kam, lebte er bereits 14 Jahre auf diese Art und Weise.

Eigentlich mochte er Psychologen nicht, und er wäre nicht gekommen, wenn er nicht den Eindruck gewonnen hätte, dass ich seiner Tochter geholfen hatte. Trotzdem war er in den ersten Behandlungsmonaten mir gegenüber misstrauisch, überprüfte immer wieder meine politischen Überzeugungen und meine Bereitschaft, mich auf ihn einzulassen. Er wollte sicherstellen, dass dies aus echtem Interesse an ihm geschah und nicht etwa aus Mitleid oder weil ich ihn für verrückt hielt. Juan war zwei Jahre bei mir in Behandlung. Am Ende ging es ihm etwas besser, er hatte keine Wunden mehr an Händen und Armen. Aber dennoch blieb er in sich verschlossen, marginal in der Gemeinschaft seiner Familie, seiner Partei, seines Stadtteils. Irgendwie war die Zeit an ihm vorbeigegangen. Er war ein Überlebender, dem ich ein wenig habe helfen können, der aber nie wieder wirklich froh werden konnte.

Folter wird an vielen Orten der Welt angewendet. Dabei geht es nie nur um Informationsgewinnung, sondern immer um die konkrete und symbolische Vernichtung des Opfers, d.h. es soll konkret zerbrochen werden, damit es nicht weiterkämpfen kann. Gleichzeitig ist seine Zerstörung für Freunde, Kampfgefährten und soziales Umfeld ein Symbol, dass ein Sieg gegen die Unterdrücker unmöglich ist. Die Folter stellt einen Häftling vor eine unmögliche Wahl: Entweder er verrät seine politischen Überzeugungen und seine Genossen oder seinen Wunsch, zu überleben und damit sich selbst und seine Familie. Wie er auch wählt, wählt er falsch. Die Technik, einen Menschen zu einer lebenswichtigen Wahl zu zwingen, deren Varianten für ihn unannehmbar sind, ist die sicherste Art, jemanden verrückt zu machen. In der Psychologie heißt das *Doublebind*. Niemand überlebt Folter als Held. Die extreme Demütigung und die totale Ohnmacht führen früher oder später zum Zusammenbruch. Die Falle der scheinbaren Wahl führt zur Selbstanklage, zu Schuldgefühlen.

Die Abhängigkeit des Gefolterten vom Folterer ist genauso total wie die eines neugeborenen Kindes von seiner Mutter, nur dass die »Folterer-Mutter« nicht das Leben ihres Kindes im Sinn hat, sondern dessen Zerstörung. Der Gefolterte muss sich seiner Abhängigkeit unterwerfen und akzeptieren, dass der Beziehung die eigene Zerstörung zugrunde liegt. Der Tod wird zum letzten Lebensinhalt, entweder als unfreiwillige Identifikation mit dem den Lebensraum bestimmenden Folterer oder, oft auch gleichzeitig, als letzte Vorstellung von Autonomie. Sein Leben kann er sowieso nicht mehr verteidigen, aber vielleicht kann er wenigstens den Zeitpunkt seines Todes selbst bestimmen. So wird der Tod zur letzten Verteidigungsinsel dessen, was ihm noch an Leben bleibt.

Die zentralen Überlebensmechanismen sind Anpassung, Unterwerfung und Spaltung. Wenn die grundlegenden Überzeugungen stark genug, realitätsnah genug und genügend ich-synton sind, können sie helfen, den verrücktmachenden Charakter der Folter zu erkennen und bis zu einem gewissen Grade abzuwehren, aber eben nur bis zu einem gewissen Grade.

Wie bereits gesagt, überlebt niemand die Folter als Held. Allerdings gibt es viele ehemalige Gefangene und politisch engagierte Therapeuten, die gerne glauben möchten, dass man gesunden Widerstand in der Folter leisten kann. Auf Seiten der Therapeuten halte ich das bestenfalls für einen Irrglauben bzw. für eine Verwechslung zwischen dem, was man von außen gesehen als erfolgreichen Widerstand wahrnehmen kann, nämlich die Fähigkeit, möglichst wenig oder auch gar nichts auszusagen, und dem, was tatsächlich an unausweichlicher Zerstörung aufgrund der Doublebind-Beziehungsfalle passiert. Schlimmstenfalls handelt es sich um eine Verleugnung, mittels derer es sich der Therapeut ersparen will, mit der Zerstörung in Kontakt zu kommen. Auf Seiten der Gefolterten geht es bei dieser Legendenbildung um zwei Dinge: Auf der einen Seite um den nachvollziehbaren Wunsch, weniger zerstört worden zu sein, als man ist, auf der anderen Seite um die berechtigte Angst vor dem Mitleid anderer. Dieses Mitleid wird als Abwertung erfahren, als Bestätigung, dass der Folterer sein Ziel erreicht hat, dass man zerstört ist und anderen nicht mehr als Gleicher unter Gleichen gegenübersteht.

Ein weiteres Problem ist, dass in der Traumatisierung, spezifisch in der Folter, die Fähigkeit zum gesunden Hassen angegriffen wird. Das Ausmaß von Hass, das ein Gefolterter erfahren hat, führt in der Regel dazu, dass er über das Erlebte keine Wut empfinden, geschweige denn aushandeln kann. Oft begegnet uns bei Gefolterten selbstzerstörerisches, manchmal auch gewalttätiges Verhalten gegenüber Familienmitgliedern oder Freunden. Fälschlicherweise wird diese auf sich selbst und geliebte Personen gerichtete Aggression oft als Identifikation mit dem Aggressor bezeichnet. Man kann nicht von Identifikation sprechen, wenn die zerstörerische Identität des Folterers dem Gefolterten im Zustand totaler Abhängigkeit aufgezwungen worden ist. Die Aggression ist durch den Folterer besetzt worden. Im Nachhinein wird nun versucht, Distanz zwischen sich und dem Folterer herzustellen. Die unmittelbarste Möglichkeit hierzu ist die Bemühung, jegliche aggressive Regung zu unterdrücken. Aber auch die Gewalt gegen Familienangehörige, über die schwere Schuld empfunden und bereitwillig Strafe akzeptiert wird, kann man als Versuch verstehen, im privaten Bereich den unfreiwillig internalisierten Folterer vom Selbst abzutrennen, zu externalisieren und der gerechten Strafe zuzuführen, die ihn in der Realität wahrscheinlich nie ereilen wird.

Im Grunde erwartet man von Opfern, besonders von Gefolterten, die schwer gelitten haben, dass sie nett sind. Man ist bereit, mit ihnen zu trauern, das erlittene Unrecht anzuerkennen etc. Aber es fällt uns schwer, zu akzeptieren, dass Opfer durchaus unangenehme Personen sein können. Zwar leuchtet es theoretisch ein, dass gerade ein Gefolterter das Recht haben müsste, nicht nett zu sein. Konkret halten wir das aber nur schlecht aus. Das Opfer soll gut und rein sein, bereit, unsere Hilfe zu suchen und anzunehmen. Solche Charakteristiken passen besser zu einem Märtyrer als zu einem lebendigen verfolgten und gefolterten Menschen. In vielen Ländern wird im Zuge von Asylverfahren erwartet, dass der Gefolterte kohärent, klar und möglichst emotional eindrucksvoll über seine Leidenserfahrungen berichtet – völlig Fremden gegenüber, die ihm nicht unbedingt freundlich gesonnen sind. Das ist natürlich Unsinn. Ein Flüchtling, der ungeordnet, kühl distanziert, wirr oder bruchstückhaft über seine Foltererfahrungen berichtet, wäre glaubwürdiger, vorausgesetzt, man hat Interesse an seinem Leid und nicht nur an formaljuristischen Abläufen. Das freundliche Opfer sollte uns eher ängstigen als erfreuen. Für einen unbequemen, aggressiven, sogar verlogenen gefolterten Patienten könnte gelten, dass ihm ein Stück wahres Selbst, ein bisschen gesunde Aggressionsfähigkeit geblieben und es dem Folterer nicht gelungen ist, ihn gänzlich zu zerstören.

Diese allgemeinen Charakteristiken betreffen wahrscheinlich fast alle gefolterten Personen. Aber auch hier müssen wir kontextualisieren. Demütigung, Spaltung, Schuld und Tod sind die zentralen Themen. Aber entsprechend der jeweiligen kulturellen Zugehörigkeit haben sie verschiedene Bedeutungen. In manchen Kulturen z. B. ist der Heldentod positiv besetzt. Auch zu Scham gibt es andere Haltungen, als sie in westlichen Industrienationen üblich sind. Obwohl wir bestimmte Gemeinsamkeiten feststellen können, vor allem deshalb, weil Folter kein kulturspezifisches, sondern ein weltweites Unterdrückungsmittel ist, müssen wir uns trotzdem bei jedem Menschen erneut die Mühe machen, herauszufinden, welche spezifische Erfahrung die Folter für den Betroffenen war und wie sie sich in den speziellen sozialpolitischen, kulturellen Kontext einordnen lässt.

Juan war kein einfacher Patient. Er war misstrauisch, oft besserwisserisch und aggressiv, aber auch verletzlich, unsicher und traurig. Sein Leid bezog sich nicht nur auf die Folgen der Folter, sondern auch auf die Marginalisierung und die Tatsache, dass es seine Gewerkschaft nicht mehr gab, dass kein Weg mehr zurückführte in die Zeit, da er aktiver Teil eines großen sozialen Veränderungsprozesses gewesen war. In unserer Arbeit konnten wir nach und nach seinen komplexen Traumatisierungsprozess verstehen und reflektieren. Juan konnte zumindest in begrenztem Umfang eine soziale Reintegration erleben, seine Tochter entlasten und seinen Beruf wieder aufnehmen. In seiner Heimatstadt organisierte er schließlich ein Treffen aller ehemaligen politischen Gefangenen. Bei all dem blieb er in Bezug auf vieles deprimiert und unzufrieden, aber immerhin war ein Stück Veränderung, Wiedergewinnung einer Lebensperspektive möglich. Wie viel schwieriger, wenn nicht gar völlig unmöglich, wäre die Situation von Juan gewesen, wenn er ins Ausland hätte fliehen müssen?

Ich habe bewusst so viel über ihn und die Situation der Folter berichtet, weil ich deutlich machen wollte, was im Hintergrund stehen kann, bevor jemand zum Flüchtling wird, und wie kompliziert die Bearbeitung selbst dann ist, wenn sie in der Heimat und im direkten Bezug auf den sozialpolitischen Kontext durchgeführt werden kann. Es kommt mir größenwahnsinnig vor, dass eine psychologische Diagnose bei uns in Deutschland eine solche Geschichte erfassen, verstehen und interpretieren soll.

Wenn es stimmt, dass Traumatisierungsprozesse nur kontextspezifisch verstanden und bearbeitet werden können, müssen wir den gefolterten Flüchtling in erster Linie als Flüchtling und erst dann als Gefolterten begreifen. Über das Leid des Flüchtlings können wir unmittelbar und direkt Auskunft erhalten. Aber über das Leid in seinem Herkunftsland werden wir auch im besten Falle nur Fragmentarisches erfahren. Bedauerlicherweise ist die gesamte internationale Flüchtlingspolitik von der Ideologie bestimmt, dass der Terror im Herkunftsland stattgefunden hat und das Aufnahmeland als sicherer Hafen gelten kann. Tatsächlich sind die Zusammenhänge um vieles komplizierter.

Selbstverständlich ist es ein Gewinn, dem totalen Terror zu entkommen. Aber die Flucht und das Leben im Exil kennzeichnen nur weitere traumatische Sequenzen, sie sind nicht das Ende der traumatischen Situation als solcher. Flucht und Exil können zwar neue Sicherheiten, Lernmöglichkeiten und Entwicklung eröffnen, sie sind aber auch Verlust des Heimatlandes und der sozialen Bezüge. Der Kontext, in dem das Leid noch irgendeinen rekonstruierbaren Sinn hatte, ist verloren. Was bleibt, sind Schuldgefühle und Trauer. Hinzu kommt, dass in vielen Aufnahmeländern neue Schrecken auf die Verfolgten warten, z. B. Asylantenheime oder -lager, Fremdenpolizei, Fremdenhass etc.

Es ist Erfolg versprechender, Folteropfer – auch unter schwierigen Bedingungen – in ihrem Heimatland zu behandeln, als ihnen im Ausland zu helfen. Vergleiche zwischen der Behandlung von Folteropfern in Chile während der Diktatur und der therapeutischen Arbeit eines Zentrums in Belgien in der gleichen Zeit, das auch von Chilenen geleitet wurde, haben eindeutig ergeben, dass in beiden Fällen zwar geholfen werden konnte, dass aber die Foltererfahrungen in Belgien in den meisten Fällen nicht besprochen werden konnten – im Gegensatz zu Chile trotz der dort andauernden Verfolgung.

Das heißt nun nicht, dass die therapeutische Behandlung von Folteropfern im Ausland grundsätzlich unmöglich ist. In den meisten Konfliktregionen dieser Welt kann keine Behandlung stattfinden. Die Situation unseres Therapeutenteams damals in Chile ist nach wie vor eine Ausnahmesituation. Allerdings wird an Geschichten wie der von Juan deutlich, dass eine Behandlung im Ausland ungleich schwieriger sein muss, weil dort die traumatischen Erlebnisse im Heimatland, Folter, Arbeitslosigkeit und langjährige soziale Marginalisierung, zwangsweise entkontextualisiert aufgegriffen werden müssen. Juan brauchte bereits in seinem eigenen Kontext lange

Zeit, bis er sein Misstrauen überwinden konnte und es ihm gelang, seine Traumatisierung auch in seinem sozialen Umfeld zu thematisieren. Hätte er als Flüchtling in Deutschland je erzählt, was ihm passiert ist, wenn ihm das bereits in Chile einem ihm wohlmeinenden Arzt gegenüber schwer fiel? Oder stellen wir uns einen schwarzen Patienten vor, der einem weißen Arzt mittels Übersetzer über seine Foltererfahrungen im Heimatland berichten soll. Ist es da nicht nahe liegend, dass dieses Erzählen für den Patienten erneut traumatisierend ist, wenn der weiße Arzt nicht große Anstrengungen unternimmt, die Realität der aktuell stattfindenden traumatischen Situation anzuerkennen und sich die Mühe macht, den Kulturbruch zu thematisieren. Nur wenn es gelingt, das Trauma der Flüchtlingsexistenz zu begreifen und anzunehmen, wird es möglich, sich der im Heimatland erfolgten Ursprungstraumatisierung anzunähern. Es gibt Therapeuten, die stolz darüber berichten, wie sie innerhalb weniger Stunden die gesamte Foltererfahrung kathartisch durch- und aufgearbeitet haben. Man kann so vielleicht eine vorübergehende Symptomfreiheit erzielen, aber es ist eine Wiederholung der Folter. Gute therapeutische Arbeit mit gefolterten Flüchtlingen ist mühselig und langwierig, kann aber ein Zeichen setzen für die Beendigung von Menschenrechtsverletzungen und der Anfang sein für das Zustandekommen neuer Menschenwürde.

Traumatisierte Flüchtlinge und die aktuelle Gutachterpraxis

Die Frage nach der Definition und dem Umgang mit Traumata in Theorie und Praxis ist nicht nur ein Problem der psychologischen Theorieentwicklung, sondern klar und deutlich ein Politikum. Seitdem wir in Deutschland, aber auch in Österreich und anderen europäischen Ländern, wieder begonnen haben, traumatisierte Menschen zu diagnostizieren und daraus gegebenenfalls ihre Berechtigung abzuleiten, bei uns zu leben und zu arbeiten, müssen wir nicht mehr mühsam nach der Verbindung von Psychologie oder Psychoanalyse mit sozialpolitischen Prozessen suchen, sondern sie wird uns zwingend in die Praxisräume hineingeschoben.

In Deutschland hat die psychologische Begutachtung von Opfern eine ungute Vorgeschichte. Trotz der nicht zu leugnenden Verbrechen in den

KZs haben sich die deutschen Entschädigungsämter in den 50er Jahren nicht nur die Befugnis herausgenommen, jeden Einzelfall zu prüfen, sondern mit Hilfe rassistischer Professoren, wie dem Neuroseforscher Prof. Dr. h. c. Ernst Kretschmer, eine Rechtsprechung sicherzustellen, die grundsätzlich KZ-Überlebenden das Recht absprach, am KZ krank geworden zu sein. Das Hauptargument von Kretschmer war:

> »Entscheidend für die Begutachtung in Versicherungsfragen ist die Tatsache, dass Affekte und Erlebnisse der Vergangenheit, auch schwererer Art, an sich keine fortdauernde Neurose machen. [...] Davon abgesehen ist in den Fällen, wo nach längerer Zeit noch neurotische Beschwerden beklagt werden, regelmäßig festzustellen, dass gar nicht der frühere Unfall diese Fortdauer der Klagen bedingt, sondern eben die in jeder Neurose steckende prospektive Tendenz, die nicht aus der Vergangenheit stammt, sondern sich auf die aktuelle und künftige Lebenssituation des Versicherten bezieht.« (zit. n. Groninger, K., 2001, S. 50)

Mit diesem scheinbar harmlosen, sachlichen Argument versuchte Kretschmer nicht nur, eine spezifische Traumatisierung zu bestreiten, sondern grundsätzlich die Möglichkeit, traumatisiert worden zu sein, ein für alle Mal zu negieren.

Es folgten Gutachten und Gegengutachten. Insbesondere durch die Arbeiten von Walter Ritter von Baeyer, Heinz Häfner und Karl-Peter Kisker (1964) wurden nach und nach die durch die Naziverfolgung erlittenen Traumata auch von der offiziellen Psychiatrie anerkannt. Man kann allerdings nicht bestreiten, dass die Auseinandersetzungen auf dem Rücken der Opfer ausgetragen wurden. Der Skandal lag darin, dass das Land der Täter sich berechtigt fühlte, das Ausmaß des Leidens der Opfer zu bestimmen. Dieser Skandal wurde zwar immer wieder angesprochen, aber letztendlich verleugnete bzw. verschleierte auch die bemühte Psychiatrie diesen Konflikt. Man hatte sich nunmehr überwunden, von dem eindeutigen Unsinn eines Herrn Kretschmer distanziert und zu einer differenzierten Traumadefinition gefunden, mittels derer man hoffte, den Opfern gerecht zu werden und gleichzeitig den Glauben an die objektive Wissenschaft zu verteidigen.

An dieser Stelle möchte ich auf Hans Keilson hinweisen. In seinem Buch benutzt er zunächst die psychiatrischen Traumadefinitionen und spricht mit großem Respekt von von Baeyer, Häfner und Kisker. Schließlich wird er deutlich und zerschlägt den psychiatrischen Knoten:

> »Als Hauptschwierigkeit erweist sich die Formulierung der Kriteria, aufgrund derer die verschiedenen Verfolgungsbelastungen nach Art und Gewicht klassifiziert und das Material einer Bearbeitung erschlossen werden kann. Alle erwähnten Autoren stimmen darin überein, dass es nicht möglich ist, erlittenes Leid in Zahlenwerten auszudrücken. Da auch wir diese Unmöglichkeit sehen, haben wir uns angesichts des breiten Spektrums der Belastungsmomente damit begnügt, die externen Faktoren der extremen Belastungssituationen als Kriteria zu wählen und die psychische Realität nicht zu messen. Katalogisiert wurde also nur, was dem betreffenden Kinde zugestoßen war, nicht, wie es durch das Kind erlebt und verarbeitet wurde. Diese Kriteria dienen uns zugleich als Maß der Belastung.« (Keilson, H., 1979, S. 426)

Spätestens seit 1996 ist in Deutschland die Begutachtung von Traumatisierungen wieder relevant geworden. Das Ausgangsproblem war der Krieg im ehemaligen Jugoslawien, die daraus resultierende Flüchtlingswelle und die Politik der deutschen Regierung gegenüber diesen Flüchtlingen. Obwohl man einerseits anerkannte, dass diese Menschen nicht aus Vergnügen zu uns kamen, war man andererseits wie eh und je bemüht, sie möglichst rasch wieder loszuwerden, unabhängig von der politischen Situation und zuverlässige Äußerungen, z.B. des *UNHCR*[28], ignorierend. In diesem Zusammenhang wollten die Menschen, die mit der Hilfe und der Unterstützung der Flüchtlinge befasst waren, sicherstellen, dass deren Traumatisierungen auch durch die offiziellen Behörden anerkannt wurden. Nach einigem Hin und Her zeigte sich die Politik bereit, traumatisierten Flüchtlingen gegebenenfalls ein weiteres Verbleiben zu ermöglichen, und zwar mit dem Argument, dass im Heimatland nur mangelnde Behandlungsmöglichkeiten bestanden sowie aufgrund der Tatsache, dass das *UNHCR* betont hatte, dass schwer traumatisierte Personen internationalen Schutzes bedürfen. In Berlin wurde die Zahl der betroffenen Flüchtlinge durch den damaligen Innensenator weiter eingegrenzt, der darauf bestand, dass nur solche post-

---

28 *United Nations High Commissioner for Refugees.*

traumatischen Belastungsstörungen anerkannt werden können, die einen Schweregrad darstellen, der die Bewältigung des Alltags ohne fremde Hilfe nicht mehr möglich macht.

Wieder begann der Streit der Experten. Auf der einen Seite die Fachgutachten der Beratungsstellen und unabhängigen Psychiater und Psychologen, auf der anderen Seite – z.B. in Berlin – die Stellungnahmen des polizeiärztlichen Dienstes (PÄD). Dieser neigte grundsätzlich dazu, alle Fremdgutachten als Gefälligkeitsgutachten zu bezeichnen und nur die eigenen, unter Zwang erfolgten Begutachtungen als sachlich anzuerkennen. In ihrer Diplomarbeit *Zur Konstituierung traumatisierter Subjekte: Verfolgt – begutachtet – anerkannt?* (Groninger, K., 2001) zitiert Kathrin Groninger eine Arbeit von Angelika Birck (Birck, A., 2000) vom Behandlungszentrum für Folteropfer in Berlin, in der fünf Argumentationslinien des polizeiärztlichen Dienstes Berlin dargestellt und mit entsprechenden Zitaten belegt werden:

»Erste Argumentationslinie des PÄD: Es wird kein Krankheitswert anerkannt. ›Es liegt keine psychiatrische Erkrankung von Erheblichkeit vor. [...] Beide Frauen wurden in ihrem Lebenswillen trotz äußerst leidvoller Widerfahrnisse nicht so weit gebrochen, dass sie diesen verloren hätten oder gänzlich lebensuntüchtig wurden. Die Einwirkungen durch Wahrnehmungen aus dem Bürgerkriegsgeschehen führten nicht zu einem völligen Danniederliegen jeglichen Lebenswillens, auch nicht zu schwerer Zerrüttung des psychischen Zustandsbildes mit anhaltenden, stark hervortreten Psychopathologica, wie z.B. Angst, Stupor, Mutismus, Abulie, tage- und wochenlange Nahrungsverweigerung, psychotische Erlebnisse, Realitätsverkennung usw. Beide bekunden, dass sie ihre alltagspraktischen Verrichtungen selbst bewältigen können, selbst wenn leidvolle Erinnerungsbilder aus ihrem Herkunftsland immer wieder in ihren Bewusstseinshorizont eintreten.‹

Zweite Argumentationslinie des PÄD: Symptomursache sind die Bedingungen vor oder nach dem Krieg, Persönlichkeitsstörungen oder der unsichere Status.

›Man kann bei einer unvorbelasteten Person davon ausgehen, dass sie in der Lage sein muss, den Tod einer ihr nahe stehenden Person innerhalb einer kurzen Zeit angemessen zu verarbeiten. Die Versagung eines Visums und durch den daraus ableitbaren Suizidversuch ist menschlich verständlich, berechtigt indessen nicht, der Begehrenstendenz unter erneuten Suiziddrohungen zu entsprechen, da außerhalb der Begehrenstendenzen (Erhalt eines Visums und Fortdauer des Aufenthaltes hier) keine Gemütsstörungen vorliegen.‹[29]

Dritte Argumentationslinie des PÄD: Beschwerden können in Bosnien behandelt werden, [...] wobei eine medikamentöse Therapie als die alleinig wirksame postuliert wird.

›Die Betroffene sollte sich mit den ärztlich verordneten Medikamenten versorgen und diese während der Reise und für die ersten Tage nach der Ankunft bei sich führen und nach Weisung des verordnenden Arztes einnehmen.‹

Vierte Argumentationslinie des PÄD: Die Beurteilung des Gesundheitszustandes wird isoliert auf die Fragestellung der Flug- und Reisefähigkeit. Sie scheint dann gegeben, wenn die Person lebendig im Zielland ankommt.

›Wir empfehlen, um nicht auszuschließende Überreaktionen beherrschbar zu machen und möglichen Schaden prophylaktisch abzuwenden, die Eröffnung und den Vollzug der Ausreiseverpflichtung in kurzen zeitlichen Abständen folgen zu lassen. Ferner die Abreise bei Sicherheitsbegleitung mindestens bis zum Startpunkt der Rückreise zu gewährleisten. Bei diesem fürsorglichen Mühewalten um das Wohl der Betroffenen ist die Flug- und Reisefähigkeit zu bejahen.‹

Fünfte Argumentationslinie des PÄD: Traumatische Erlebnisse werden bagatellisiert.

›Die Äußerungen zu den von Herrn X erlebten Bürgerkriegshandlungen entsprechen mit hoher Wahrscheinlichkeit gleichen oder ähnlichen Widerfahrnissen von gleichbetroffenen, wehrhaften Männern im Herkunftsland. Eine außerordentliche Traumatisierung liegt nicht vor.‹

›Frau X erlebte im Krieg durch eigene Wahrnehmung traumatisierende Ereignisse im Zuge ethnischer Säuberungen. Dieses Schicksal teilt sie mit vielen gleichbetroffenen Landsleuten, die, soweit Angehörige des weiblichen Geschlechtes, oft auch vergewaltigt wurden.‹« (Birck, A., 2000, zit. n. Groninger, K., 2001, S. 87-90)

Die Auszüge aus den zitierten Gutachten sind zugegebenermaßen extrem. Natürlich ist ihnen widersprochen worden, auch vor Gericht. Die Person, die diese Gutachten verfasst hat, ist inzwischen aus dem polizeiärztlichen Dienst entfernt worden, und grundsätzlich zeigt sich der Berliner Senat bereit, einen Modus zu suchen, mit dem die unabhängigen Fachgutachten

---

29 Satz im Original grammatikalisch zweifelhaft.

in Zukunft nicht mehr durch die Ausländerbehörde in Zweifel gezogen werden. Dies ändert allerdings nichts daran, dass die Grundlinie der Ausländerbehörde die gleiche geblieben ist, dass das Misstrauen gegenüber den Fachgutachten hoch ist, sobald sie eine Traumatisierung bestätigen. Außerdem gibt es – wie bei der Begutachtung von KZ-Opfern – ein Grundproblem, an dem man nicht vorbeikommt: Die Begutachtung selbst ist und bleibt ein Politikum, geriert sich aber als unpolitische, fachliche Stellungnahme. Wenn sie offen politisch argumentiert, verliert sie ihre Glaubwürdigkeit für die Behörden. Wenn sie den politischen Hauptbezug verleugnet, sich als fachlich neutral versteht, ist sie unaufrichtig und fördert zudem die Selbstentfremdung des Flüchtlings und damit die auftretende Pathologie. Wie man es anstellt, man irrt.

Dieses Problem wurde mir besonders deutlich angesichts der Frage eines Richters, der im Rahmen einer Begutachtung nicht nur wissen wollte, ob ein Trauma vorläge, sondern auch, ob eine Therapie für traumatisierte Flüchtlinge überhaupt Erfolg haben könne, wenn von vornherein feststünde, dass diese nach einer erfolgreich abgeschlossenen Behandlung sofort ausgewiesen würden. Die Frage wurde nicht zufällig gestellt, da dem Richter offensichtlich das Dilemma bewusst geworden war, das dahinter steht: Wie lange dauert eine Therapie, und wann kann mit ihrem erfolgreichen Abschluss gerechnet werden? Wenn ich als Sachverständiger die Traumatisierung bestätige, darf der bosnische Flüchtling bleiben, aber eben nur, so lange er krank ist. Sollte er gesund werden, muss er zurück. Eines der grundlegenden Elemente, um Traumatisierungen be- und verarbeiten zu können, ist die existentielle Sicherheit. In Deutschland darf sich ein Flüchtling nur so lange sicher fühlen, so lange er krank bleibt.

Ein weiteres Problem ist, dass auch das ausführlichste und differenzierteste Gutachten den Flüchtling beurteilen muss. Der Gutachter bewertet das Leiden des Flüchtlings, und zwar nicht als Therapeut, sondern als Richter, dessen Entscheidung Aufenthalt oder Abschiebung bedeutet. Außerdem betätigt er sich unweigerlich als Detektiv, der erforscht, ob das, was der Flüchtling erlebt haben will, der Wahrheit entspricht. In der Gutachterdynamik ergibt sich also unausweichlich eine Situation, in der nicht nur die Flüchtlinge in eine Falle geraten, in der sie weder vertrauensvoll noch wahrheitsgetreu mit uns sprechen können, wenn sie sich nicht einer realitätsfernen Naivität schuldig machen wollen, darüber hinaus werden auch wir, die psychologischen Fachkräfte, in ein Dilemma verwickelt, aus dem es kein Entkommen gibt. Wir wollen bedürftigen Menschen helfen und bemühen uns, ihr Leiden den staatlichen Behörden zu vermitteln. In Wirklichkeit aber werden wir zur letzten Instanz polizeilicher Schnüffelei und tragen aktiv zur Verschleierung der Verhältnisse bei: Es geht nicht mehr um gesellschaftliche Unterdrückungsprozesse, sondern um psychische Krankheiten, die unabhängige Fachleute diagnostizieren.

Ähnlich wie bei der internationalen Traumadebatte können wir also einerseits feststellen, dass psychische Leiden endlich anerkannt werden und der Staat ein Einsehen hat, aber andererseits unsere traumatisierten Patienten in dem Moment abgeschoben werden, in dem sie gesund sind oder zu sein scheinen. Nach Plänen des Innenministeriums sollen in Zukunft auch anerkannte Traumatisierungen alle paar Jahre neu diagnostiziert werden, um sicherzustellen, dass kein einziger Flüchtling länger bleibt als unbedingt nötig. Eine weitere Begleiterscheinung dieser Begutachtungswelle ist, dass sich unter Ausländern herumgesprochen hat, dass die Traumatisierungsbestätigungen essentieller Bestandteil sind, um ein vorübergehendes Aufenthaltsrecht zu erhalten. Es ergibt sich ein Ansturm auf die Beratungsstellen, so dass man zwischendurch nicht mehr weiß, ob Patienten um Beratung nachsuchen, weil sie ein Papier brauchen oder ob sie glauben, nur ein Papier zu benötigen, obwohl sie in Wirklichkeit Beratung bräuchten oder ob tatsächlich Papier und Beratung nötig wären. Diagnostisch wird es dabei immer verrückter. Sollte man einen Flüchtling diagnostizieren, den man nicht für traumatisiert hält, der aber trotzdem aufgrund von Ereignissen im Rahmen von Flucht und Verfolgung eine schwere reaktive Depression entwickelt hat, so müsste man diese Diagnose entweder verheimlichen, was dem professionellen Ruf schaden könnte, oder sie stellen und damit Gefahr laufen, dass der schwer depressive Patient unmittelbar ausgewiesen wird, weil er nicht nach dem *ICD*-10[30] an einer posttraumatischen Belastungsstörung leidet.

---

30 Deutsches Institut für medizinische Dokumentation und Information (Hg.) (2005): *Internationale statistische Klassifikation der Krankheiten und verwandter Gesundheitsprobleme*, 10. Revision.

Auch in anderen Ländern kennt man die Möglichkeit, einem traumatisierten Flüchtling Aufenthaltsrecht zu gewähren. Aber wenn es z. B. in Kanada einmal erteilt ist, käme dort niemand auf die Idee, den Flüchtling später wieder ausweisen zu wollen. Wie lange nehmen wir widerspruchslos eine Diagnoseform – die posttraumatischen Belastungsstörung – hin, die entscheidend verbietet, die soziale Realität in der Bundesrepublik mit zu berücksichtigen? Ich habe mir vor einiger Zeit erlaubt, in einem Gerichtsgutachten über einen bosnischen Flüchtling nicht nur zu bestätigen, dass dieser im Sinne des *ICD*-10 unter einer posttraumatischen Belastungsstörung leidet, sondern auch, dass er als kumulativ und sequentiell traumatisiert diagnostiziert werden muss. Ich habe dabei besonderes Gewicht auf die Tatsache gelegt, dass die unmenschlichen Erfahrungen, denen er hier ausgesetzt war, z. B. fürchterliche Wohnbedingungen, Arbeitsverbot, Fremdenfeindlichkeit etc., als Teil einer sequentiellen Traumatisierung begriffen werden müssen, die nachträglich auch die Ursprungstraumatisierungen deutlich verschlimmerten. Daraufhin musste ich mir vom Richter die Nachfrage gefallen lassen, wie ich dazu käme, zu meinen, das Leben in der BRD könne im Sinne der Traumatisierungsdefinition des *ICD*-10 eine extreme und andauernde Bedrohung darstellen. Neben der Frage, inwieweit dieser Richter selbst ein traumatisierender Faktor sein könnte, ist mir an diesem Vorgang erneut deutlich geworden, wie schon die Benutzung bestimmter Diagnosekategorien ein gefährliches Politikum sein kann. Schließlich hat der Richter zu Recht bemerkt, dass die Diagnosen des *ICD*-10 eine solche Miteinbeziehung der sozialen Verhältnisse in der Bundesrepublik nicht erlauben.

Es scheint mir an der Zeit, unsere Gutachterpraxis grundsätzlich in Frage zu stellen (vgl. Bundesweite Arbeitsgemeinschaft der psychosozialen Zentren für Flüchtlinge und Folteropfer [Hg.], 2006). Obwohl es gelungen ist, bedürftigen Menschen zu helfen, indem wir ihre Traumatisierungen begutachten, laufen wir inzwischen Gefahr, unseren Beruf zu pervertieren. Langfristig darf es nicht dazu kommen, dass bei uns zwar keine Flüchtlinge mehr leben dürfen, dafür aber Traumatisierte, nachdem sie entsprechend begutachtet worden sind. Die Gefahr, die ich hier beschwöre, ist bewusst überzeichnet. In den meisten Fällen geht es darum, dass überhaupt psychische

Prozesse anerkannt werden und dass wir verfolgten Menschen helfen. Aber ich teile den primitiven Wissenschaftsglauben nicht. Die Bekämpfung von inhumanen Gutachtern und wissenschaftlich schlechten Gutachten kann nicht heißen, den politischen Kontext der selbst verfassten Stellungnahmen zu verleugnen und sich einer unreflektierten und politisch angeblich neutralen Wissenschaftstechnokratie unterzuordnen. Es geht nicht darum, wer die besten schreibt, sondern um den Skandal der Gutachten selbst.

Als Fachleute erfahren wir vom Leid der Flüchtlinge, und wir nennen es zu Recht Traumatisierung. Wir kämpfen um die Anerkennung, aber wir müssen den Missbrauch vermeiden. Wir können bestätigen, dass jemand bei uns in Behandlung ist und eine Behandlungsbedürftigkeit definieren. Aber wir müssen aufhören, den psychotherapeutischen Raum und den Gerichtssaal zu vermischen. Man denke nur daran, was in Anträgen für Therapiebewilligungen an die Krankenkassen in Deutschland steht, und stelle sich vor, jemand käme auf die Idee, diese Diagnosen in öffentlichen Verfahren benutzen zu wollen. Spätestens dann würde sich ein berechtigter Empörungssturm erheben, und der Datenschutz würde einschreiten. Flüchtlingen billigen wir dieses elementare Recht zurzeit nicht zu. Wir behandeln sie wie Angeklagte, die ein psychiatrisch-forensisches Gutachten benötigen. Wir sollten mit diesem Unsinn Schluss machen, uns stärker auf unsere therapeutischen Aufgaben besinnen und nicht darauf festlegen lassen, Traumazettel zu verfassen oder Detektiv zu spielen. Wir können und dürfen psychisches Leid beschreiben und den notwendigen Rahmen für Behandlungen definieren. Mehr als das sollten wir nicht tun.

Die Kollegen vom Ethnologisch-Psychologischen Zentrum (EPZ) in Zürich sprechen im Umgang mit Asylsuchenden von der Notwendigkeit, Übergangsräume zu schaffen[31]. In bester therapeutischer Tradition und einer bewussten Vermischung des ethnologischen Begriffs der Übergänge und dem Winnicottschen Begriff der Übergangsobjekte und -phänomene haben sie verstanden, dass es gerade bei Flüchtlingen nicht darum geht, aufgrund unserer eigenen Vorstellungen von krankem Verhalten hemmungslos

---

31 Vgl. Nink Gbeassor, D./Schär Sall, H./Signer, D./Stutz, D./Wetli, E., 1999; Bazzi, D./Schär Sall, H./Signer, D./Wetli, E./Wirth, D.P., 2000.

einzugreifen, weil es – unabhängig davon, ob man dabei mit einer wohlmeinenden oder ablehnenden Ideologie tätig wird – gewalttätig bleibt und damit Trauma verstärkt. Ob der realen Not der Flüchtlinge bei uns haben sich viele Beratungszentren dazu hinreißen lassen, sich interventionistisch zu verhalten. Gerade das Erstellen von Gutachten und Bescheinigungen verführt dazu, zu glauben, man würde helfen, während man in Wirklichkeit aneinander vorbei redet, kein Kontakt entsteht und etwas Gewalttätiges und Retraumatisierendes passiert.

Nähme man sich das EPZ zum Vorbild, dann wüsste man, dass es in der Flüchtlingshilfe hauptsächlich um Anerkennungsräume gehen sollte, um Orte, wo ein Sicherheitsrahmen gegeben ist, in dem Gesundung passieren kann, aber nicht muss und es vor allem erlaubt ist, lebendig zu sein. Wir Helfer stehen in einem solchen Raum als Kommunikationspartner zur Verfügung und nehmen uns nicht das Recht heraus, über unser Gegenüber zu verfügen. Eine Flucht ist günstigstenfalls ein Übergang. Einen solchen zu ermöglichen, in dem wir Beziehung anbieten und im Winnicottschen Sinne Sicherheit durch Halten ermöglichen, wäre ein gutes Hilfskonzept. Es wäre vor allem eines, das statt traumatischem Stillstand Bewegung erlaubt und damit auch unter gewissen Umständen die Perspektive einer Rückkehr ins Heimatland eröffnet.

Bei der Gutachtenerstellung wird geredet, aber im Sinne einer intimen und vertrauensvollen Kommunikation geschwiegen. Das Schweigen aber ist die Essenz von Trauma. Damit sind wir wieder bei Büchner angekommen, der dieses Drama in seiner Erzählung *Lenz* in einem Gespräch zwischen Lenz und seinem Freund und Helfer, dem Pfarrer Oberlin, deutlich macht:

> »Sehen Sie, Herr Pfarrer, wenn ich das nur nicht mehr hören müsste, mir wäre geholfen.« – »Was denn, mein Lieber?« – »Hören Sie denn nichts? Hören Sie denn nicht die entsetzliche Stimme, die um den ganzen Horizont schreit und die man gewöhnlich die Stille heißt?« (Büchner, G., 1988, S. 146f.)

Teil III
Die Erfindung des Traumas

7. Zur Notwendigkeit eines konzeptionellen Neuanfangs

Trauma ist als individueller und sozialer Prozess eine Realität und gleichzeitig als wissenschaftliches Konstrukt eine Erfindung. Das theoretische Konzept und die sich daraus ableitenden Behandlungsmethoden können traumatisierten Menschen sowohl helfen als auch ihren Zustand verschlimmern. Die Art und Weise, wie wir Traumata definieren, bestimmt in einem nicht unwesentlichen Ausmaß den Verlauf der traumatischen Prozesse. Zu einem Zeitpunkt also, wo Trauma in aller Munde ist, wo sich theoretisch die Chance bietet, mehr vom sozial verursachten Leid von Menschen zu verstehen, laufen wir Gefahr, das genaue Gegenteil zu provozieren. Trauma kann schon durch die Definition zum Stigma werden, und die sozialwissenschaftliche Entwicklung des Traumadiskurses hat immer sozialpolitische Bedeutung. Traumata können als Ausgrenzung, Manipulation, Auszeichnung, Selbstrechtfertigung etc. benutzt werden. Volkans »gewähltes Trauma« (vgl. Volkan, V., 1988, 1997, 2004) belegt diese Problematik. Der Traumadiskurs muss also selbst zum Thema der Analyse werden, nicht nur, um seine Begrenzungen auszuloten und zu bestimmen oder auf ihm basierende politische Manipulationen zu hinterfragen, sondern auch, um positiv zu definieren, wozu ein solcher Diskurs möglicherweise hilfreich sein kann.

Es macht heutzutage immer weniger Sinn, die Vor- und Nachteile bestimmter Konzeptionen und Behandlungsmethoden therapeutisch-technisch eng begrenzt zu erörtern.[32] Wir müssen vielmehr grundsätzlich fragen,

---

32 Bedauerlicherweise gibt es dazu noch einiges zu sagen. Auf die posttraumatische Be-

wie wir mit der dem Traumabegriff inhärenten Spannung zwischen hochindividuellen, intrapsychischen Vorgängen und gesamtgesellschaftlichen Prozessen umgehen. Das Schwierige dabei ist, dass sich der Widerspruch nicht einfach auflösen lässt. Behandelt man Trauma als rein intrapsychischen Prozess, verleugnet man die gesellschaftlichen Dimensionen. Spricht man ausschließlich von den politischen und kollektiven Aspekten, verleugnet man die reale individuelle Wunde. Beschränkt man sich lediglich auf eine reine Diskursdiskussion, kann man zwar Trauma als konstruierten Sinnzusammenhang eines bestimmten sozialen Prozesses erklären. Man kann gegebenenfalls sogar die begrenzte Fähigkeit der Wissenschaft aufzeigen, die die traditionelle und eben nicht naturgegebene Gegenüberstellung von Individuum und Gesellschaft nicht überwindet, sondern stattdessen unhinterfragt reproduziert. Aber letztendlich kann das reale Leid in seiner ganzen Tiefe nicht mehr erfasst werden. Wenn man zu all diesen Schwierigkeiten auch noch bereit ist, die Relevanz kultureller Unterschiede anzuerkennen, dann potenzieren sich die Probleme in einem solchen Ausmaß, dass keine sinnvolle konzeptuelle Lösung mehr möglich scheint.

Die Entwicklung der Traumatheorie ist weltweit in eine Sackgasse geraten. Anstatt den Spannungsbogen zwischen intrapsychischen und sozialen Problemen zu reflektieren und zu entwickeln, hat sie sich weitgehend aufgespalten in einen medizinischen, symptom-orientierten Mainstream einerseits, der immer abstrusere subjektfeindliche und kontextverleugnende Therapiemethoden hervorbringt, und eine kleinere Anzahl eher sozialpolitischer und diskursanalytischer Ansätze andererseits, die zwar viel Richtiges zu sagen haben, aber das spezifische Leid der einzelnen traumatisierten Subjekte nicht mehr wirklich diskutieren. Trotzdem plädiere ich für eine Beibehaltung des Traumabegriffs, allerdings unter anderen Voraussetzungen als bisher. Wenn

---

lastungsstörung kehre ich notgedrungen noch einmal detaillierter im Verlauf dieses Kapitels zurück. Was die Therapiemethoden betrifft, so wurden mir die verrücktesten Ansätze in Nordirland erzählt, u.a. die Möglichkeit, sich zur Traumabewältigung eine brennende Kerze ins Ohr zu stecken. Da man allerdings bei Iren oft nicht weiß, ob sie es ernst meinen oder gerade einen Witz erzählen, macht mir diese Methode weniger Sorgen als die aktuell sehr beliebte und sich als wissenschaftlich abgesichert verkaufende *Eye Movement Desensitization and Reprocessing-Therapy* (EMDR), die den Menschen Traumaverarbeitung durch systematisches Augenwackeln anbietet.

ich von einem konzeptionellen Neuanfang spreche, meine ich das wortwörtlich. Wir müssen darauf verzichten, Trauma und Traumabehandlungen in ein
enges einzelwissenschaftliches Korsett einzuzwängen. Auch wenn Trauma
kein rein psychologisches, sozialpolitisches, ethnologisches oder kulturpo-
litisches Problem ist, kann man sich trotzdem darüber austauschen, und der
Begriff und die sich daraus ableitenden Arbeitskonzepte können sinnvoll
sein. Auch wenn Trauma nicht global zu definieren ist, sondern nur in Bezug
auf bestimmte Kontexte, können wir die Probleme in diesen Zusammenhängen beschreiben (vgl. Danieli, Y. [ed.], 1998). Im Gegenteil, es könnte ein gewinnbringender Neuanfang sein, wenn alle akzeptieren würden, dass Trauma
immer auch Traumadiskurs ist, dass es individuelle und sozialpolitische Dimensionen hat, die sich nicht bruchlos miteinander erfassen lassen, und dass
es an spezielle Zusammenhänge gebunden ist. Wertvolle Aussagen über traumatische Prozesse müssten deshalb klare kontextspezifische Darlegungen
über psychische und soziale Dimensionen riskieren, während sie gleichzeitig
notwendigerweise ihren fragmentarischen und potentiell auch ideologischen
Charakter deutlich machen. Es soll keine wissenschaftlich abgesicherte, absolute Traumadefinition gesucht oder erfunden werden. Alle Versuche in diese
Richtung sind nicht nur nutzlos, sondern auch schädlich und verlogen. Vielmehr geht es um die Nutzbarmachung aller vorhandenen wissenschaftlichen
Ressourcen, von der Psychologie über die Ethnologie bis hin zur Soziologie
und Politikwissenschaft, um immer wieder neu eine Traumabegrifflichkeit zu
entwickeln, mit deren Hilfe etwas Relevantes über das Leid der Menschen in
bestimmten Kontexten ausgesagt wird. Darüber hinaus muss die Bedeutung
des Traumadiskurses selbst für den Umgang mit dem Leid und dessen Entwicklung ständig neu bestimmt und analysiert werden.

Trauma im psychosozialen Feld

In der internationalen Zusammenarbeit taucht das Wort Trauma in der
Regel im Kontext mit so genannten psychosozialen Projekten auf. Psychosozial impliziert, dass es einerseits um Inneres, um Gefühle, Gedanken,
Wünsche, Glauben und Werte geht, darum, wie wir über uns selber denken
und wie wir die Beziehungen zu anderen wahrnehmen, und andererseits um

die Beziehungen und die Umwelt eines Individuums. Letzteres meint die materielle Lebensrealität ebenso wie den gesamten soziokulturellen Kontext, vom komplexen Beziehungsnetz, in dem die Menschen leben, über die vielfältige kulturelle Produktion bis hin zum Gemeinwesen und zum Staat. Das Innere (psycho) und das Äußere (sozial) beeinflussen sich gegenseitig. Psychosozial beinhaltet also das Verständnis und die Bearbeitung der Befindlichkeit von Individuen im Verhältnis zu ihrer Umwelt. Dabei soll weder die soziale Umwelt zugunsten des Individuums vergessen werden noch umgekehrt. Im Vordergrund stehen die bewusste Verknüpfung von individuellen und sozialen Dimensionen der Realität und ein ganzheitliches Verständnis von psychologischen und sozialen Prozessen.

Weltweit befindet sich der Begriff des *Empowerments* im Mittelpunkt psychosozialer Bemühungen. Die unterschiedlichsten politischen Kreise fühlen sich wohl mit diesem Ausdruck. Für die einen geht es um mehr Selbstverantwortung, die Abschaffung von Wohlfahrtsstrukturen und die Entwicklung der marktwirtschaftlichen Logik, für die anderen um die Überwindung und Beseitigung sozial ungerechter Machtstrukturen, um die Erweiterung der Einflussmöglichkeiten auf die Gestaltung des eigenen Lebens. Beide Ausrichtungen legen Wert auf die Unterstützung der Individuen, der Entwicklung ihrer Fähigkeiten und der Übernahme von Verantwortung.[33] Der Begriff ist vor allem durch Organisationen der Frauenbewegung in einem emanzipatorischen Sinne weiterentwickelt und reflektiert worden. In der internationalen Zusammenarbeit wird er inzwischen häufig verwendet, oft allerdings ohne genauere Definitionen.

Empowerment ist nur ungenügend ins Deutsche zu übersetzen. Das englische Wort *power* hat viele Bedeutungen: nicht nur Macht, sondern auch Stärke, Kraft, Kompetenz, Alltagsvermögen, Energie sowie Gewalt als Staatsfunktion und Handlungsbefugnis. Folgende Dimensionen der Macht werden in Bezug auf Empowerment-Prozesse beschrieben (vgl. Clark, H., 1998; Kraft, J./Speck, A., 2000):

---

33 Beide Verständnisformen entwickelten sich in den USA in den 1970er Jahren. Paradigmatisch mag für die eine Perspektive Barbara Solomons *Black Empowerment: Social Work in Oppressed Communities* stehen (vgl. Solomon, B., 1976). Die andere Sichtweise wird im Werk der neokonservativen Denker Peter Berger und Richard J. Neuhaus *To Empower People* deutlich (vgl. Berger, P./Neuhaus, R., 1977).

Auf der individuellen Ebene kann innere Macht *(power within)* entstehen, die zum einen bedeutet, die eigene Situation von Anpassung, Abhängigkeit und/oder Unterdrückung zu durchschauen und sich daraus lösen zu wollen, und zum anderen die Erkenntnis, dass jede Person selbst die Möglichkeit hat, auf ihre Lebenssituation Einfluss zu nehmen und diese zu verändern, also die Macht hat, etwas zu tun. Eine zweite Ebene ist die Macht zusammen mit anderen *(power with)* und beinhaltet die Erkenntnis, dass man nicht allein ist, dass man einer Gruppe angehört und gemeinsam etwas verändern kann. Es geht um das Denken, Handeln und Vernetzen im sozialen Kontext. Sobald diese Bedeutung wahrgenommen wird, kommt die dritte Ebene ins Spiel, in der es um Machtverhältnisse im gesellschaftlichen Kontext geht. Diese Ebene erfasst also die Be- und Ermächtigung in der Gesellschaft, die Veränderung ungerechter Machtstrukturen. Dies ist letztlich eine Frage der Macht über andere *(power over)*. Empowerment bedeutet also nicht nur, sich besser zu fühlen, weil man die eigene Lage verstanden hat, sondern auch, weil man etwas dagegen unternimmt und dabei eine echte Teilhabe am gesellschaftlichen Prozess entsteht, mit der realistischen Perspektive der Veränderung der Machtstrukturen.

Rodenberg und Wichterich (1999) unterscheiden in einer Studie über Frauenprojekte folgende unterschiedlichen Aspekte des Empowerments:

> *»Persönliches Empowerment*: Selbstbewusstsein, Selbstvertrauen, Selbstrespekt; Schutz vor Gewalt, Kontrolle über den eigenen Körper, Freiheiten und Möglichkeiten.
>
> *Rechtliches Empowerment*: Kenntnis der formalen Rechtslage; Nutzung bestehenden Rechts; Einfluss auf Gesetzgebung; Frauenrechte als Menschenrechte.
>
> *Soziales Empowerment*: Gestärkte Selbstorganisation, Sichtbarkeit und soziale Präsenz; Partizipation am öffentlichen Leben; Respekt durch andere Mitglieder der Gemeinschaft bzw. des Dorfes; Vernetzung.
>
> *Politisches Empowerment*: Identifikation eigener politischer Interessen, Partizipation an politischen Gremien; politische Organisierung; Einfluss auf politische Institutionen; Partizipation an internationalen Politikprozessen; Partizipation an UN-Konferenzen.
>
> *Kulturelles Empowerment*: Einfluss auf symbolische Ordnung, kulturelle Definitionsmacht; Bewahrung oder Entwicklung einer Frauenkultur; frauenfreundliche Öffentlichkeit; Stellung in religiös bestimmten Systemen.

Ökonomisches Empowerment: Ökonomische Alphabetisierung; Eigentum und Produktionsmittel; Einkommen und Verfügung über Geld; Reduktion von Abhängigkeiten, Risiken und Stress; ökonomische Organisierung; soziale Sicherung; wirtschaftspolitische Einflussmöglichkeiten.«

Es kann aber keine Perspektive des Empowerments geben, ohne ein genaues Verständnis des vorausgegangenen *Disempowerments*. Wer Empowerment will, muss erst Form und Ausmaß von Disempowerment analysieren. Disempowerment ist das Resultat des Zerstörungsprozesses auf individueller und sozialer Ebene, der teils plötzlich und traumatisch einsetzt und in langjährigen, kulturell bestimmten Macht- und Beziehungsstrukturen wirksam ist. Wenn Empowerment Macht bzw. Ermächtigung ist, dann ist die extremste Form von Disempowerment absolute Ohnmacht. Damit sind wir wieder bei Trauma angelangt. Rodenberg und Wichterich beschreiben unterschiedliche Bereiche der Ermächtigung. Im Umkehrschluss gilt, dass in all diesen Bereichen auch extreme Ohnmacht erlebt, Traumatisierung zur Realität werden kann.

Zu einem ersten Bestimmungsmoment für Trauma wird also die Tatsache, dass es in einem psychosozialen Feld stattfindet. Was auf sozialer Ebene die Zerstörung ist, entspricht auf psychischer Ebene dem Trauma. Um die Problematik richtig zu erfassen, muss man das Begriffspaar soziale Zerstörung/psychische Traumatisierung gemeinsam erläutern. Nur im Bezug aufeinander können sie einen Sinn bekommen. Denkt man sich Disempowerment als Dachbegriff und schaut sich nach weiteren psychologischen Begriffen um, die genau wie Trauma einen unmittelbaren sozialen Bezug haben, so entdeckt man zwei weitere Paare: Bedrohung/Angst und Verlust/Trauer.

Angst ist ein psycho-physiologischer Prozess, der hilft, eine Gefahr wahr- oder vorwegzunehmen. Angst ist normalerweise ein vorübergehendes Phänomen. Wenn allerdings die Bedrohung chronisch wird, wird es auch die Angst. Sie wird zum Bestandteil der psychischen Struktur und verselbstständigt sich. Chronische Angst ist die gesellschaftliche Begleiterscheinung der Lebensverhältnisse in Kriegs- und Krisengebieten. Zum Verhaltensgrundmuster gehören ständige Vorsicht und Zurückhaltung, die zum sozialen Rückzug führen. Es entsteht eine Kultur des Schweigens, die die Menschen voneinander isoliert, sie immer konfliktunfähiger macht und die Fähigkeit zum Selbstschutz erheblich einschränkt. Bedrohung und Angst sind Vorstufen der traumatischen Erfahrungen und Lebensumstände. Sie sind aber auch Folge und langfristiger Ausdruck traumatischer Prozesse.

Im Rahmen von Bedrohung und Zerstörung kommt es immer zu Verlusten. Menschen verlieren ihr Zuhause, ihre Lebensprojekte, Hoffnungen, Wünsche. Städte werden zerstört, Familienangehörige, Freunde und Bekannte sterben. Am Schluss ist der Verlust das, was den Menschen bleibt, wenn man ihnen alles genommen hat. Er hängt unmittelbar mit Bedrohung und Zerstörung zusammen, muss aber trotzdem als eigene soziale Kategorie wahrgenommen werden. Verluste und der Umgang mit ihnen sind Teil der täglichen sozialen Erfahrung während der Verfolgung und bestimmen den makrosozialen Prozess, insbesondere nach Beendigung des akuten Konfliktes. Die psychische Entsprechung der Verluste ist die Trauer, also die Art und Weise, wie wir sie verarbeiten. Der Verlauf des Trauerprozesses entscheidet darüber, ob erlittene Verluste akut bleiben oder zur integrierten und psychologisch akzeptierten Geschichte werden können. Traumatisierungen sind extreme Verluste, nicht zuletzt der eigenen psychischen Struktur. Die Bearbeitung von Traumata läuft deshalb letztendlich auf die Frage nach den Bedingungen hinaus, die hier nach und nach gesunde Trauerprozesse ermöglichen.

Diese Überlegungen in Bezug auf die psychosozialen Inhalte des Disempowerments können folgendermaßen schematisiert werden[34]:

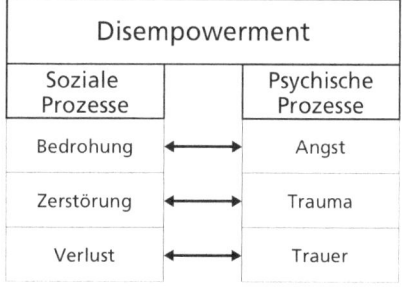

---

34 Vgl. Becker, D./Weyermann, B., 2006. Das Schema und die Grundlinie der Argumentation wurden von uns im Auftrag der *DEZA* für die Arbeitshilfe *Gender, Konflikttransformation und der psychosoziale Ansatz* entwickelt.

Es ist sinnvoll, vor jedem weiteren definitorischen Versuch Trauma als Bestandteil dieser Matrix zu verstehen. Trauma ist ein psychologischer Begriff, aber er kann nur im Zusammenhang mit einem sozialen Prozess stehen. Er ist gleichzeitig verknüpft und eng verwandt mit Prozessen der Angst und der Trauer. Nicht immer kann man Angst, Trauma und Trauer klar voneinander abgrenzen, ebenso wenig wie Bedrohung, Zerstörung und Verlust. Es sind unterschiedliche Prozesse, die sich aber überlappen, ineinander übergehen und eng aufeinander bezogen sind. Trauma ist die absolute Erfahrung des Disempowerments. Angst und Trauer sind Teile davon, können aber auch Bestandteil von Empowermentperspektiven sein. Insbesondere Trauerprozesse sind entscheidende Komponenten solcher Perspektiven. In der Traumaarbeit gibt es viele Leute, die fälschlicherweise glauben, man könne das Disempowerment ignorieren bzw. brauche es mit den Betroffenen nicht im Detail durchzuarbeiten. Begeistert stürzt man sich auf das Empowerment, versucht, so genannte Ressourcen zu mobilisieren und den Weg für eine neue Zukunft zu ebnen. Dabei wird ignoriert, dass die Menschen auch Subjekte ihres Leides sind. Wirkliches Empowerment setzt die Anerkennung und das Verstehen des Disempowerments voraus. Zukunftsweisend ist in diesem Sinne nur ein gelungener Trauerprozess, der die Anerkennung des Verlustes voraussetzt.

Warum der PTSD wirklich nicht hilft

Der PTSD ist das weltweit bekannteste Traumakonzept, gleichzeitig aber auch das nutzloseste, um man-made-disasters zu verstehen und mit ihnen umzugehen. Obwohl diese Tatsache seit vielen Jahren bekannt ist, auf Kongressen abgehandelt und in den verschiedensten Publikationen des öfteren vorgebracht wurde (vgl. Summerfield, D., 1996, 1997, 1998; Bracken, P./ Petty, C. [eds.], 1998), wird sie im täglichen Traumageschäft ignoriert. Auch ich habe zu dieser Frage in den vergangenen Jahren deutlich Stellung genommen (vgl. Becker, D., 1992, 1995, 2004). Dabei ist mir niemals direkt widersprochen worden. Selbst Fachleute wie Bessel van der Kolk, die an der Ausarbeitung des PTSD-Konzeptes beteiligt waren, standen meinen Kritiken und denen anderer Fachleute offen und häufig zustimmend gegenüber. Trotzdem hat dies nichts an den Verhältnissen geändert. Der PTSD bzw.

die PTBS (Posttraumatische Belastungsstörung), wie es im *DSM* IV bzw. im *ICD*-10 beschrieben wird, ist und bleibt die häufigste Art und Weise, wie weltweit Trauma erfasst wird.

Der Grund hierfür ist für viele Menschen wohl eher pragmatischer als bewusst ideologischer Natur. Eine nützliche Traumadefinition ist kompliziert und unhandlich. Der PTSD hat die verführerische Kraft der Einfachheit. Er ist scheinbar wissenschaftlich fundiert und wird überall angewendet. Die Macht von Unsinn, wenn er nur weit genug verbreitet ist, darf nicht unterschätzt werden. Viele glauben, dass diese Definitionsdiskussionen Haarspaltereien sind, Streit unter Fachleuten. Aber in Wirklichkeit machen sie sich einfach nicht die Mühe, die zerstörerische Kraft dieses Konzeptes zu analysieren. Die Auseinandersetzung mit dem PTSD bleibt deshalb eine Notwendigkeit, weshalb im Folgenden die zentralen Kritikpunkte noch einmal benannt werden.

Die wichtigste Begrenzung der PTSD-Diagnose ist, dass sie die Situation, die ein Trauma hervorgerufen hat, als Stressor klassifiziert. Dabei ist es nicht von Bedeutung, ob wir in Belfast, Santiago de Chile oder in Auschwitz sind, ob das Trauma Folge von Folter, eines Autounfalls oder eines Herzinfarktes ist. Der PTSD ignoriert nicht einfach nur die Hauptaspekte sozialpolitischer Traumatisierungen, sondern hilft dabei, ein soziales und politisches Problem in ein psychopathologisches umzuwandeln. Das »D« steht für disorder (Störung). Im PTSD wird Trauma zur simplen Psychopathologie, neben anderen. Genau damit erweist er den Opfern einen Bärendienst. Er erkennt ihr Leiden an, aber nur als psychisches, nicht als soziales Leid.

Der PTSD spiegelt vor, dass das Trauma an ein Einzelereignis gebunden sei und ende, wenn die Menschenrechtsverletzungen aufhören, dass wir uns also mit den Auswirkungen eines vergangenen Geschehens befassen. Lang anhaltende, chronische traumatische Situationen können deshalb weder erfasst noch verstanden werden. Auch dass Symptome erst viele Jahre nach der traumatischen Situation auftreten können, muss hier unverständlich bleiben. Anstatt Trauma als einen Prozess zu begreifen, macht der PTSD aus der Realität eine Fiktion, die die Geschichte des betroffenen Individuums bzw. der entsprechenden Gesellschaften neu erfindet. Komplexe sozialpolitische Prozesse werden ihres politischen Charakters entleert, auf Einzelereignisse reduziert und als traumatische Klischees entwickelt.

Die Realität wird zum Film. Die ideale PTSD-Konstruktion können wir z.B. in Hitchcock-Filmen beobachten, wenn verdrängte Kindheitsereignisse das ganze Leben eines Erwachsenen erklären, oder bei *Citizen Cane*, wo sich die Haltung des Pressezaren Hearst als die Suche nach seinem Schlitten Rosebud herausstellt. Am Schluss sind wir sogar bereit, zu akzeptieren, dass Krieg als allgemeiner ahistorischer Blutrausch inszeniert wird, ohne Grund und mit beliebigem sozialen Umfeld. Marlon Brando wird in *Apocalypse Now* zur Verkörperung der Schrecken des Krieges. Von den konkreten Problemen Vietnams brauchen wir nichts zu wissen.

Der PTSD ist eine individuelle Diagnose und somit außerstande, damit umzugehen, dass Traumata ganze Familien betreffen und Familienstrukturen zerstören können. Für den PTSD kann ein Vater, der gefoltert wurde, traumatisiert sein, aber seine Familie, die ihn später wieder aufgenommen hat, nicht. Auch transgenerationale Prozesse müssen vom PTSD ignoriert werden. Wie absurd diese Konstruktion ist, wird deutlich, wenn man sich fragt, wie man die Familienangehörigen von Verschwundenen diagnostizieren soll. Wer ist wann traumatisiert worden? Fängt das Trauma mit der Verhaftung des Ehemannes an oder erst, wenn die Vermutung wächst, er sei umgebracht worden? Ist nur die Ehefrau traumatisiert, die verzweifelt nach ihm sucht, oder auch die Kinder, die zu Hause warten? Ich erinnere an den Fall von Mariana. Es kann kein Zweifel bestehen, dass sie traumatisiert war. Aber der PTSD hätte das nicht benennen können. Auch die Hilfskonstruktionen von den sekundären Traumatisierungen führen hier nicht weiter.

Der PTSD ist ein individueller Symptomkatalog, der zwar einiges benennt, was regelmäßig im Zusammenhang mit Traumata zu beobachten ist, aber letztendlich in seinem eigenen begrenzten Aussagegebiet notwendigerweise unvollständig bleibt. Folgende Symptome werden benannt: Die Betroffenen erleben die traumatischen Ereignisse immer wieder neu, entweder durch unfreiwillige Bilder, Gedanken oder Wahrnehmungen oder als Illusionen bzw. Halluzinationen *(flashback)*; sie vermeiden Reize, die mit dem Trauma verbunden sind *(numbing)*; sie leiden unter einer anhaltenden, übertriebenen Wachsamkeit *(hyperarousal)*. Schwere traumatische Erlebnisse führen langfristig häufig zu depressiven Symptombildern.

Doch selbst wenn diese Symptome in verschiedenen Kontexten auftreten, kann ihre Bedeutung variieren, und zudem können weitere erscheinen, die in der offiziellen PTSD-Liste nicht genannt werden[35]. Es kommt oft zu Störungen des Sozialverhaltens, zu eingeschränkter Kommunikations- und Arbeitsfähigkeit, zum Zusammenbruch der familiären Strukturen sowie zu schweren psychosomatischen Erkrankungen. Traumatisierungen erschweren die Verarbeitung von Verlusten. Da sie die Erfahrung extremer Gewalt beinhalten, wird häufig die Fähigkeit zur gesunden Aggression, z. B. für die Selbstverteidigung, beeinträchtigt. Während man durchaus sagen kann, dass die Wahrscheinlichkeit, dass Trauma stattgefunden hat, relativ hoch ist, wenn sich PTDS-Symptome zeigen, so gibt es keine Garantie dafür, dass kein Trauma vorliegt, wenn sie fehlen. Selbst als Symptomliste ist der PTSD also ungeeignet. Aber wichtiger noch ist, dass ein simpler Katalog sowieso an der Problematik vorbeigeht.

In der differenziertesten Literatur über Traumata – diejenige, die sich mit den Opfern des Holocaust beschäftigt – begegnet man der PTSD-Diagnose kaum. Das liegt zum Teil daran, dass es sie glücklicherweise noch nicht gab, als man begann, mit den Überlebenden zu arbeiten. Aber auch später hat man sich offensichtlich nicht getraut, so verflachend zu argumentieren. Es ist schade, dass das, was man von den Opfern der Nazis gelernt hatte, nicht zum Maßstab für die moderne Traumatheorie wurde.

Das Konzept der sequentiellen Traumatisierung und seine Erweiterung

Ich will im Folgenden eine erweiterte Definition des Traumabegriffs vorschlagen, allerdings nicht als Beschreibung einer Psychopathologie. Das Ziel ist hier nicht, den PTSD durch eine bessere, umfassendere oder vollständi-

---

35 Der PTSD interessiert sich nicht für die Bedeutung von Symptomen. Aber gerade darum geht es bei der Bearbeitung von traumatischen Prozessen. Viele Therapeuten neigen heute dazu, dies zu vergessen, und behandeln das beliebteste Symptom, den flashback, als Blitzschlag, der bezugslos und deshalb sinnfrei stattfindet. Statt über den Realitätsbezug des flashback nachzudenken, dessen mögliche Verbindung mit aktuellen Ereignissen zu beforschen oder nach dem sich hier möglicherweise ausdrückenden Selbstheilungsversuch zu fragen, wird einfach das Symptom bekämpft. Damit wird den Opfern im Rahmen der Hilfsbemühungen um sie nachträglich die traumatische Erfahrung als weder versteh- noch integrierbar nahe gebracht. Die essentielle Ohnmacht wird bestätigt.

gere Definition zu ersetzen, weil damit zwar einige Kritikpunkte bewältigt werden könnten, aber das Grundproblem ungelöst bliebe. Ansätze in dieser Richtung habe ich bereits in den vorangegangen Kapiteln vorgestellt. Ich möchte stattdessen qualitativ andersartige Rahmenbedingungen aufzeigen, mittels derer in unterschiedlichen Kontexten Trauma definiert werden kann. Dabei werde ich mich ganz wesentlich auf Keilsons sequentielle Traumatisierung stützen, die einer solchen Rahmenkonzeption bereits sehr nahe kommt.

In seiner Follow-up-Studie über jüdische Kriegswaisen in den Niederlanden beschreibt Keilson drei traumatische Sequenzen (vgl. Keilson, H., 1979):

1. Die feindliche Besetzung der Niederlande mit dem beginnenden Terror gegen die jüdische Minderheit. Angriffe auf die soziale und psychische Integrität der jüdischen Familien.

2. Die direkte Verfolgung: Deportation von Eltern und Kindern bzw. Trennung von Mutter und Kind. Versteck in improvisierten Pflegemilieus, Aufenthalt in Konzentrationslagern.

3. Die Nachkriegsperiode mit der Vormundschaftszuweisung als zentrales Thema.

Keilsons Konzept beinhaltet einen grundlegenden Wechsel im Verständnis von Traumata: Anstatt ein Ereignis zu betrachten, das Konsequenzen hat, haben wir jetzt einen Prozess, in dem die Beschreibung einer sich verändernden traumatischen Situation der Rahmen ist, der festlegt, wie wir Trauma verstehen. Keilson unterscheidet z. B. die Sequenz der direkten Verfolgung von der Sequenz der Nachkriegszeit. Er zeigt, dass der Verlauf der letztgenannten Sequenz für die Gesundheitsperspektiven der Opfer bedeutsamer ist als der Schweregrad der Traumatisierung in der vorangegangenen. Die Traumatisierung hält an, auch nachdem die aktive Verfolgung beendet wurde, weshalb es ein Missverständnis wäre, Traumata als die psychischen Folgen eines bestimmten eingegrenzten Ereignisses zu verstehen. So bezieht sich z. B. das Trauma eines Vietnamveteranen nicht nur auf seine Kriegserlebnisse, sondern auch darauf, wie er nach dem Krieg sozial und politisch integriert oder isoliert wurde. Auch die Traumatisierung der Familienangehörigen von Verschwundenen in Argentinien entwickelt sich nicht nur durch die Erfahrungen während der Diktatur, sondern auch durch den Umgang mit diesen Verbrechen in der Zeit danach. So wird verständlich, warum Patienten sofort nach dem traumatischen Ereignis Symptome entwickeln können oder aber erst zehn, zwanzig oder vierzig Jahre später. Schließlich macht Keilson deutlich, dass es ein »Nach-dem-Trauma« nicht gibt, sondern nur einen anhaltenden traumatischen Prozess. Dieser setzt sich im heilenden oder im zerstörerischen Sinne nach dem Ende eines Krieges, direkter Gewalt und Verfolgung fort. Oft kann bestimmt werden, wann ein traumatischer Prozess begonnen hat, aber nur selten, wann er aufhört. Die Helfer, die Menschen, die mit den Opfern zu tun haben, sind ein Teil dieses Prozesses und können nie neutral und von außen handeln.

Einer der Vorteile des Konzeptes ist die einfache Anwendbarkeit in den unterschiedlichsten kulturellen und politischen Settings. Im Gegensatz zum PTSD definiert es keine begrenzte Anzahl von Symptomen oder Situationen, sondern fordert dazu auf, den speziellen historischen Prozess genauer zu betrachten. Es legt einen Rahmen fest, um Trauma in einem spezifischen Kontext – hier der Holocaust in Holland – zu analysieren, und gibt nicht vor, das Trauma selbst bereits erklärt zu haben. Es zeigt, dass Qualität und Quantität traumatischer Sequenzen in unterschiedlichen Kontexten verschieden sind, obwohl die Sequenzen selbst durchaus benannt werden können.

Der sequentielle Wechsel vom aktiven Krieg und der akuten Verfolgung zu der Zeit danach ist überall von hoher Bedeutung. Allerdings muss in vielen Fällen diese Zeit auch wieder in unterschiedliche Sequenzen eingeteilt werden, weil sie sich nicht so eindeutig markieren lässt, wie das Ende des Zweiten Weltkrieges. So herrschte etwa in Angola während der letzten dreißig Jahre Krieg, unterbrochen nur von kurzen Perioden eines vermeintlichen Friedens. Auch im ehemaligen Jugoslawien kann man die aktuelle politische Lage weder als Krieg noch als Frieden definieren.

Wenn man die sequentielle Traumatisierung als sinnvollen Rahmen akzeptiert, dann muss man diese Sequenzen zum einen allgemeiner formulieren, so dass man in unterschiedlichen Kontexten wieder zu spezifischen Beschreibungen zurückfinden kann, und zum anderen muss man eine Lösung für die Tatsache finden, dass die Grenzen der Verfolgung nicht überall so klar sind, wie in dem von Keilson beschriebenen Kontext. Gemeinsam mit Barbara Weyermann (vgl. Becker, D./Weyermann, B., 2006) habe ich versucht, eine solche erweiterte Konzeption zu erarbeiten. Schließlich haben wir sechs Sequenzen definiert:

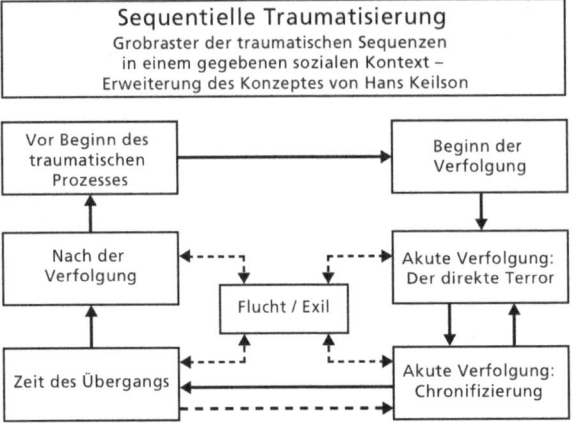

1. Vor Beginn des traumatischen Prozesses:
    Hier geht es um die Lebensstrukturen, bevor ein Konflikt ausbricht. Dieser »normale« Lebensprozess kann natürlich seinerseits auch von traumatischen Erfahrungen gekennzeichnet sein, wie z.B. individuell-biographische Erfahrungen (z.B. Autounfall), strukturelle Gewalt (Armut) oder nicht überwundene historische Erfahrungen (Krieg und Verfolgung innerhalb der letzten 50 Jahre). Die Beschreibung dieser Vorsequenz beinhaltet ein Urteil darüber, welche Probleme schon zu Zeiten gültig waren, die man noch als »normal« bzw. friedlich in Erinnerung hat, und außerdem eine Feststellung, wann diese Zeit beendet war.

2. Beginn der Verfolgung:
    Diese im eigentlichen Sinne erste traumatische Sequenz ist der Moment, in dem ein Konflikt bereits eskaliert, die Bedrohung aber noch nicht unmittelbar und absolut ist. Es ist ein Unterschied, ob man verfolgt wird und sich noch verstecken kann, ob ein Nachbar oder ob man selbst verhaftet wird. Diese Sequenz kann kurz oder länger sein. Wichtig ist, zu verstehen, dass es eine Zeit gibt, in der der Terror noch nicht total ist, sich aber ankündigt bzw. bereits begonnen hat.

3. Akute Verfolgung – Der direkte Terror:
    Diese Sequenz ist gekennzeichnet durch die unmittelbare, existenzielle, traumatische Erfahrung: Verhaftung, Folter, Mord, Zerstörung,

das, was auch der PTSD als traumatisierend anerkennt. Die Erfahrungen des unmittelbaren Terrors sind aber ein Prozess, in dem der genaue Moment des traumatischen Zusammenbruchs nicht einfach zu bestimmen ist.

4. Akute Verfolgung – Chronifizierung:
    Die dritte und die vierte Sequenz hängen eng zusammen und lösen sich häufig wechselseitig ab, weshalb sie mit gegenläufigen Pfeilen gekennzeichnet sind. Die Unterscheidung fällt nicht immer leicht, ist aber wichtig. In Kriegen und Diktaturen verbringt man sehr viel mehr Zeit damit, auf neue Katastrophen zu warten, als dass man akute Zerstörung unmittelbar erlebt. In diesen Wartephasen, die hier Chronifizierung heißen, entfaltet der direkte Terror seine volle psychologische Wirksamkeit, weil man hier Zeit findet, die eigene Beschädigung wahrzunehmen und außerdem, die chronifizierte Angst und die Furcht vor dem, was noch bevorsteht, stärker werden. Gleichzeitig ist in der Chronifizierung manchmal ein Stück Projektarbeit möglich, die während des akuten Terrors nicht stattfinden könnte. Entsprechend wichtig ist diese Unterscheidung. Wenn ich heute auf meine therapeutische Arbeit in Chile während der Diktatur zurückblicke, so glaube ich, dass viele Therapiewünsche in Phasen des akuten Terrors ausgelöst wurden, dass aber Behandlung im eigentlichen Sinne fast ausschließlich in den Phasen der Chronifizierung möglich war.

5. Zeit des Übergangs:
    Es gibt Friedensverhandlungen oder einen Waffenstillstand. Noch ist der Konflikt nicht restlos beseitigt, aber ein Ende ist absehbar. Manchmal existieren nun schon gewisse Freiheiten, manchmal wird die Repression erst recht unerträglich. Übergänge können sehr kurz sein oder Jahre dauern. Hier wird erstmals eine Vision der Zukunft möglich, gleichzeitig bestätigt sich aber die Unabänderlichkeit der Vergangenheit. Dies ist eine Zeit des Umbruchs und der persönlichen Krisen. Manchmal bricht in dieser Zeit der Krieg erneut aus, und entsprechend kann es zu einem Rückfall in die Sequenzen drei und vier kommen. Diese Sequenz ist vor allem in den Ländern wichtig, in denen der Übergang viele Jahre dauert, und damit wieder eine eigene verunsichernde, traumatisierende Wirkung entfaltet. Sie ist die zweite deutliche Ergänzung zu Keilson.

6. Nach der Verfolgung:
Der Konflikt und die Verfolgung sind beendet. Oft ist die Rechtssicherheit weitgehend wiederhergestellt, das Leben ist nicht mehr bedroht. Der traumatische Prozess selbst endet damit nicht, obwohl die eigentliche Bedrohung nicht mehr existiert. Wichtiger noch, erst in dieser Phase entwickelt sich die langfristige individuelle und soziale Pathologie. Diese Sequenz ist im psychologischen Sinne die komplexeste. Sie ist identisch mit dem, was Keilson die Nachkriegsperiode nennt. Hier geht es zentral um die Situation der Opfer, die Art der Versorgung oder Betreuung, die geleistet wird und die gesellschaftlichen Versöhnungsprozesse, d. h. die juristische und soziale Aufarbeitung der Vergangenheit, der Verbrechen etc.

Diese sechs Sequenzen können als Orientierung dienen, um in einem spezifischen Kontext Traumata zu beschreiben. Der konkrete psychosoziale Inhalt eines solchen sequentiellen traumatischen Prozesses muss dann allerdings noch erarbeitet werden und gibt dem Trauma seine jeweilige kontextspezifische Gestalt. Möglicherweise könnte es in manchem Kontext sinnvoll sein, noch mehr oder weniger Sequenzen zu definieren. Es werden sich immer komplexe Beziehungen und manchmal auch Widersprüche ergeben, zwischen allgemein landesgültigen Sequenzen und der individuellen Erfahrung mit ihnen.

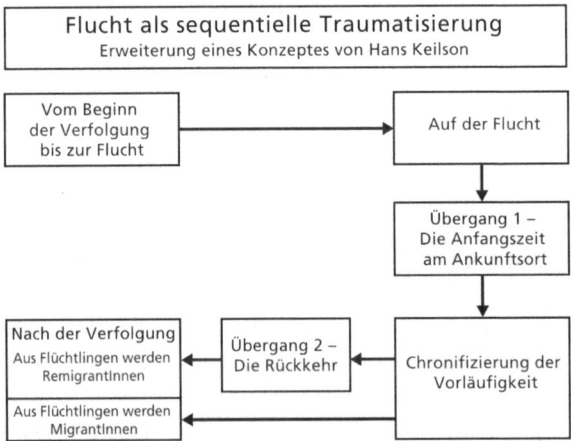

Flucht als sequentielle Traumatisierung
Erweiterung eines Konzeptes von Hans Keilson

Vom Beginn der Verfolgung bis zur Flucht → Auf der Flucht

Übergang 1 – Die Anfangszeit am Ankunftsort

Nach der Verfolgung
Aus Flüchtlingen werden RemigrantInnen
Aus Flüchtlingen werden MigrantInnen

Übergang 2 – Die Rückkehr

Chronifizierung der Vorläufigkeit

Vertreibung und Flucht sind Teil der Sequenzen der akuten Verfolgung. Auch die Existenz im Exil ist Bestandteil der traumatischen Erfahrung. Subjektiv wird dies häufig ähnlich der Sequenz des Übergangs erfahren. Flucht, Exil und Rückkehr stellen also in gewisser Hinsicht eigene traumatische Sequenzen dar, weshalb sie hier, eingedenk der gerade in Deutschland und Europa relevanten Frage nach der Traumatisierung der Flüchtlinge, nochmals spezifisch aufgeführt werden (vgl. Becker, D./ Weyermann, B., 2006):

1. Vom Beginn der Verfolgung bis zur Flucht:
    Die Entscheidung zur Flucht ist immer unfreiwillig und von zwei sich widersprechenden Gefühlsdimensionen geprägt: von dem verzweifelten Aufgeben und Akzeptieren, dass es keinen anderen Ausweg mehr gibt und dem Wunsch, sich und die Familie zu retten.

2. Auf der Flucht:
    Die Flucht dauert oft viele Monate. Manchmal herrscht Lebensgefahr, und die Flüchtlinge sind neuen traumatischen Erfahrungen ausgesetzt. Sie sind geschockt und betroffen von der Erfahrung, alles verloren zu haben und müssen gleichzeitig die Stärke aufbringen, ein Ziel anzusteuern, sich in Sicherheit zu bringen. Das Chaos, der eingeschränkte Überblick und die überwältigende Angst führen zu Entscheidungen, die für das Überleben nicht immer förderlich sind.

3. Übergang 1 – Die Anfangszeit am Ankunftsort:
    Die Ankunft am Ziel ist meist schockierend, der Fluchtort garantiert keine wirkliche Sicherheit und entspricht den Erwartungen nicht. Von den vielfältigen Überlebensproblemen, die gleichzeitig gelöst werden müssen, fühlen sich die Flüchtlinge existentiell überfordert. Erstmals haben sie Zeit, bewusst die erlittenen psychischen Verletzungen wahrzunehmen. Folgende Probleme stehen im Vordergrund: Wohnsituation (Lager, Kollektivunterkunft, eigene Wohnung); rechtliche Situation (Aufenthaltsstatus – Bleiberecht, Arbeitserlaubnis, Schutz vor kriminellen Übergriffen); ökonomische Lebensverhältnisse.

4. Chronifizierung der Vorläufigkeit:
    In dieser Sequenz können zwei Etappen unterschieden werden, obwohl nicht jeder Flüchtlinge beide durchläuft:

Erstens die Anpassung an die Verhältnisse, die aber als vorläufig eingeschätzt werden. Dies erleichtert das Aufrechterhalten der Bindungen an das Heimatland und die Verteidigung der bisherigen Identität, erschwert aber die Integration. Oder die Lage wird akzeptiert, mit einer bald bevorstehenden Rückkehr wird nicht mehr gerechnet. Diese Etappe erleichtert die Integration, bedeutet aber einen stärkeren Identitätsbruch, alte Bindungen können nur mangelhaft verteidigt werden. Beide Etappen sind aber in ihrem Verlauf nicht nur von der Bereitschaft der Flüchtlinge abhängig, sich auf das Aufnahmeland einzulassen, sondern werden vor allem durch die Möglichkeiten am Fluchtort bestimmt. In den meisten reichen Industrienationen versucht man heutzutage, den Flüchtlingen das Leben so unangenehm wie möglich zu machen. Da ihnen häufig über Jahre ein gesicherter Aufenthaltsstatus verweigert wird, tragen diese Länder selbst zur Marginalisierung und Traumatisierung der Flüchtlinge bei.

5. Übergang 2 – Die Rückkehr:

Diese Sequenz umfasst die Zeit von der Entscheidung zur Rückkehr, über die Rückreise bis zur Anfangszeit im Heimatland. Die erzwungene Rückkehr bedeutet in der Regel eine schwere Re- bzw. Neutraumatisierung. Doch auch die freiwillige Rückkehr beinhaltet eine Krise. Wenn der Aufenthalt im Fluchtland sehr lange gedauert hat, kommt es oft zu innerfamiliären Widersprüchen, z.B. wenn Eltern zurückkehren und Kinder bleiben wollen, weil sie sich am Exilort inzwischen zu Hause fühlen.

6. Nach der Verfolgung:

Aus Flüchtlingen werden RemigrantInnen:
Obwohl die Betroffenen auf die Dauer wieder heimisch werden, gibt es keine echte Rückkehr. Das Exil bleibt Teil der Lebenserfahrung – positiv durch die dort erworbenen neuen Kenntnisse, negativ durch die Erfahrung des Nicht-Dazugehörens. In den Familien der Betroffenen bleibt der unfreiwillige Migrationsprozess über Generationen hinweg ein Thema. Aus Flüchtlingen werden MigrantInnen:
Viele Flüchtlinge kehren nie in ihre Heimat zurück. Sie bleiben in der Aufnahmegesellschaft, integrieren sich zum Teil oder bilden neue Minderheiten.

Die zunächst allgemein und dann spezifisch im Bezug auf Flüchtlinge dargestellte, erweiterte Konzeption der sequentiellen Traumatisierung soll nicht mehr sein als eine Rahmenorientierung, ein Instrument, das dem lokalen Traumaarbeiter[36] hilft, sich zu orientieren, und das es erlaubt, trotz aller kontextspezifischen Unterschiede, auch international einen bedeutungsvollen Dialog zu führen. Spezielle, eher psychologische Traumadefinitionen werden durch diesen Rahmen nicht überflüssig. Im Gegenteil, wenn sie auf diese Art sequentiell und kontextspezifisch eingeordnet werden, könnten sie sogar wieder bedeutsamer werden. Nichts spricht dagegen, PTSD-Symptome im Land X festzustellen, wenn gleichzeitig ihre spezielle Bedeutung herausgearbeitet wird, sie in Bezug auf die jeweilige Sequenz und den spezifischen Kontext kritisch hinterfragt, ergänzt und im Verbund mit dem sozialen Zerstörungsprozess beschrieben werden. Gleiches gilt für die psychoanalytischen Definitionen, die bereits mehrfach angesprochen worden sind. Unter dem Dach der hier entwickelten Rahmenkonzeption sind sie eine hilfreiche Möglichkeit, gerade den intrapsychischen Prozessen sinnvoll nachzuspüren.

Im individualpsychologischen Sinne bleibt das Trauma eine tiefe emotionale Wunde, eine Reaktion auf sozialpolitische Zerstörungsprozesse, die die psychische Struktur eines Menschen überfordern. Ein traumatischer Zusammenbruch kann nach einem einzelnen oder nach einer Reihe von Ereignissen erfolgen, die erst in ihrer Häufung kumulativ wirksam werden. In einem allerersten, kurzen Moment ist das Trauma also tatsächlich nicht mehr als die psychische Folge einer extrem überfordernden Erfahrung. Im selben Atemzug müssen wir uns aber wieder von der Vorstellung des Traumas als Reaktion auf ein eingegrenztes Ereignis verabschieden und es statt dessen als Prozess kennzeichnen, der durch die Wechselwirkungen zwischen der sozialen Umwelt und der psychischen Befindlichkeit der Menschen bestimmt wird und keine statische Gestalt hat, sondern sich ständig verändert und weiterentwickelt. Im Sinne von Winnicott, der einmal sagte: »Es gibt den Säugling gar nicht.« (vgl. Winnicott, D. W., 1974, S. 50), und damit

---

36 Durch die Verwendung des Wortes Traumaarbeiter versuche ich darauf hinzuweisen, dass weltweit zwischen 80 und 90% der Menschen, die mit Traumatisierten arbeiten, keine psychologisch oder medizinisch geschulten Fachkräfte, sondern Laien sind, die anderen Berufen angehören.

meinte, dass es den Säugling nur in Verbindung mit mütterlicher Fürsorge gäbe, kann man behaupten, dass es Traumata ohne den sozialen Kontext nicht gibt.

Der Psychoanalytiker Hans Keilson hat eine Traumakonzeption entworfen, die den psychoanalytischen Rahmen sprengt. Ich habe versucht, sie nicht als medizinische Definition, sondern als psychosozialen Rahmen konsequent weiterzuentwickeln. Keilsons Erfindung ist außerordentlich nützlich, hat aber leider bisher nicht die internationale Anerkennung erfahren, die ihr zusteht. Zwar wird sie ab und zu erwähnt und auch gelobt, nur nicht benutzt. Als ich den israelischen Soziologen José Brunner in einer Diskussion vor einiger Zeit fragte, warum er glaube, dass alle Welt die Keilson'sche Konzeption lobe, sie aber in der Praxis nicht benutzen würde, gab er mir eine ebenso einfache wie überzeugende Antwort: Er wies mich darauf hin, dass die Konzeption für alle Beteiligten zu unbequem sei. Nicht nur wäre sie für die Täter unangenehm, weil sie die Langfristigkeit der Zerstörung so verdeutlichen würde, sondern auch für die Opfer, weil, anstatt das Trauma auf einen klar begrenzten Zeitraum einzugrenzen, z. B. die KZ-Haft, nun das Trauma weiterginge, nicht nur in Deutschland, sondern eventuell auch in Israel. Statt Grenzen zu setzen, Gut und Böse sauber voneinander zu trennen, gäbe es bei Keilson nur einen langen, komplexen Prozess, für den alle weiter Verantwortung tragen. Das Konzept müsse zwar jeden Historiker erfreuen, sei aber wahrscheinlich für viele andere ein Alptraum, weil es zu einer Auseinandersetzung zwänge, die viele in dieser Dichte nicht wollten.[37] Vielleicht ist dies der Grund, warum ich so entschieden an der sequentiellen Traumatisierung festhalte. Wenn uns das Leid der Menschen wirklich interessiert, dann müssen wir komplexe und unbequeme Realitäten formulieren und beschreiben, anstatt immer neuere und schrecklichere Vereinfachungen zu produzieren.

Eine Erfahrung, die ich während eines Workshops in einem Flüchtlingslager in Bosnien machte, ist ein gutes Beispiel für die Möglichkeiten kontextualisierter Traumadefinitionen. Ich bat meine Kollegen, alles zu vergessen,

---

[37] Natürlich kann José Brunner keine Verantwortung dafür übernehmen, wie ich seine Worte verstanden und in Ansätzen hier wiedergegeben habe. Allerdings möchte ich auf zwei interessante Artikel von Brunner über Trauma und Traumadiskurs hinweisen (Brunner, J., 2004, 2005).

was sie je über psychologische und psychiatrische Diagnosen gehört haben und mittels normaler Sprache niederzuschreiben, was sie glaubten, was das Trauma der Flüchtlinge in diesem Lager ausmache. Sie antworteten:

>»Die Zerstörung, die der Krieg verursacht hat; die Granaten; in Zelten zu leben; die Kälte; das Fehlen von Nahrung; die Unsicherheit, wann oder ob sie zurückkehren können; die ökonomische Situation; die rechtlichen Probleme; der Verlust von Familienmitgliedern; die Erinnerung an Folter und Konzentrationslager; das Fehlen der privaten und sozialen Kommunikation und die Zurückweisung, die sie durch die lokale Gemeinschaft erfahren haben.«

Die Liste war noch länger und enthielt mehr Details, aber keine klinischen Definitionen. Mit Sicherheit entsprach sie mitnichten den standardisierten Indices, die häufig zur Beurteilung von Traumata verwendet werden. Es wurde noch nicht einmal deutlich differenziert zwischen traumatisierender Situation und Trauma. Trotzdem ist das eine der besten Definitionen, die ich je gehört oder gelesen habe. Für die konkrete Information über spezifische Charakteristika des Leidens von Flüchtlingen – intern Vertriebene in Bosnien – war es eine hervorragende Beschreibung. Sie erlaubte den Kollegen, eine sinnvolle Arbeit zu beginnen, die sich an den realen Bedürfnissen und Problemen der Menschen orientierte.

Zusammenfassend ist festzuhalten, dass in jedem neuen sozialen Kontext die Menschen ihre eigenen Definitionen von Trauma erfinden müssen, innerhalb eines Rahmens, in dem die Aufmerksamkeit zuerst auf die sequentielle Entwicklung des traumatischen Prozesses gelegt wird. In zweiter Linie bleibt es wichtig, individuelle und spezifische Symptome zu beachten, und zwar vor allem aufgrund der metaphorischen Inhalte, die sich in der Symptomatik verbergen.

Möglichkeiten und Grenzen der Psychotherapie

Traumaarbeit beginnt nicht in einem Therapeutenzimmer und endet dort auch nicht. Nichtsdestotrotz kann Therapie manchmal der erste soziale Raum sein, in dem die Opfer beginnen können, ihre Schwierigkeiten zu überwinden. In der relativen Intimität der Therapie können wir einiges lernen, was möglicherweise auch in anderen Zusammenhängen zentral, aber weniger sichtbar ist. Ich denke an folgende Fragen: Wie fühlt es sich an, traumatisiert zu sein, und ist es möglich, diese Gefühle zu verstehen? Wie beziehen wir uns auf eine traumatisierte Person oder Gruppe? Welches ist das grundsätzliche Ziel der Behandlung?

Von Sandor Ferenczi haben wir eine Antwort darauf erhalten (vgl. Ferenczi, S., 1932 und Kap. 2). Ferenczi beschreibt Trauma in seinem Kern als extreme Agonie der Angst, die zu der psychologischen Erfahrung des Todes führt. Das bedeutet, dass eine grundsätzliche Spaltung stattfinden muss. Ferenczi zeigt, dass diese Spaltung sinnvoll ist, um das Trauma zu überleben, obwohl es im Nachhinein fortgesetzte Fragmentierung bedeutet. Ein Teil der Person bleibt tot, während ein anderer Teil wieder zu funktionieren beginnt. Um Trauma zu überwinden, müsste die Fragmentierung, die Spaltung, aufgehoben werden können, aber das ist fast unmöglich, weil es innerhalb der traumatischen Erfahrung nur die Agonien der Angst gibt, keine Sprache und keine Fähigkeit zu reflektivem Denken. Außerhalb des Traumas ist Denken zwar möglich, es gibt Wörter, aber der Bezug auf die traumatische Erfahrung gelingt nicht. In diesem Sinne haben wir es bei traumatisierten Menschen mit einer doppelten Realität zu tun: auf der einen Seite einen Menschen, der daran denken und uns davon berichten kann, was ihm geschehen ist, und auf der anderen Seite einen, der verloren ist in der Erfahrung von Tod und Terror, wo es keine Wörter mehr gibt, um diese Erfahrung zu erklären. Wie wir gesehen haben, eröffnet sich therapeutisch die Möglichkeit, mit dieser Spaltung umzugehen, wenn es gelingt, einen Raum zu schaffen, in dem sich die Patienten in ihren Fragmentierungen wieder erkennen können. Natürlich gibt es Widerstände gegen die aktive Konfrontation mit der eigenen Erinnerung, aber traumatisierten Patienten bleibt keine Wahl. Sie können versuchen, zu vergessen, aber das gelingt nicht, der Terror ist ein Teil von ihnen. Die Frage ist also nicht, ob diese Menschen den Terror sehen wollen, sondern wie sie ihn sehen. Werden sie in solchen Momenten alleine sein, oder werden sie begleitet? Wird es durch Albträume geschehen oder durch bewusste Prozesse? Wird es einen Raum geben, in dem der Terror geteilt werden kann, in dem der Tod Teil einer lebendigen Beziehung wird? Mit Hilfe der Konzepte von Kinston und

Cohen über primäre Objekte und primäre Bezugnahme (vgl. Cohen, J./ Kinston, W., 1983; Kinston, W./Cohen, J., 1986) sind wir in der Lage, Patienten zu helfen, mit dem »Loch« in ihrer Psyche zurechtzukommen (vgl. Kap. 2). Wir haben verstanden, dass es keine neutrale therapeutische Beziehung zu solchen Patienten geben kann, sondern dass wir mit den Patienten das Schweigen durchbrechen müssen.

Trauma bedeutet auf der individuellen Ebene extreme Angst und das Gefühl des Todes. Die Konsequenz ist Fragmentierung. Um mit ihr fertig zu werden, bedarf es eines interpersonalen Raumes, in dem man über das Trauma hinauswachsen kann und in dem es genügend Bezogenheit gibt, die nach und nach Symbolisierung ermöglicht. Symbolisierung bedeutet, dass das konkrete Leid psychisch und sozial auf eine Art und Weise abgebildet werden kann, die wieder eine Differenz zwischen der Realität des Terrors und der Erinnerung an ihn einführt. Dadurch verliert er seine Macht, und die Vergangenheit verwandelt sich tatsächlich nach und nach in Vergangenheit.

Entscheidend für der Verlauf des traumatischen Prozesses ist also zum einen die Frage, ob die reale Verfolgung aufhört oder weitergeht, zum zweiten, ob und wie ein sozialer Raum entsteht, der die Vergangenheit benennt und anerkennt und zum dritten, in wie weit in diesem Raum aktiv Symbolisierungsprozesse ermöglicht und gefördert werden. Psychotherapie kann diese Probleme nicht lösen, aber ihre Bewältigung gegebenenfalls unterstützen, wenn sie ihre Grenzen anerkennt, sich auf die Personen wirklich einlässt und auf blinde Symptombekämpfung als einziges Ziel verzichtet.

Traumaarbeit wird oft und vor allem in den neueren Therapien immer häufiger als eine Symptombeseitigungsaktivität missverstanden. Alles ist erlaubt, solange nur die Symptome verschwinden. Das Ausmaß der Zerstörung anzuerkennen und zu teilen, ist zu kompliziert, zu anstrengend und zu langwierig. Also mobilisieren wir Ressourcen, machen Traumaexposition (vgl. Schauer, E./Neuner, F./Ebert, T., 2004) oder bemühen uns, wie aktuell in den USA, um die Entdeckung und Nutzbarmachung von Medikamenten, die das Vergessen erleichtern. Natürlich muss Symptombekämpfung ein Ziel sein, aber wenn sich Traumaarbeit darin erschöpfen sollte, dann hat sie ihre Daseinsberechtigung verloren.

Die Bedeutung von Wahrheit und Gerechtigkeit, Respekt, Verständnis und Beziehung

Wenn man sich an die Liste der verschiedenen Bereiche des Empowerments erinnert, dann wird deutlich, dass die zentralen Aspekte der Bearbeitung traumatischer Prozesse im sozialen und politischen Raum stattfinden. An erster Stelle muss hier nochmals auf die Bedeutung von Wahrheit und Gerechtigkeit (vgl. Kap. 5) hingewiesen werden.

Wahrheitskommissionen, Gerechtigkeit und Justizverfahren verhelfen den Opfern dazu, in die Gesellschaft zurückzukehren, sie schaffen die Möglichkeit, dass Symbolisierung stattfinden und das Geschehene in Worte gefasst werden kann. Dadurch wird ein wirksamer, antitraumatischer Effekt erzielt. Dabei geht es nicht um die Beseitigung des ursprünglichen Konfliktes, sondern um die Tatsache, dass hier eine neue und andere Konfrontation stattfindet als während des Terrors. In juristischen Verfahren, wenn sie gut genug sind, wird die Vergangenheit anerkannt, und es entwickelt sich ein neuer Raum, um sie zu bearbeiten. Bezogen auf die Entwicklung des traumatischen Prozesses ist es besonders wichtig, dass der Konflikt aus seiner intrapsychischen Verbannung wieder dahin geholt wird, wo er hingehört: in die Mitte der Gesellschaft und des sozialen Prozesses.

Wenn man akzeptiert hat, dass der zentrale Bezugsrahmen zum Umgang mit Traumata kein klinisch-psychologischer sein muss und häufig gar nicht sein kann, dann macht es Sinn, über zentrale Haltungen nachzudenken, die im Umgang mit traumatisierten Menschen grundsätzlich hilfreich sind und an denen sich aber auch jeder therapeutische Ansatz messen lassen muss. Es geht dabei vor allem um Respekt, Verständnis und die Bereitschaft zur Beziehung. Diese drei Haltungen sind unentbehrlich, und es verbirgt sich mehr hinter ihnen als nur das Offensichtliche.

Obwohl viele andere Einstellungen gegenüber Opfern durchaus menschlich erscheinen, können sie teilweise mehr Schaden anrichten als helfen. Traumatisierte Menschen hassen Mitleid, weil sie zu Recht Angst davor haben, dass es eine Art verkleideter Zurückweisung ist. Der Adressat von Mitleid wird noch stärker viktimisiert, weil der Mitleidende den Unterschied zwischen sich selbst und demjenigen, dem sein Mitleid gilt, bestätigt.

Das bedeutet nicht, dass Opfer kein Mitgefühl brauchen, aber sie empfinden jemanden, der unempathisch mit ihnen umgeht, oft weniger destruktiv als jemanden, der Mitgefühl vortäuscht und damit nur den Statusunterschied zwischen Opfern und Nichtopfern deutlich werden lässt. Ähnliches kann man zu Trauer sagen.

Wenn jemand trauert, wird häufig versucht, rasch zu trösten und Weinen zu begrenzen. Eine solche Abwehrhaltung ist immer falsch, aber im Kontext von Trauma und großen Verlusten wiegt sie besonders schwer. In diesem Sinne bedeutet Respekt, dass man einen Menschen seine Gefühle von Trauer und Verlust ausdrücken lässt, ohne ihn sofort beruhigen zu wollen. Vor vielen Jahren in Chile behandelte ich eine Familie, eine Mutter und ihre Tochter. Der 14-jährige Sohn und Bruder war während eines öffentlichen Protestes durch die Polizei getötet worden. Eine der Schwierigkeiten war, dass wohlmeinende Freunde der Familie der Tochter gesagt hatten, sie solle nicht so viel weinen, weil dadurch die Flügel ihres Bruders auf dem Weg in den Himmel nass würden und seine Reise damit schwieriger. Das bedeutete für das kleine Mädchen, dass es neben seiner großen Trauer auch noch Schuldgefühle entwickelte, die sie belasteten. Unsere therapeutischen Interventionen bestanden im Wesentlichen in der Anerkennung der erlittenen Zerstörung und der Bestätigung des Rechts auf Trauer und Verzweiflung. Wir diskutierten im Detail die Ermordung des Sohnes durch die Polizei und drückten unsere Vermutung aus, dass Weinen und Trauer die Reise des Sohnes in den Himmel eher unterstützen würde, weil dies die Liebe der Mutter und der Schwester ausdrückte.

Respekt hat also mehrere Facetten. Die wichtigste ist, die Menschen nicht zusätzlich zu viktimisieren, ihre Trauer, ihre Zerstörung ebenso zu achten wie ihre Fähigkeit, zu überleben und ihr Leben fortzusetzen. Es ist entscheidend, dass man sich für ihre Geschichte interessiert, dass man respektvoll mit ihrer Art, sich auszudrücken, umgeht, ohne sich so zu verhalten, als wisse man bereits alles besser. Respekt bedeutet, zuzuhören, wenn Menschen zu sprechen beginnen. Psychotherapeuten haben häufig Schwierigkeiten, Zerstörung auszuhalten und anzuerkennen, weil sie zu sehr auf ihre Helferrolle festgelegt sind. Zwar wird kein Therapeut Trauer unterbinden wollen, aber oft steckt hinter Techniken, wie der so genannten Mobilisierung von Ressourcen, der gesteuerten Entwicklung positiver Phantasien

189

etc., nicht mehr als die Abwehr der Therapeuten und ihre Unfähigkeit, sich mit dem Leid der Menschen auseinanderzusetzen.

Ich führe Verständnis als zweite Grundhaltung ein, nicht nur, weil ich glaube, dass es immer etwas zu verstehen gibt, sondern weil man sich, ausgehend vom eigenen wahrscheinlichen Nicht-Wissen und Nicht-Verstehen, darum bemühen muss. Verständnis ist also das Ziel und nicht die Voraussetzung. Häufig entwickeln Helfer statt Verständnis ein Klischee über traumatisierte Menschen. Sie sollen freundlich und dankbar sein, weil man sich um sie bemüht. Wenn jemand traumatisiert ist, soll er uns das zeigen und nicht scheinbar unbeteiligt wirken. Misstrauen, Unsicherheit, Passivität und übertriebene Angst sind im Kontext von Trauma jedoch berechtigte Realitäten, die wir nicht einfach unhinterfragt akzeptieren können, sondern um deren Verständnis wir uns bemühen müssen. Wir müssen lernen, uns auf unterschiedliche Kontexte einzulassen, nicht a priori zu glauben, wir könnten Gefühlsregungen immer richtig interpretieren, und wir müssen Kommunikationsschranken anerkennen etc. Zum Verständnis gehört also ein gehöriges Maß echter Neugier und eine hohe Bereitschaft, das eigene (angebliche) Vorwissen in Frage zu stellen. Verstehen bedeutet insbesondere, die Widersprüchlichkeiten traumatisierter Personen anzuerkennen und zu beforschen, ohne sie deshalb zu verurteilen.

Wenn dem Trauma die destruktive Kraft innewohnt, die wir postulieren, und es sich sequentiell entwickelt, dann sind traumatisierte Menschen mit dem übermäßig anstrengenden Kampf beschäftigt, ihre Person wieder zusammenzusetzen. Wir müssen verstehen, dass z. B. ein 11-jähriger Junge – Ex-Kindersoldat aus El Salvador, dessen Eltern zu Beginn des Krieges getötet wurden –, der über Jahre als ein guter und verantwortungsvoller Soldat anerkannt war, jetzt, wieder in der Schule, schwere Probleme entwickelt. Seine Eltern sind tot, die Macht und die soziale Wichtigkeit, die dieser Junge als Soldat hatte, gibt es nicht mehr, er ist plötzlich nur noch ein dummer Schuljunge, der nicht gut schreiben und lesen kann. Wir müssen verstehen, dass ihn die Trauer um den Verlust seiner Eltern und seiner Kindheit erst jetzt übermannt. Ihn interessiert es vielleicht nur begrenzt, ein guter Schüler zu sein. Die Soldatenexistenz war sicherlich attraktiver,

Passivität konnte in Aktivität, Ohnmacht in Pseudopotenz und reale Macht verwandelt werden. Jetzt, im Nachhinein, erweist sich diese Macht als hohl, es zeigt sich die verleugnete Zerstörung. Wenn wir ihm helfen wollen, müssen wir seine spezielle Geschichte berücksichtigen, anerkennen, was ihm geschehen ist, nicht nur als Destruktionsprozess, sondern auch als strukturerhaltende Leistung mit positiven Aspekten. Wir müssen ihn ernst nehmen und uns fragen, wie wir ihm helfen können, Teile seiner Vergangenheit auch positiv zu werten und ihr einen Raum in seinem aktuellen Bildungsprozess zuzugestehen. Vielleicht wäre es hilfreich, ihm nicht nur ein therapeutisches Angebot zu machen, sondern ihn gleichzeitig zum Lehrer zu machen, die Aufgabe zu übertragen, andere zu organisieren, ihnen etwas beizubringen, was er besonders gut kann. Verständnis heißt also, uns die Mühe zu machen, die komplizierten, kontextuellen und psychohistorischen Grundlagen der jeweiligen traumatischen Situation in ihrer Vielfältigkeit zu begreifen.

Beziehung fasst Respekt und Verständnis zusammen, geht aber darüber hinaus. Eines der von Paul Watzlawick und seinen Kollegen formulierten Grundgesetze der menschlichen Kommunikation besagt, dass diese immer einen Inhalts- und einen Beziehungsaspekt hat (vgl. Watzlawick, P./ Beavin, J./Jackson, D., 1969). Während also inhaltlich Informationen ausgetauscht werden, wird gleichzeitig eine Beziehungsform etabliert. Der Beziehungsaspekt ist wichtiger als der des Inhalts. Dies bedeutet z. B., dass ein Lehrer, der Mathematik unterrichtet, über Mathematik spricht, aber er könnte auch über anderes sprechen. Es stellt sich auf jeden Fall eine spezifische Lehrer-Schüler-Beziehung her, und weder er noch seine Schüler können außerhalb dieser Beziehung miteinander kommunizieren. Darüber hinaus ist die Menge an Mathematik, die die Schüler lernen, nicht nur abhängig von ihrer Lernfähigkeit und von den Informationen, die sie vom Lehrer erhalten, sondern vielmehr von der Art der Beziehung, ob sie vertrauensvoll ist oder nicht, entspannt und offen, oder ob sie von Angst geprägt ist. Die Kenntnis dieser Gesetzmäßigkeit der Kommunikationstheorie muss nicht auf Psychologen begrenzt sein. Jeder sollte darüber Bescheid wissen, aber besonders Lehrer und Techniker, die Informationen an andere weitergeben und dabei häufig vergessen, dass jede Informationsübermittlung eine Beziehung bedeutet, die ihrerseits determiniert, wie viele der Informationen bei den Empfängern auf fruchtbaren Boden fallen.

Im Zusammenhang mit Traumaarbeit ist dies ein ganz zentraler Punkt. Bei der Hilfe, die in Krisen- und Katastrophensituationen angeboten wird, geht es nicht nur darum, was die Menschen bekommen, sondern auch darum, wie die Hilfe umgesetzt wird. Menschen brauchen Nahrung, Häuser, Schutz, aber es ist ein großer Unterschied, ob sie aktiv an dem Prozess teilnehmen, Nahrung zu beschaffen, Häuser aufzubauen und Schutz zu sichern oder ob sie nur passive Empfänger der Hilfe sind. In letzterem Fall sollte es uns nicht erstaunen, wenn sie danach passiv bleiben und wenig Kraft entfalten, um ihr Leben unabhängig wieder aufzubauen. Oder wenn Psychotherapeuten in Deutschland, anstatt sich auf den mühsamen Prozess interkultureller Kommunikation einzulassen, nur rasch Traumasymptome abfragen und dann zu ihrer Bekämpfung schreiten und möglichst noch schnell ein Gutachten über den Hintergrund erstellen, dann muss man sich nicht wundern, dass dabei keine Heilung zustande kommt. Aufbau und Entwicklung von Beziehungen ist also eine Schlüsselfrage in der Traumaarbeit. Das Ziel ist, Verständnis für die Menschen zu entwickeln, sie zu respektieren und einen Rahmen zu schaffen, der Veränderung möglich macht. Eine Beziehung in diesem Sinne impliziert Vertrauen in die traumatisierten Menschen, dass sie die Energie und die Kreativität besitzen, sich selbst helfen zu wollen und gleichzeitig die Bereitschaft, ihre Zerstörung anzuerkennen und im Rahmen von Bindungen auszuhalten.

Der Traumadiskurs und seine Bedeutung

In Kriegs- und Krisengebieten gibt es immer auch einen aktiven Diskurs über Traumata, den es zu analysieren gilt:

Politiker behandeln die Frage nach den Menschenrechten und nach den Opfern und ihren Wunden auf eine willkürliche Art. In Chile z.B. waren die Opfer und die Verteidigung der Menschenrechte in der Zeit des Kampfes gegen die Diktatur sehr wichtig. Aber als die Phase des Übergangs zur Demokratie erreicht war, ließen auch viele linke Politiker plötzlich eindeutig erkennen, dass es für die Opfer an der Zeit wäre, zu schweigen. Sie befürchteten, dass der Prozess der Versöhnung behindert werden könnte. Dasselbe kann man auch in vielen anderen Ländern beobachten. Die Probleme der Opfer werden auf die Fahnen der Parteien geschrieben, solange diese glauben, es nutze ihren Interessen. Später vergisst man sie gerne. Für die wirklichen Bedürfnisse der Opfer interessieren sich nur wenige.

Menschenrechtsaktivisten und Anwaltsgruppen glauben oftmals, dass alle Wunden durch einen politischen Wechsel geheilt werden können. Wie wir gesehen haben, gibt es jedoch die gesellschaftliche sowie die individuelle Dimension eines Traumas. Abhängig von der Perspektive kann man den einen oder den anderen Teil überbewerten. Politische Aktivisten neigen dazu, das individuelle Ausmaß unterzubewerten. Obwohl ich starke Sympathien für diejenigen empfinde, die auf politischen Wandel und Entwicklung hoffen, ist es wichtig, nie die individuellen Bedürfnisse und die persönliche Lage der Menschen, die der gesellschaftliche Prozess zu Opfern gemacht hat, zu vergessen. Man muss z. B. verstehen, dass man während des Kampfes für Veränderungen und Demokratie noch hoffen kann, dass sich alles ändert. Danach, wenn die Veränderungen begonnen haben, ist die Demokratie oft nicht mehr so fantastisch, wie man sie sich vorgestellt hatte. Der politische Wandel ist positiv, aber er heilt nicht alle individuellen Wunden. Normalerweise bekräftigt er, dass die Vergangenheit vergangen ist, nicht nur im positiven Sinne, sondern auch als Verlust, als etwas, das Trauer und Verzweiflung auslösen kann.

Traumatherapeuten sind häufig der Meinung, dass sich die Welt durch Therapien verändern lässt oder dass zumindest ihre Patienten geheilt würden. Mindestens genauso gefährlich wie der absolute Glaube an die Omnipotenz eines politischen Wandels ist das blinde Vertrauen in die Psychologie, in die Therapie. Die gesellschaftliche und politische Ignoranz, die viele Gesundheitsinstitutionen, Therapeuten, Ärzte und Sozialarbeiter dazu verleitet, zu glauben, sie könnten den Opfern der gesellschaftlichen und politischen Katastrophen helfen, ist ziemlich beängstigend. Nichtsdestotrotz ist die Überzeugung wichtig, dass die individuelle Hilfe nützlich sein kann, wenn sie im Bewusstsein der diesem Prozess inhärenten Grenzen geleistet wird.

Täter neigen dazu, den Schaden, den sie verursacht haben, zu bestreiten, und fürchten sich normalerweise vor Rache. Wenn jemand ein Verbrechen begangen hat, ist es logisch, dass er die negativen Konsequenzen für sich vermeiden will. Ein politischer Wandel impliziert möglicherweise Vergeltung, deren Ausmaß so furchtbar sein könnte wie die Verbrechen. Dieses Problem löst sich nicht mit Hilfe des Versuchs, die Täter einfach zu vergessen, eine Amnestie auszurufen oder den berühmten Schlussstrich zu ziehen. Allerdings löst es sich auch nicht, indem auf einen Auge-um-Auge-Gerechtigkeitsprozess bestanden wird. Es ist schwierig, Traumafolgen zu überwinden, wenn alles, was geschieht, von Machtstrukturen abhängig ist und eine tradierte Moral keine Geltung mehr besitzt. Opfer haben ein Recht auf Wahrheit und eine Gerechtigkeit, die die Logik der Täter überwindet, und sie zwingt, Verantwortung für das Geschehene zu übernehmen. Über die Frage nach dem Umgang mit Tätern und Opfern hinaus geht es hier viel eher um das Problem, wie ein integres Justizwesen aufgebaut werden und eine Gesellschaft glaubwürdige moralische Grundlagen entwickeln kann, nachdem diese für viele Jahre außer Kraft gesetzt bzw. zerstört worden sind.

In Gesellschaften mit Krieg und Verfolgung gibt es viele Menschen, die direkt in die Auseinandersetzungen um die Macht eingebunden sind, und es gibt jene, die so erscheinen, als wären sie nur Zuschauer. Sie neigen dazu, diejenigen zu stützen, die offiziell an der Macht sind, und sie nehmen jeden Einzelnen als Bedrohung wahr, der versucht, den Status quo zu ändern. Sie sind die Hauptkonstrukteure der Verschwörung des Schweigens. Wenn es diese Zuschauer nicht gäbe, könnte eine Diktatur nicht existieren. In den Zeiten nach einem Konflikt sind es wiederum sie, die oft eine negative Rolle in der Gesellschaft innehaben. Einige kümmern sich um leidende Menschen in ihrer Umgebung, die meisten aber haben Angst. Sie haben die Konfliktsituationen in einer Position der Passivität und Besorgnis durchlebt und darauf gewartet, dass die Machthaber agieren. Viele von ihnen haben auch gelitten. Viele hofften darauf, sich aus dem Konflikt heraushalten zu können. Sie entschieden und entscheiden sich für das Schweigen und erhalten somit – häufig gegen ihre eigenen Interessen – die zugrunde liegenden Konflikte.

Opfer laufen Gefahr, ihre Zerstörung eigenständig aufrechtzuerhalten – entweder durch das Verleugnen des gesellschaftlichen Kontextes ihres Leidens oder durch eine Überpolitisierung. Die Zugehörigkeit zur Gruppe der Opfer besteht oft lebenslang. Sie können zwar nicht vergessen, aber irgendwie müssen sie ihr Leben fortführen. Sie müssen nach den politischen Ursachen ihres Leidens suchen, aber sich dennoch auch um ihre persönlichen Anteile kümmern, unter anderem um ihr Recht, eines Tages nicht mehr Opfer sein zu müssen. Es gibt ein Sich-Einrichten im Opferdiskurs, der eine Art Selbstmarginalisierung darstellt. Das hat gewisse Vorteile, weil man so jeder Diskussion aus dem Wege gehen kann und außerdem immer im moralischen Vorteil ist. Aber letztendlich bedeutet es ein Leben in einer rigiden Welt, die klein und unzugänglich ist, in der totale Einsamkeit herrscht. Manchmal ergänzen sich gesellschaftliche und individuelle Opferdiskurse auf höchst ungute Art.

Auch im Bereich der Traumaarbeit selbst steht die Diskursproblematik im Mittelpunkt: Traumaarbeit soll den Opfern helfen. Wer definiert die Kriterien, nach denen wir erkennen, wer zu den Opfern gehört? Ist es genug, wenn jemand sich selbst als Opfer betrachtet? Sollten Ärzte oder Psychologen, Richter oder Politiker definieren, wer die Opfer sind? Hilft es einer Gesellschaft, wenn wir eine Art Wettbewerb darüber beginnen, wer am meisten gelitten hat?

Tatsächlich herrscht keine Einigkeit darüber, was Traumaarbeit ist, wie sie ausgeführt werden soll und was sie erreichen soll. Weil sie sich mit Katastrophen befasst, über die jeder Bescheid weiß, halten sich viele für Experten, und zugleich wird die wissenschaftliche Diskussion zwischen den echten Experten von Laien nicht verstanden, oft von den Profis selbst nicht. Es herrscht also Verwirrung und Hilflosigkeit.

Viele Länder investieren große Summen in die Hilfe für Traumaopfer, woraus sich ein enormes wissenschaftliches Geschäft entwickelt hat. Wir behandeln Patienten, fliegen in der Welt herum, um den lokalen Helfern zu vermitteln, wie sie mit ihren Patienten umgehen sollen, wir organisieren Kongresse darüber und veröffentlichen Bücher. Genau wie überall bestimmen die Gesetze des Marktes das Spiel. Traumaarbeit ist ein Produkt, das verkauft wird, und der Gewinn hängt nur davon ab, wie viel verkauft wird, und nicht davon, wie gut das Produkt ist[38].

---

38 Ich komme in Kap. 9 und 10 ausführlich auf die Problematik internationaler Traumaprojekte zu sprechen.

Das Überwinden von Spaltung und Trennung

Zwei Projektbeispiele sollen andeuten, wie vielfältig Traumaarbeit im positiven Sinne sein kann: In Sanski Most, einer kleinen Stadt in Bosnien, gibt es ein Projekt, in dem Frauen, die während des Krieges traumatisiert wurden – viele haben ihren Ehemann verloren –, sich um alte, allein stehende Menschen kümmern. Durch diese Aktivitäten sind sie in der Lage, ein wenig Geld zu verdienen, und sie bieten soziale Dienstleistungen an, die viel billiger sind als das, was der Staat offerieren könnte. Durch ihre Arbeit überwinden sie ihre Isolation, schaffen Beziehungen in Gruppen, in denen sie über ihre Probleme sprechen, und sie treten in Kontakt zu den älteren Menschen, die ihrerseits eine marginalisierte Gruppe darstellen. Diese Frauen werden in einem *community*[39]-Zentrum supervidiert und koordiniert von einer anderen Gruppe lokaler Frauen, die dieses Projekt aufgebaut haben. Das Ganze wird durch schweizerische Entwicklungshilfeorganisationen finanziert. Es ist ein echtes Selbsthilfeprojekt. Obwohl die Beteiligten traumatisiert sind, haben sie es geschafft, Perspektiven der Veränderung für sich und andere zu eröffnen. In Bosnien ist die Beziehung zu den Eltern kulturell tief verankert und besitzt hohen Stellenwert. Den alten Menschen zu helfen, ist eine Art, die Vergangenheit nicht zu vergessen, auch nicht die vor dem Krieg. Wir sehen hier ein integriertes Projekt, das soziale Hilfe anbietet, in geringem Umfang Einkommen schafft, Trauma bearbeitet und von Personen durchgeführt wird, die Laien sind.

Die *Grameenbank* in Bangladesh ist die so genannte »Bank der Armen«. Ich glaube nicht, dass ihre Gründer je über ihre Arbeit als Traumaarbeit nachgedacht haben. Wenn man jedoch davon liest, wie sie Vertrauen aufbauen zu den Menschen, wie sie Beziehungen knüpfen, wie sie ihnen helfen, sich selbst zu organisieren, wie sie kulturelle Traditionen respektieren und innerhalb dieses Rahmens ökonomische Perspektiven entwickeln, dann kann man sich des Gefühls nicht erwehren, dass hier möglicherweise sehr gute Traumaarbeit geleistet wird. Offiziell handelt es sich nur um die Ver-

---

39 Gemeinde oder Gemeinschaft übersetzt *community* nur unzureichend und wird deshalb im englischen Original belassen.

gabe von Mikrokrediten, in der Regel nicht mehr als 200 US-Dollar, und um die Begleitung bei der Projektdurchführung. In Wirklichkeit geht es aber um viel mehr. Viele ökonomische Projekte sind gescheitert, weil das Interesse am Geld größer war als an den Menschen, die mit diesem Geld umgehen müssen. Die *Grameenbank* arbeitet umgekehrt. Ihr Interesse gilt den Menschen, ihren Geschichten, ihren Bedürfnissen. Gemeinsam mit ihnen werden Perspektiven entwickelt. Die Kreditempfänger sind ausschließlich Frauen. Kriterium für die Vergabe ist nicht die finanzielle Bonität der Kreditnehmer, sondern ihre Bedürftigkeit und die Sicherheit, dass es sich um ein Projekt handelt, dass ihrem unmittelbaren Überleben dient. Die Tatsache, dass diese Frauen einerseits große Probleme haben und andererseits dennoch autonom zu handeln imstande sind, dass sie sich und anderen helfen, ist kein Widerspruch, sondern es sind komplementäre Bereiche des gleichen Themas. Schließlich bietet *Grameen* eine Gruppenstruktur an, die in einem direkten therapeutischen Sinne Unterstützung sicherstellt. Sie erzielen beeindruckende ökonomische Resultate und erreichen gleichzeitig, dass außerordentlich ausgebeutete und häufig auch traumatisierte Menschen beginnen, Vertrauen in sich selbst und ihre Fähigkeiten zu entwickeln und ein würdevolleres Leben aufzubauen.

Diese beiden positiven Beispiele sind keine Patentrezepte. Im Gegenteil, sie machen deutlich, wie kompliziert die Thematik der Traumata und ihrer Bearbeitung im Kern ist. Die Problemliste bleibt lang, und auch ich habe keine wirkliche Lösung dafür. Aber es wäre ein großer Schritt nach vorn, wenn wir es wagten, eine deutlichere Sprache zu sprechen und die Schwierigkeiten – so kompliziert sie sein mögen – beim Namen zu nennen. Der Versuch, unsere berufliche Befangenheit zu überwinden und gemeinsam ein gutes, kontextbezogenes Verständnis der Probleme zu entwickeln, ist auf jeden Fall sinnvoll. Mit dieser Zielsetzung skizziere ich zum Abschluss folgende Punkte:

Für Opfer von man-made-disasters sind Therapien und therapeutische Techniken immer Teil der laufenden gesellschaftlichen und politischen Prozesse. Wir müssen sicherstellen, dass wir die Menschen durch unsere Interventionen nicht noch weiter entfremden. Wir müssen die Politik unserer therapeutischen Techniken verstehen.

Auf der anderen Seite müssen wir einsehen, dass politischer Wandel, gesellschaftliche Entwicklungen, die die persönlichen Bedürfnisse und Situationen der Menschen nicht einbeziehen, nutzlos sind. Das Wissen über und das Interesse an den persönlichen Bedürfnissen sollte nicht auf die Theorie beschränkt sein, sondern ein relevanter Teil der öffentlichen Politik.

Wir sollten nie die Tatsache vergessen, dass Gefühle überall wichtig sind. Sie sind kein Fall für den Spezialisten, sondern müssen als hilfreich geschätzt und in den öffentlichen Diskurs einbezogen werden.

Wir sollten uns darüber im Klaren sein, was wir leisten können und was nicht. Wir sollten daher sowohl unsere als auch die Grenzen der anderen respektieren und schätzen.

Wenn das Leben für eine lange Zeit im Wesentlichen gespalten verlief, wenn sich nur die Wahl bot zwischen Leben und Tod, zwischen gut und schlecht, zwischen der Zugehörigkeit zu dieser oder jener Gruppe, dann ist es sinnvoll, die Herausbildung von Ambivalenzen zu fördern. Das bedeutet nicht, die Prozesse endlos zu relativieren und somit am Schluss für eine gewisse Bedeutungslosigkeit einzutreten. Im Gegenteil, die Überlegung ist hier, einen Lernprozess zu fördern, in dem wir mit den widersprüchlichen Teilen in uns selbst und in anderen umgehen lernen, sie akzeptieren und somit überhaupt erst die Möglichkeit zu bedeutungsvollen Kommunikationsprozessen schaffen.

In Postkonfliktsituationen ist es unvermeidbar, die Vergangenheit zu thematisieren, um eine neue Zukunft gestalten zu können. Die Auseinandersetzung mit der Vergangenheit ist folglich eine zentrale Angelegenheit, deren Schlüsselinhalt Trauerprozesse sind. Was verloren oder zerstört wurde, kann häufig nicht zurückgegeben oder rekonstruiert werden. Aber wenn wir einen Ort des Gedenkens finden, wenn wir an einem gewissen Punkt Gerechtigkeit für uns und die anderen bewirken können, wenn wir trauern können, dann ist Frieden ein mögliches Ziel.

Es sollte keine Wahl zwischen Menschenrechten oder psychischer Gesundheit, zwischen dem Streben nach Gerechtigkeit oder dem nach Frieden und auch nicht zwischen politischer Aktivität *(advocacy)* oder Therapie getroffen werden. Wir müssen für beides kämpfen. Das gesellschaftliche Ziel ist nicht Versöhnung, sondern die Gewissheit, dass so etwas nie wieder geschehen wird. Auf individueller Ebene geht es um das Entwickeln von

Lebensperspektiven, zu denen die Anerkennung und das Teilen der erlittenen Verluste und die Chance auf eine bessere Zukunft gehört. Das heißt, sich vom zerstörenden Konflikt hin zur Konfliktfähigkeit und damit zur Konflikttransformation zu bewegen.

Die Theorie der sequentiellen Traumatisierung kann eine Grundlage sein, auf der wir uns international verständigen können, weil sie Klinikern und Nicht-Klinikern zugänglich ist, weil sie uns zwingt, soziale und psychische Prozesse gleichzeitig und im Bezug aufeinander zu analysieren, weil sie uns gestattet, disziplinäre, kulturelle und politische Grenzen zu benennen, zu definieren und gleichzeitig zu überschreiten. Ein Ausweg aus der Traumasackgasse ist möglich.

8. Die Ferne träumen

Wilde Tiere in der Oper

»März 1986: Eine Pressemitteilung des Opernhauses von Cincinnati kündigt an, dass an der *Aida*-Aufführung der bevorstehenden Saison die folgenden Tiere in der Triumphszene mitwirken werden: 1 Ameisenfresser, 1 Affe, 1 Elefant, 1 Boa constrictor, 1 Pfau, 1 Tukan, 1 Rotschwanzfalke, 1 weißer Tiger, 1 sibirischer Luchs, 1 Kakadu und 1 Gepard – insgesamt 11; und dass das Ensemble für die Aufführung insgesamt 261 Mitwirkende umfassen wird, darunter 8 Hauptrollendarsteller, 117 Choristen (40 reguläre, 77 zusätzliche), 24 Balletttänzer, 101 Statisten (darunter 12 Zoowärter) und die oben erwähnten 11 Tiere.« (Said, E., 1994, S. 180)

Edward Said zitiert diese Opernankündigung in seinem großartigen Werk *Kultur und Imperialismus* im Rahmen einer Diskussion über die wohl berühmteste Szene der Verdi-Oper, in der die »Eingeborenen« plötzlich massenhaft auftreten dürfen. Der Triumphmarsch und das sich daran anschließende Ballett ist eine Leerstelle innerhalb der Oper. Wenn die »Wilden« auftreten, im Wesentlichen als Gefangene, gibt es keine Arien, nur eine Zwischenmusik, zu der der inszenierende Regisseur seiner Phantasie freien Lauf lassen kann. Was wir zu sehen bekommen, ist nicht etwa die wirkliche lokale Bevölkerung, sondern die Phantasie, die wir über sie haben, aus der fernen Sicht eines westlichen Opernhauses. *Aida* wurde zur Eröffnung des Cairo Opera House geschrieben, zu einer Feier, die das Empire[40] sich selbst

---

40 Ich verwende auch im Folgenden den englischen Begriff Empire, der ursprünglich

bereitete. Ihr wirklicher Ort war und ist also nicht Ägypten, sondern das Empire und seine Opernhäuser, in denen wir *Aida* bis heute bewundern können.

Said schreibt über die Allgegenwart von Empire auch nach dem Ende des Kolonialismus, das Machtgefälle zwischen der »Ersten« und der »Dritten Welt« und über die Art und Weise, in der sich Empire auf die ehemaligen Kolonialstaaten projiziert und deren kulturelle und politische Wirklichkeit kennzeichnet. Said bleibt in diesem Sinne bis in seine letzten Schriften solidarisch mit der Befreiungsideologie eines Frantz Fanon (vgl. Fanon, F., 1969), aber er analysiert weitergehend, indem er deutlich und überzeugend sein Konzept von den sich »überschneidenden Territorien«, den »verflochtenen Geschichten«[41] (Said, E., 1994) entwickelt. Said widerspricht damit jedem kulturellen Exotentum und falsch verstandenem neuen Nationalismus, Fundamentalismus etc., die selbst nur ein Zerrspiegel imperialer Unterdrückungsstrukturen sind. Er sieht die Notwendigkeit, andere Kulturen tatsächlich als anders zu begreifen, aber immer in Bezug auf das, was die lokale Kultur geprägt hat: Empire. Nach Said ist die Welt gekennzeichnet durch dessen postkoloniales Machtgefälle und durch die Tatsache der verflochtenen Geschichte zwischen Ausbeutern und Ausgebeuteten. Der so entstandene gemeinsame Erfahrungsraum bestimmt den kulturellen Prozess auf allen Seiten.

Said ist für seine Theorien vielfach gelobt und geehrt, aber auch heftig kritisiert worden. Man hat seinen Kulturbegriff kritisiert, ihm zu starke Parteinahme für die Palästinenser und zu große und gleichzeitig mangelnde Radikalität vorgeworfen. Während manch einer ihm unberechtigterweise Antisemitismus unterstellte, wurden seine Schriften gleichzeitig von der offiziellen Palästinenserbehörde verurteilt, weil sie zu Arafat-kritisch seien. In gewisser Hinsicht hat Said es immer wieder erfolgreich fertig gebracht, zwischen allen Stühlen zu sitzen (vgl. Said, E., 2003a; Brandabur, C., 2003; Hitchens, C., 2003). Er war ein lebendiger und spannender Denker, der vielleicht manch Falsches geschrieben hat, aber stets den Mut hatte, litera-

---

das britische Imperium meint, sich aber im Prinzip auf jede weltumspannende Hegemonialmacht bezieht, heutzutage z. B. die USA.

41 Schöner ist das englische *entangled histories*.

risch und politisch von den Unterdrückten dieser Welt zu sprechen, ohne deshalb seine Teilhabe an der imperialen Kultur zu verleugnen. Er hat Widersprüche benannt, Machtgefälle schonungslos aufgedeckt und gleichzeitig Brücken gebaut. Die von ihm entwickelten Begrifflichkeiten erscheinen mir nicht nur literaturwissenschaftlich interessant und sozialpolitisch von hoher Bedeutung. Seine Theorien sind auch eine außerordentlich nützliche Grundlage zur Analyse komplexer psychosozialer Phänomene in den Krisen- und Kriegsgebieten dieser Welt. Sie zwingen dazu, Kultur in ihrer ganzen Widersprüchlichkeit als abhängige und sich gleichzeitig emanzipierende zu erforschen. Darüber hinaus dienen sie als wissenschaftshistorische Orientierung, um die sozialwissenschaftliche Theorieentwicklung in solchen Kontexten zu verstehen.

Bereits Fanon wies in seinem Buch *Schwarze Haut, weiße Masken* (vgl. Fanon, F., 1985) auf die Tatsache hin, dass es keinen einfachen Ausweg aus der imperialen Kultur gibt. Über viele Seiten hinweg beschreibt er den »Neger«, der eine Identität entwickelt, die eine Projektion der weißen Kolonialherren ist. Beginnt er aber, diesen Vorgang zu begreifen, und möchte die weiße Maske loswerden und seine Schwarzheit entdecken, stößt er auf unauflösbare Schwierigkeiten. Der Schwarze als Schwarzer existiert nur als Gegenüber des Weißen. Der Schwarze, der die weiße Maske durch eine schwarze Abgrenzungsmaske ersetzt, bleibt in der kolonialen Beziehung gefangen. Hinter der unechten weißen Maske kommt nicht echtes Schwarzes zum Vorschein. Was auftaucht, ist der Konflikt, das Bemühen um Emanzipation und das Wissen um die Schwierigkeiten, eigene Identität zu entwickeln. Auf der Basis seiner Lebenserfahrung und mit Hilfe seines psychoanalytischen Instrumentariums konnte der Psychiater Fanon das Problem außerordentlich eindrücklich beschreiben, aber nicht lösen. Es sind die eher soziologischen Begriffe von Said von den sich überlappenden Territorien, die uns eine Perspektive aufzeigen und außerdem deutlich machen, dass nicht nur der Schwarze mit dem Problem seiner weißen Maske umgehen muss. Auch der Weiße bleibt in seiner eigenen Identität durch diesen unterdrückten und kolonisierten Schwarzen gekennzeichnet, den er angeblich zivilisieren möchte. Said diskutiert diesen Zusammenhang sehr überzeugend in Bezug auf Joseph Conrads Novelle *Herz der Finsternis*

(1899/2004). Wie gültig das Problem bis heute bleibt, kann man in J. M. Coetzees *Schande* (1999) nachlesen.

Als ich in der zweiten Häfte der 80er Jahre an meiner Doktorarbeit schrieb, die später als *Ohne Hass keine Versöhnung. Das Trauma der Verfolgten* (Becker, D., 1992) veröffentlicht wurde, versuchte ich, Bausteine für eine lateinamerikanische Psychologie zu finden. Ich suchte nach den Bedingungselementen psychischen Leids in Chile und wollte das Eigene, das Spezifische entdecken und beschreiben, was sich als schwierig erwies. Ich habe einmal ironisch festgestellt (vgl. Becker, D., 1996), dass es eigentlich keine Chilenen gäbe, da alle, Rechte wie Linke, Arme wie Reiche, sich auf ihre Identitäten als Spanier, Italiener, Deutsche, Kroaten etc. berufen, d. h. auf die Länder, aus denen die jeweiligen Familien einst eingewandert sind. Die Enkel und Urenkel der Kolonisatoren waren inzwischen selbst zu den Opfern der imperialen Verhältnisse geworden. Als zentrale Bestimmungsmomente der nationalen Identitäten erwiesen sich schließlich die strukturelle Gewalt – chronische Armut und Ausbeutung – und die Diktatur mit ihren spezifischen Unterdrückungsmechanismen. Die lokalen Verhältnisse waren also durch Strukturen geprägt, die nur im weltweiten Bezug verstanden werden konnten. Auch wissenschaftstheoretisch ging es nicht darum, eine völlig neue Psychologie zu erfinden, sondern die existierenden und auch in Chile bekannten psychologischen Theorien europäischer und nordamerikanischer Prägung kritisch zu hinterfragen. Mir waren damals die Arbeiten Saids nicht bekannt. Sie hätten mir geholfen, die Suche nach dem Eigenen als postkoloniale Phantasie zu verstehen und die vorgefundene komplexe und konflikthafte Verschränktheit von Realitäten aus der »Ersten« und der »Dritten Welt« als das essentiell Kontextspezifische zu erkennen.

Ich möchte im Folgenden den Versuch wagen, mit Saids verflochtenen Geschichten als Rahmenkonzeption über das Verhältnis von Psychoanalyse und Politik und spezifisch die Entwicklung der Traumatheorie nachzudenken. Dabei möchte ich reflektieren, wie ich selbst, als Wanderer zwischen Chile und Deutschland, wechselseitige Vorstellungen und Projektionen über die jeweils andere Seite erlebt und teilweise mitgestaltet habe.

Ausgangspunkt ist dabei die Vermutung, dass die Psychoanalyse ein Produkt von Empire ist und dass sie im Rahmen verflochtener Geschichten auch in Ländern der »Dritten Welt« lebendig geworden ist. Beispielhaft für einen komplexen und widersprüchlichen Seitenwechsel sind diejenigen Wissenschaftler, die versucht haben, sich auf die Seite der Kolonisierten zu stellen. Allerdings hat das die imperialen Verhältnisse nicht beseitigt. Der Süden bleibt dem Norden in seinen konkreten Verhältnissen unbekannt. Zwar interessiert man sich in gewissem Umfang füreinander, aber aus unterschiedlichen Gründen: Im Süden fehlt es an Geld, der Norden hat manchmal ein schlechtes Gewissen, und es fehlt oft am Glauben, die eigenen Verhältnisse verändern zu können.

Es ergibt sich die Frage, ob manche in Deutschland gehegte Erwartungen in Bezug auf eine politische oder politisierte Psychoanalyse auf den Süden, z. B. nach Lateinamerika, projiziert worden sind und von dort zum Teil bewusst so gut als möglich bedient wurden. Man kann diesen Prozess vergleichen mit der einst so häufigen Idealisierung der Befreiungsbewegungen von Vietnam über Nicaragua bis nach Südafrika, aber auch mit der von uns erwarteten bunten Vielfalt des Exotentums in der *Aida*, die darzustellen den Tieren wahrscheinlich nicht, den Schauspielern aber durchaus Spaß machen kann.

Schließlich ist der Frage nachzugehen, ob es für die Theorieentwicklung der Psychoanalyse entscheidend war, dass viele Analytiker selbst Flüchtlinge waren, also nicht nur mit dem Traum von Flucht und Vertreibung zurechtkommen mussten, sondern auch mit den komplexen Bedingungen der Aufnahmeländer.

Psychoanalyse und Politik in Deutschland nach 1945

Betrachtet man die Entwicklung der Psychoanalyse nach 1945 in Deutschland, erhält man ein widersprüchliches Bild. Auf der einen Seite finden wir eine politisch enthaltsame Psychoanalyse, die sich nicht in der Verpflichtung sieht, politisch aktiv zu sein oder zum Zeitgeschehen Stellung zu nehmen. *Die Unfähigkeit zu trauern* (Mitscherlich, A./Mitscherlich, M., 1967/1977) bleibt lange Zeit der einzig ernst zu nehmende Versuch, psychoanalytische Kategorien sinnvoll auf das aktuelle politische Zeitgeschehen anzuwenden.

Das Buch wird verehrt und gelobt, aber es findet keine Nachfolger und hat keine inhaltlich-technischen Konsequenzen für die therapeutische Arbeit. Auch vereinspolitisch löst man das Problem eher schlecht als recht: Man gründet die *Deutsche Psychoanalytische Vereinigung (DPV)*, die in die *Internationale Psychoanalytische Vereinigung (IPV)* aufgenommen wird. Die *Deutsche Psychoanalytische Gesellschaft (DPG)* bleibt auf der Vergangenheit sitzen. Auf der anderen Seite hat die Psychoanalyse für die Frankfurter Schule eine wichtige Bedeutung, und die psychoanalytischen Theorien spielen in der Studentenbewegung eine zentrale Rolle. Während sie sich also grundsätzlich unpolitisch geriert und zum offiziellen, kassenärztlich abgesegneten Therapieverfahren wird, entstehen gleichzeitig gesellschaftspolitische Erwartungen an eine der Aufklärung verpflichtete Psychoanalyse, die politisch relevant und selbstverständlich progressiver Gesinnung ist. Sie soll etwas mit Befreiung zu tun haben, entsprechend gibt es die Hoffnung, sie könne nicht konservativ sein. Real und verbandspolitisch stellt sie sich aber genau so dar. Statt Aufarbeitung der Vergangenheit erleben wir Schweigen und Verleugnung, gerade in Bezug auf die eigene Verflochtenheit mit dem Nationalsozialismus.

Interessanterweise setzt die Auseinandersetzung mit der eigenen Vergangenheit erstmals 1980 auf dem Kongress der *Europäischen Vereinigung der Psychoanalytiker* in Bamberg ein. Dieser Kongress markiert den Beginn einer Debatte in Deutschland, die seitdem mit unterschiedlicher Intensität geführt worden ist. Sie hat Reflexionen zustande gebracht, die das Bild der Psychoanalyse in Deutschland heute beeinflussen und eine vergangenheitsbewusste, auch politische Selbstbetrachtung als viel selbstverständlicher erscheinen lassen, als das vor 30 Jahren noch zu erwarten gewesen wäre. Die Konfrontation mit den verschiedenen Gesichtern der Psychoanalyse hat stattgefunden, und auch organisationspolitisch hat man sich der Vergangenheit gestellt. Heute stehen die *DPV* und die *DPG* vor der Vereinigung. 1980 ist also eine wichtige Schnittstelle in der Entwicklung der Psychoanalyse im Deutschland der Nachkriegszeit. Traumatische Prozesse in der Theorieentwicklung selbst und in der Geschichte der eigenen Organisation wurden hier erstmals angesprochen. Es ist wohl nicht zufällig, dass auf dieser Tagung Hans Keilson erstmals sein Konzept von der sequentiellen Traumatisierung einer größeren Öffentlichkeit vorstellte.

Die Entwicklung der Traumatheorie

Verfolgt man die Entwicklung der Traumatheorie in der Psychoanalyse, wird deutlich, wie komplex und widersprüchlich sich die Auseinandersetzung mit Problemen entwickelt hat, die reale, soziale und politische Verhältnisse zum Inhalt haben. Aufgrund der Tatsache, dass Trauma und Verführungstheorie in der Entwicklung der psychoanalytischen Diskussion letztlich gemeinsam gesehen wurden, führte die Tabuisierung der Verführungstheorie dazu, dass Trauma bis in die 80er Jahre hinein eine ungeliebte Beschäftigung blieb. Wenn wir heute *Jenseits des Lustprinzips* (Freud, S., 1920), *Hemmung, Symptom und Angst* (Freud, S., 1926) und dazu Ferenczis *Klinisches Tagebuch* von 1932 (Ferenczi, S., 1988) oder seinen Aufsatz »Sprachverwirrung zwischen dem Erwachsenen und dem Kind« (Ferenczi, S., 1982) lesen, fällt es leicht, elementare, sich wechselseitig ergänzende Bausteine einer relevanten Traumatheorie zu finden. In den späteren Schriften der *Middle Group* in England, z. B. bei Balint (vgl. Balint, M., 1966, 1970), Winnicott (vgl. Winnicott, D. W., 1965, 1976a) und Khan (1963), wird an dieser Theorie weitergearbeitet, was damit zusammenhängt, dass in der Objektbeziehungspsychologie psychische Störungen wie auch Strukturen grundsätzlich nicht nur im Objekt, sondern in der Objektbeziehung entwickelt und dargestellt werden. Allerdings hat man auch hier den Eindruck, dass theoretisch gespalten wurde. Vereinfachend kann man von der Tendenz sprechen, dass diejenigen, die sich mit Trieben beschäftigten, Trauma ausklammerten, während die, die über Trauma sprachen, deutlich zurückhaltender und unsicherer bezüglich der Triebproblematik waren.

Wie dem auch sei, Traumatheorie war und blieb eine Randerscheinung. Selbst die *Middle Group*, für die die Umwelt in allen Theorien eine zentrale Rolle spielte, hat nichts Relevantes zum Thema Krieg und dessen Folgen publiziert. Die Einzigen in England, die sich hierzu je geäußert haben, sind Anna Freud und Dorothy Burlingham (Freud, A./Burlingham, D., 1971), und auch ihre Arbeiten wirken merkwürdig zurückhaltend in Bezug auf die nicht zu verleugnenden politischen Belange.

Die Trauma- und Politikfeindlichkeit der internationalen Psychoanalyse wird noch an einem anderen Beispiel deutlich. Bereits 1943 publizierte Bruno Bettelheim seinen Artikel »Individuelles und Massenverhalten in Extremsituationen« (Bettelheim, B., 1943). Obwohl es damals heftige Auseinandersetzungen mit anderen KZ-Überlebenden über diesen Artikel gab und Bettelheim später aus vielerlei anderen Gründen kritisiert worden ist, überrascht es dennoch, dass er in psychoanalytischen Traumatheorien weitgehend totgeschwiegen wird. Schließlich formulierte er den Begriff der extremen Situationen, der die Grundlage der späteren Prägung Extremtraumatisierung ist. Dieser Vorgang erstaunt umso mehr, als Bettelheim in seinen späteren Theorien zum kindlichen Autismus auf seine KZ-Erfahrungen zurückgriff. Das KZ wurde für ihn zur Metapher für das Innenleben psychisch schwer gestörter Kinder. Man kann diesen Verknüpfungen zustimmend oder ablehnend gegenüberstehen, es bleibt die Tatsache, dass ein weltbekannter Psychoanalytiker jahrelang über sozialpolitische Traumata geschrieben und gesprochen, über den Zusammenhang seiner eigenen Lebenserfahrungen und psychischen Störungen nachgedacht hat, und wir gestatten es uns, diesen Mann zu ignorieren. Daran ändert auch eine neuerliche mediale Präsenz zu seinem 100. Geburtstag nur wenig.

Eine intensivere Auseinandersetzung mit sozialpolitischen Traumata beginnt erst, als die deutsche Regierung auf die Idee kommt, die Entschädigungsansprüche KZ-Überlebender mittels psychiatrischer Gutachten zu prüfen, zuzulassen oder abzulehnen (vgl. Kap. 6). Zu diesem Zeitpunkt beginnen Analytiker wie Eissler, Niederland, Wangh, De Wind, Krystal und andere, sich mit den Traumata in Folge der Shoa auseinander zu setzen. 1967 kommt es auf dem 25. Internationalen Psychoanalytischen Kongress in Kopenhagen zu einem ersten Symposium unter dem Titel »Psychic Traumatization through Social Catastrophe«, an dem neben einigen der bereits Genannten auch Hoppe, Lorenzer, Simenauer und Winnik teilnahmen. Später folgen die wegweisenden Schriften von Krystal (1968, 1978), Keilson (1979) sowie der von Bergmann und Jucovy herausgegebene Band *Generations of the Holocaust* (1982).

All dies bleibt aber eine Randerscheinung und wird bestenfalls als spezialisierte Literatur für die Arbeit mit den Opfern des Holocaust wahrgenommen. Traumatheorie wird interessanterweise erst wieder relevant als Reaktion auf die Einführung des PTSD. Er ist ein uramerikanisches

Produkt, genauso wie Hamburger und die Freiheitsstatue[42] und wird eingeführt als Reaktion auf komplexe sozialpolitische Vorgänge, deren zentraler Inhalt der Vietnamkrieg und seine Folgen waren. Es gab eine Vielzahl von Vietnamveteranen in den USA, die sich nicht in die Zivilgesellschaft reintegrieren konnten, die sozial auffällig, drogensüchtig und gewalttätig wurden und eine schwere psychische Symptomatik entwickelten. Die Einführung des PTSD bedeutete für diese Veteranen einerseits eine Anerkennung ihres Leidens und angemessene Versicherungsleistungen (Behandlungskosten und Rente), andererseits verschob sich dadurch die gesamte soziale Problematik in den Bereich der psychischen Krankheiten (vgl. Young, A., 1995). Der PTSD verwandelte per se Täter in Opfer. Es ging nicht mehr um die Verbrechen in Vietnam, sondern um die Krankheiten, die der Einsatz dort hervorgerufen hat. Mit dem PTSD konnte man mehrere Fliegen mit einer Klappe schlagen: Die Ursachen der Krankheiten der Veteranen waren weder die realen sozialen Verhältnisse in den USA noch die konkrete Täter- und Opfersituation in Vietnam. Die Soldaten waren Opfer geworden, aber der spezifische Charakter der erlebten traumatischen Situationen interessierte niemanden bzw. wurde durch den PTSD zusätzlich verschleiert. Er erwies sich als eine medizinalisierende, enthistorisierende und soziale Realitäten verleugnende Methode der Diagnostik.

Die Einführung des PTSD 1980 fällt zusammen mit einem generellen Umschwung in der nordamerikanischen Psychiatrie. Während über viele Jahre hinweg psychoanalytisches Gedankengut dominiert hatte, stellte das *DSM* III eine eindeutige und weitgehende Psychiatrisierung der Diagnosen dar. Es besiegelte den Triumph der biologischen Psychiatrie, die Psychoanalyse wurde aus dem Mainstream verdrängt. An dieser Stelle begann die Traumadebatte in der Psychoanalyse international aufzuleben. Inzwischen sind die Publikationen ins Unermessliche angewachsen. Kein Kongress, bei dem nicht irgendein Symposium zu diesem Thema stattfindet, und gleich im ersten Jahr des neuen Jahrtausends gab es ein Doppelheft der *Psyche* (Jg. 57, Nr. 9/10) dazu.

---

42 Hamburger stammen eben nicht aus Hamburg, und die Freiheitsstatue ist ein nordamerikanisches Symbol, obwohl sie aus Frankreich kommt.

Wir können also unterstellen, dass die Wiederaufnahme der Diskussion weniger mit einer von innen heraus gewachsenen Enttabuisierung des Themas zu tun hat als vielmehr mit der komplex-konkurrenten Situation durch den Siegeszug der biologischen Psychiatrie. Dabei muss man paradoxerweise feststellen, dass es innerhalb des *DSM* gerade der PTSD ist, der noch am ehesten psychoanalytisches Gedankengut zulässt. Wenn wir nicht aufpassen, könnten wir unversehens in die Gefahr geraten, dass der PTSD die letzte Wohnstätte einer insgesamt reduktionistischen Psychoanalyse wird, die ihre Politikfähigkeit und ihren Politikbezug verloren hat. Ich spreche diese Befürchtung nicht zufällig aus; es ist durchaus beeindruckend – liest man neuere nordamerikanische oder deutsche Publikationen dazu – wie unkritisch von einigen Analytikern die biologistische, mechanizistische und ahistorische Sichtweise des PTSD übernommen wird. Es lohnt sich, in diesem Sinne das Lehrbuch über Psychotraumatologie von Fischer und Riedesser (Fischer, G./Riedesser, P., 1998) kritisch zu betrachten. Darin werden sozialpolitische Realitäten zu Aspekten der speziellen Psychotraumatologie. So finden wir sieben Seiten über den Holocaust, neun Seiten über Folter und Exil, acht Seiten über Vergewaltigung, acht über Arbeitslosigkeit und acht zu Mobbing.

Psychoanalytiker auf der Flucht

Die Politikfeindlichkeit der Psychoanalyse scheint vor dem Zweiten Weltkrieg so nicht gegeben gewesen zu sein. In ihren Ursprüngen war es, bei aller Vorsicht gegenüber vielen Dingen, zunächst normal, über Politik und Gesellschaft nachzudenken und zu schreiben. Man muss also annehmen, dass ihre politische Selbstzensur nicht nur mit der Sorge um die Entwicklung der psychoanalytischen Organisation als solcher verbunden war, sondern direkt mit der Verfolgung von Psychoanalytikern durch den Faschismus zusammenhängt. Grob gesagt könnte sich das Schweigen durch die Verfolgung ausgebreitet haben. Diejenigen, die blieben, schwiegen, weil sie glaubten, sich anpassen und unterwerfen zu müssen, während diejenigen, die gingen, sich möglicherweise aus anderen Gründen nicht äußerten. Das Schicksal der Psychoanalyse ist also nicht nur davon bestimmt gewesen, was ihr in Deutschland und Österreich passierte, sondern auch, womit sie in den Aufnahmeländern zu kämpfen hatte.

Ein wichtiger Teil der psychoanalytischen Geschichte fand im Rahmen der traumatischen Realität von Krieg, Verfolgung und Vertreibung statt. Die politische Vorsicht, die schlichte Verleugnung von Politik, kann als Konsequenz der Angst der Verfolgten interpretiert werden, deren Platz in den Aufnahmeländern unsicher war und blieb. Man muss sich fragen, welche Folgen es für die späteren Generationen hatte, dass die Väter und Mütter der Psychoanalyse Flüchtlinge waren.

Ernst Federn z. B. war sieben Jahre im KZ und absolvierte seine Lehranalyse in den USA kurz nach Kriegsende. Wie er mir persönlich einmal sagte, ging es in seiner Analyse nur um seine frühkindlichen Erinnerungen. Das KZ war kein Thema. Ein solcher Vorgang wird nur verständlich, wenn man bedenkt, dass da ein Flüchtling einen anderen Flüchtling behandelt hat[43], dass sie gemeinsam die erlittenen traumatischen Brüche abgewehrt haben und eine Art Karikatur einer angeblich unbeschädigt gebliebenen Psychoanalyse inszenierten. Man kann dies auch als Versuch verstehen, eine typische Verhaltensregel für Flüchtlinge ernst zu nehmen, nämlich möglichst nicht aufzufallen oder politisch anzuecken.

Die Flüchtlinge in den USA hatten es besonders schwer. Entsprechend nachvollziehbar wird das Totschweigen von Bettelheim bzw. der politischen Aspekte seiner Theorien. Er war eine Art Nestbeschmutzer; er hat Psychoanalyse und Politik vermischt. Hätte er nur über Psychoanalyse oder nur über das KZ geschrieben, hätte ihm das niemand übel genommen; in der Vermischung lag der Skandal. Als viel später, im Rahmen der bereits erwähnten Gutachterproblematik, Analytiker begannen, über die Shoa zu sprechen, konnte das innerhalb einer völligen Political Correctness geschehen. In der Traumatheorie hat zwischen Bettelheim (vgl. Bettelheim, B., 1943) und Keilson (vgl. Keilson, H., 1979) niemand eine komplexe politische Diskussion riskiert.

Für die Psychoanalytiker, die nach Lateinamerika flohen, war die Lage anders. Zwar waren auch sie Flüchtlinge und mussten in schwierigen Situ-

---

43 Ernst Federn war in den USA bei Herman Nunberg in Analyse, der seinerseits von Paul Federn in Wien analysiert worden war und 1931 ins amerikanische Exil ging.

ationen zu überleben lernen, aber letztendlich waren sie Vertreter des Empires und brachten hoch entwickelte europäische Kultur mit. Sie wurden zu Gründervätern und -müttern einer ganz neuen Tradition. Wer einmal in Argentinien gewesen ist oder die *Mafalda*-Karikaturen kennen gelernt hat, weiß, dass Psychoanalyse dort heutzutage zur Volkskultur gehört. Argentinien, Chile und Uruguay sind Länder, die ihre indianische Bevölkerung zu großen Teilen umgebracht haben. Zwar gibt es Vermischungen und bis heute einige *reducciones* – Reservate, in denen die Urbevölkerung lebt –, aber das ist nicht zu vergleichen mit anderen lateinamerikanischen Ländern, wie Peru oder Mexiko, in denen die Ursprungsbevölkerung ein relevanter Bestandteil der Bevölkerung ist und bleibt.

Für die Südspitze Lateinamerikas galten also koloniale Realitäten. Man befand sich in einem Land der »Dritten Welt«, mit den bekannten Strukturen von Ausbeutung und Armut (vgl. Galeano, E., 1981), aber die Menschen dort wollten sich nicht als Indianer fühlen. Man war selbstständig und nationalbewusst, aber die Kultur, der man nacheiferte, war die europäische. Die Nationalhymnen der entsprechenden Länder stehen musikalisch in der Tradition von Verdi und Donizetti, also der großen italienischen Oper.

Bis heute bleibt der Name Marie Langer zentral, wenn man über die Entwicklung der Psychoanalyse in Lateinamerika nachdenkt (Langer, M., 1986). Sie absolvierte ihre Ausbildung in Wien und war dort politisch aktiv. Ebenso wie andere musste sie fliehen und kam schließlich nach Argentinien, wo sie zu einem der wichtigsten Mitglieder einer Gruppe von engagierten Psychoanalytikern wurde, die in den 70er Jahren die *Plataforma* gründeten, um die Psychoanalyse in Argentinien voranzutreiben, die Psychiatrie zu revolutionieren und die Armut zu bekämpfen, also politisch zu denken und zu handeln. Aus diesem Grund wurden sie in den entstehenden Diktaturen wieder zu Verfolgten. Marie Langer floh nach Mexiko und arbeitete dort weiter.

Auch in Chile gab es eine lebendige Psychoanalyse, allerdings immer etwas leiser und vorsichtiger als bei den lauten Argentiniern. Die chilenische Psychoanalyse war stark kleinianisch geprägt und brachte bedeutende Persönlichkeiten wie Otto Kernberg hervor. Einige Analytiker verließen Chile zu Regierungsbeginn von Allende, andere mussten fliehen, als Pinochet an die Macht kam. Während der Diktatur hielt sich die offizielle Psychoanalyse bedeckt. Neuerungen oder ein Nachdenken über einen möglichen Beitrag zum Verständnis der politischen Verhältnisse und zum Umgang mit den Opfern der Verfolgung kamen aus den Menschenrechtsinstitutionen. Diese wiederum etablierten Kontakte zu der Gruppe um Marie Langer in Mexiko, zu der auch exilierte Chilenen gehörten.

Das Selbstverständnis dieser Gruppe war deutlich politisch, und so war es kein Wunder, dass sich der politisch-psychoanalytische Diskurs mit der Rückkehr von Kollegen aus Mexiko nach Chile und deren Mitarbeit in den Menschenrechtsinstitutionen verstärkte. Andere Kollegen – auch ich selbst – kamen aus Europa und brachten theoretische Impulse aus den Herkunftsländern mit. In meinem Fall waren das speziell die Reflexionen über die Shoa und die Theorien von Hans Keilson.

Bei aller positiven Phantasie über die politische Psychoanalyse Lateinamerikas muss man festhalten, dass es hier eher um einzelne Analytiker ging als um die Psychoanalyse selbst und dass ihre Politisierung mehr mit den gesellschaftlichen Verhältnissen zu tun hatte. Die Theorien von Pichon-Riviere z. B. (vgl. Pichon-Riviere, E., 1974) sind weniger psychoanalytisch-revolutionär als antipsychiatrisch und stark geprägt von einer gesellschaftlichen Realität in den 60er Jahren in Argentinien, in der man der Politik nicht ausweichen konnte. Auch in Chile herrschte damals in zunehmendem Umfang der Eindruck, dass man sich zu entscheiden habe für oder gegen den Kapitalismus, für die Revolution oder die Reaktion. Davon blieben auch Psychoanalytiker nicht verschont. Wenn sie – wie z. B. Marie Langer in Österreich und Deutschland – schon früher politisch aktiv gewesen waren, so setzten sie das in dieser gesellschaftlichen Umbruchstimmung fort. Aber selbst bei Marie Langer findet man erst spät eine wirkliche Verknüpfung von Politik und psychoanalytischer Theorie. Ihr berühmtes Buch über weibliche Sexualität (Langer, M., 1951) z. B. ist zwar spannend, aber eher unpolitisch. Erst in Mexiko und als sie sich in den letzten Jahren ihres Lebens für die Gesundheitsreform im Nicaragua der Sandinisten einsetzte, aber auch in ihren Supervisionen für die in Chile arbeitenden Kollegen, wurde der politische Bezug deutlich. Es entstanden Konzepte und Pläne der Gesundheitsversorgung, die einer politischen Psychoanalyse geschuldet waren, die sich mit den Unterdrückten dieser Welt identifizierte. Das Zentralmassiv der Psychoanalyse allerdings blieb international und auch in Lateinamerika das, was es schon so lange geworden war: ein Berufsverband von Therapeuten, die versuchten, sauber zu bleiben.

Verflochtene Geschichten

Als Marie Langer in den 80er Jahren nach Deutschland kam, um Geld für ihre Arbeit in Nicaragua zu sammeln, kam sie genau zum richtigen Zeitpunkt. Wie bereits geschildert, hatte man endlich begonnen, auch in der Psychoanalyse die ungute Verflechtung in der Nazizeit aufzuarbeiten. Die gloriosen Zeiten der Studentenrevolten aber waren vorbei, politisch war man eher frustriert. Außerdem lebten seit den 70er Jahren relevante Gruppen hochpolitisierter Flüchtlinge aus Argentinien, Uruguay und Chile in Deutschland und Europa. Wie erfreulich war es da für viele, aus dem fernen Lateinamerika von einer Psychoanalyse zu hören, die politisch engagiert war, nah an der Bevölkerung arbeitete, keine Tabus kannte und von der man etwas Neues erhoffen konnte. Marie Langer hat diese Mischung aus Hoffnung, Sehnen und Schuld der Europäer bzw. Deutschen ausgenutzt, um Geld für ihre Arbeit zu sammeln. Andere, darunter ich selbst, berichteten in ihrer Nachfolge über die Arbeit in Lateinamerika und versuchten, diese Stimmung zur Unterstützung zu nutzen.

Ich glaube bis heute, dass es richtig war, für diese Arbeit zu werben. Mir geht es auch nicht um eine moralische Kritik der damaligen Situation. Aber man hat wechselseitige Klischees bedient, nicht nur, um bestimmte Ziele zu erreichen, sondern auch, um projektiv am anderen die eigenen Frustrationen abzuarbeiten. In den europäischen Kollegen standen uns keine feindlichen Kolonisatoren oder arrogante Verwalter der imperialen Wissenschaftsmacht gegenüber, sondern solidarische Menschen, die uns Anerkennung zollten. Wir waren weder hungernde Hilfsbedürftige noch ohnmächtige Unterdrückte. Wir leisteten Widerstand, veränderten etwas, bei uns machte das Leben und das Leiden einen Sinn. In gewisser Hinsicht konnte sich so auf beiden Seiten das Gefühl von Hoffnung verstärken. Wir konnten uns ermutigt fühlen, trotz einer realpolitischen Situation der absoluten Niederlage, den Opfern der Diktatur wenigstens ein bisschen zu helfen und davon international zu berichten. Die Kollegen in Europa konnten das Gefühl haben, dass es doch möglich sei, Politik zu machen und psychische und politische Veränderungen im Zusammenhang zu sehen und zu bearbeiten. Die vertriebene Psychoanalyse kam als politisch gewachsene ins alte Europa zurück. Der Norden war bereit, vom Süden zu lernen.

Schauen wir noch einmal zurück: Neben vielen anderen Dingen wird im Empire die Psychoanalyse geboren, die sich mehrheitlich eher unpolitisch geriert, obwohl es eine Reihe von Analytikern gibt, die politisch denken und schreiben. Schließlich ist auch Empire kein monolithischer Block, sondern in sich selbst geprägt von Klassengegensätzen und Ausbeutungsverhältnissen. Im Rahmen des aufziehenden Faschismus wurde die Verfolgung und Vertreibung vieler Analytiker ein Bestimmungsmerkmal dieser Gegensätze und Verhältnisse. Das führte bei einigen zu einer kritischen und sozialpolitisch bewussten Weiterentwicklung der Psychoanalyse; allerdings bildeten sie fast überall die Minderheit. In Lateinamerika wurden sie zeitweise zu einer relevanten Gruppe, als sich die Gesellschaften selbst dort in mächtigen Auf- und Umbruchstimmungen bewegten. Es folgten Diktaturen und Unterdrückungen, und wieder gab es Vereinzelungen, Verluste und Zerstörung. Dann fand in den 80er Jahren eine neue Begegnung statt, in der zwar Klischees ausgetauscht, doch auch ein interessanter Diskussionsprozess in Gang gesetzt wurde. Allerdings blieb dieser Prozess begrenzt und eindeutig mehr Illusion als Wirklichkeit. Als Grund hierfür scheinen mir existierende Sprachbarrieren wesentlich.

Marie Langer ist hierzulande ein Begriff, weil ihre Schriften auf Deutsch erschienen sind. Manch einem sind vielleicht einige Artikel, z. B. von Janine Puget, bekannt, weil sie ins Englische übersetzt wurden und in international zugänglichen Newslettern zu finden sind (vgl. Puget, J., 1999). Aber insgesamt gilt, dass die Diskussionen parallel und unkommuniziert verlaufen. In Chile hat es gegen Ende der Diktatur und vor allem danach durchaus eine Öffnung der offiziellen Psychoanalyse für politische Fragestellungen gegeben. Es wurde gemeinsam über die theoretischen und praktischen Konsequenzen dessen nachgedacht, was man in der Arbeit mit den Opfern der Verfolgung gelernt hatte. In Argentinien gab es zahllose Publikationen zu diesem Thema, wobei aber 90 Prozent dessen, was eindeutig innerhalb des psychoanalytischen Diskurses produziert wurde, bis heute nur auf Spanisch zugänglich ist. Außerdem gab es in Argentinien nach der Diktatur einen interessanten Aufschwung lacanianischer Psychoanalyse. Ob das nun in sich selbst ein Politikum ist oder von spezifischen Missionierungsstrategien abhängt, ist schwer zu beurteilen. Zumindest kann man sich fragen, was es zu bedeuten hat, dass das politische Argentinien sich so begeistert auf die extrem abstrakten, komplexen Theorien Lacans gestürzt hat, wohingegen das konservative, kleinianische Chile nach der Diktatur eine gewisse Öffnung im Sinne einer sozialpolitisch bewussten Psychoanalyse vollzog. Nicht zuletzt könnte man sich fragen, was in Mexiko und Nicaragua nach dem Tod von Marie Langer geschah, wie es dazu kam, dass die fachlichen Erben sich zerstritten und einige technische Weiterentwicklungen mehr in Form von Gruppenarbeiten und Familientherapie als einer sich entwickelnden Psychoanalyse stattfanden. Aber diese Diskussion ist aufgrund der Beschränkung auf den spanischen Sprachraum in Deutschland nicht bekannt.

Umgekehrt gilt, dass die europäischen, besonders die deutschen Überlegungen in Lateinamerika unbekannt geblieben sind. Erwähnt werden lediglich ab und zu die Mitscherlichs. Keilson ist in Chile bekannt, weil wir in unserer Institution über ihn geschrieben haben. Seine Auffassung wird verwertet, aber sein Buch haben nur diejenigen, die des Deutschen mächtig sind, gelesen. Immer wieder habe ich das Erstaunen von Kollegen darüber vernommen, wie wichtig die Thematik des Holocausts in Gesprächen auf Tagungen und anderswo hierzulande sei. Man reise zwar nach Deutschland, um das Bewusstsein dafür zu wecken, dass die Problematik der Opfer in Lateinamerika nicht vergessen werden dürfe, war gleichzeitig aber darüber erschüttert, dass alles auf die NS-Vergangenheit und deren Bearbeitung bezogen wurde.

In den letzten Jahren hat es in Lateinamerika zahllose Artikel und Bücher zu Trauma gegeben, viele davon stehen in einer psychoanalytischen Tradition und diskutieren unmittelbar die Beziehung zwischen intrapsychischen und sozialen Prozessen. Bedauerlicherweise weiß man um diesen Aspekt in Europa noch nicht genug. Man kann heute bei Trauma von drei theoretischen Anknüpfungen sprechen. Die erste betrifft den nordamerikanischen Mainstream, den medizinisch und symptomorientierten PTSD, wie er im

DSM bestimmt ist. Die zweite geht um die psychoanalytische Zugangsweise mit ihren komplexen Theorien traumatischer Prozesse, und die dritte beinhaltet Ansätze, die im Wesentlichen aus lateinamerikanischen und afrikanischen Ländern stammen. Ohne eine geschlossene Theorie darzustellen, wird hier Trauma vor allem in Bezug auf einen politischen Kontext gesehen und diskutiert.

Im Rahmen von Empire ist der Diskurs des PTSD natürlich der mächtigste. Unter seiner Flagge katapultieren sich Heere von Traumaspezialisten in die Krisengebiete dieser Welt und beglücken die notleidende Bevölkerung[44]. In Bosnien erduldet man nach wie vor hoffnungslose wirtschaftliche und politische Verhältnisse, aber die Weltgemeinschaft hat das Land flächendeckend mit Traumaworkshops überzogen, ohne jedoch ausreichende Gesundheitsversorgungsstrukturen für traumatisierte Personen aufgebaut zu haben.

Der psychoanalytische Diskurs ist weniger dominant und auch weniger bekannt. Er lässt sich nicht mühelos vermitteln, weil er letztlich die Einführung in ein hochkomplexes Theoriegebäude erforderlich macht, das in weiten Teilen dieser Welt unzugänglich ist. Länder wie Argentinien, in denen viele Leute über Psychoanalyse Bescheid wissen, bilden eine Ausnahme. Obwohl er wichtig und interessant wäre, und zwar gerade in der Auseinandersetzung mit dem politischen Diskurs, bleibt er einer kleinen Gruppe von Menschen vorbehalten, die außerdem durch Sprachbarrieren getrennt sind. Einen der wenigen Versuche, solche Schranken zu überwinden, konnte man zuletzt 1999 im *International Psychoanalytical Association Newsletter 8.1* verfolgen, in einem Dialog über die Dynamik verfolgender Gewalt zwischen Wolfgang Sofsky, Jorge Canestri, Rosine J. Perelberg, Janine Puget, Jack Novick und Kerry-Kelly Novick (vgl. Puget, J., 1999).

Der dritte Diskurs ist vergleichsweise mächtig und heute eindeutig nicht mehr nur auf Lateinamerika beschränkt. Auch aus Südafrika, dem ehemaligen Jugoslawien, Sri Lanka etc. gibt es vielfältige, kritische Äußerungen zum offiziellen Traumadiskurs und Versuche, einen Zugang zu finden, der der politischen Natur des extremen Leids Rechnung trägt, ohne deshalb

---

44 »We parashute in, where they most need us« sagte mir kürzlich allen Ernstes ein nordamerikanischer Kollege.

psychologische Dimensionen zu verleugnen. Allerdings wird hier oft die politische Ebene besser und differenzierter abgehandelt als die psychologische, und man lässt sich auf die tiefen psychischen Wunden der Betroffenen nicht wirklich ein. Zwar entstehen zum Teil durchaus interessante Arbeitsformen, z. B. das *befriending* in Nordirland, wo Opfer in der täglichen Lebensbewältigung Unterstützung erhalten und aus der sozialen Isolation herausgeholt werden. Aber dies alles kann keine klinisch intensive Auseinandersetzung mit traumatischen Prozessen ersetzen.

Entsprechend würde man sich wünschen, dass der psychoanalytische und der politisierte, oft stark gemeindeorientierte Traumadiskurs (u. a. aus Lateinamerika) zueinander finden und sich gegenseitig dabei unterstützen, den PTSD-Diskurs zu hinterfragen und zu überwinden. Bedauerlicherweise haben sich bis jetzt die Unterdrückungsmechanismen von Empire als stärker erwiesen als die Chancen, die sich aus der Realität verflochtener Geschichten ergeben. Eine wirkliche internationale Kooperation findet (noch) nicht statt. Psychoanalyse muss sich bemühen, eine Sprache zu entwickeln, die in unterschiedlichen Kulturen und Kontexten verstanden werden kann. Politisch bewusste Kollegen, die in den Kriegs- und Krisengebieten dieser Welt tätig sind, dürfen sich nicht von der Komplexität emotionaler Prozesse einschüchtern lassen. Es macht Sinn, dafür zu kämpfen, dass man politische Verhältnisse auch in der »Ersten Welt« verändern kann und muss, und psychologische Prozesse auch dort wahr- und ernst zu nehmen, wo Krieg, Hunger, Ausbeutung und Tod im Mittelpunkt stehen.

Teil IV
Trauma und kulturelle Differenz

9. Edel, hilfreich und gut

Am 24. März 2003 warnte der Generalsekretär der *Vereinten Nationen*, Kofi Annan, vor einer humanitären Krise in der irakischen Stadt Basra. Der Grund hierfür war der damals stattfindende Irakkrieg und speziell die Tatsache, dass irakische Truppen den angreifenden Koalitionsstreitkräften Widerstand leisteten. Die britische und die nordamerikanische Regierung beeilten sich zu erklären, dass es ihr einziges Ziel sei, eine solche Krise zu vermeiden und der Bevölkerung so schnell wie möglich Hilfe zu bringen.

Eine Möglichkeit, eine Stadt zu erobern, besteht darin, sie zu belagern. Sinn und Zweck eines solchen Unternehmens ist es, die Bewohner so lange auszuhungern, bis sie aufgeben müssen. Die Tatsache, dass die Bewohner von Basra ohne Wasser und Nahrung waren, brachte den militärischen Sieg näher. In diesem Zusammenhang von einer humanitären Krise zu sprechen, bedarf einer Erklärung. Vieles muss unterstellt werden, vieles kann gemeint sein. Auf jeden Fall geht es um einen kreativen Umgang mit der Realität.

Auf Seiten der Koalitionsstreitkräfte lenkte das Gerede vom Vermeiden einer humanitäre Krise von der Belagerung der Stadt ab, davon, dass man aktiv dabei war, die Krise selbst hervorzurufen. Implizit wollte man verdeutlichen, dass man sich selbst nicht als Aggressor, sondern als Befreier verstand, dass das Leid der Bevölkerung nicht durch die Belagerung, sondern durch den Widerstand der irakischen Militärs zu erklären war. Kam es zu einer humanitären Krise und starben Menschen in der Stadt aufgrund der Kriegshandlungen (Hunger, Seuchen etc.), dann war das nicht die

Schuld der angreifenden und belagernden Koalitionstruppen, sondern der irakischen Armee, die nicht schnell genug aufgab.

Der *UN*-Generalsekretär sprach von einer humanitären Krise, weil das die diplomatischste Art war, darauf aufmerksam zu machen, dass hier Menschen unnötig starben. So vermied er es, die Amerikaner und die Engländer direkt anzugreifen, konnte aber gleichzeitig vom Leid der Menschen sprechen. Der Krieg war ohne und gegen die Wünsche der *Vereinten Nationen* begonnen worden. Jetzt war die Frage, ob die *UN* wieder würde mitmischen dürfen, im Rahmen humanitärer Hilfe. Natürlich wäre die schnellste Lösung die Beendigung des Krieges gewesen, aber davon zu sprechen, hätte Kofi Annan als Verteidigung von Saddam Hussein ausgelegt werden können, und außerdem lagen Schritte in diese Richtung nicht in seiner Macht.

Selbst nach dem Ende der Kampfhandlungen – wenn man sich endlich um die humanitäre Krise kümmern darf, unabhängig von der Frage, wer sie verursacht hat – kann die anstehende Hilfe nicht einfach wie ein Paket abgeliefert werden. Auch hier muss man sich an die spezifischen politischen Bedingungen halten.

Humanitäre Krise und Hilfe versuchen also begrifflich, eine extreme menschliche Notlage unpolitisch bzw. überpolitisch zu erfassen, um daraus das Recht abzuleiten, unabhängig von einer jeweiligen politischen Gemengelage einzugreifen. Gleichzeitig ist bekannt, dass solche Krisen nicht nur durch Naturkatastrophen ausgelöst werden, sondern meist und vor allem aufgrund von menschlichem Handeln. Dass bestimmte Vorgänge im Krieg als humanitäre Krise qualifiziert werden, ist der Versuch, vorbei an den stattfindenden Machtkämpfen menschliche Hilfe zu ermöglichen. Das setzt meist eine Spaltung und eine Abstraktion voraus, die in der Tendenz genau das verleugnen muss, was sie zu bekämpfen versucht.

Als Florence Nightingale im 19. Jahrhundert den britischen Soldaten auf die Krim nachreiste, um die Verletzten dort zu pflegen, und in den folgenden Jahren die Gründungsmutter des modernen Krankenschwesterntums und der mit Selbstaufopferung verbundenen Hilfe wurde, hätte sich niemand vorstellen können, dass sie möglicherweise für den unnötigen Tod tausender britischer Soldaten verantwortlich war. Wie Helen Epstein in ihrem bemerkenswerten Artikel »The Mysterious Miss Nightingale« in der *New York Review of Books* (März 2001) erklärte, gab es im damaligen Großbritannien einige Menschen, die glaubten, dass die Armen Nahrung brauchten und andere, die der Ansicht waren, sie bedürften der Hygiene. Anscheinend konnte sich niemand vorstellen, dass beides nötig sein könnte. Da Florence Nightingale zu der Gruppe gehörte, die für Nahrung plädierte, kümmerte sie sich nicht um die grundlegendsten Hygienevoraussetzungen in dem Krankenhaus, das sie auf der Krim organisiert hatte. Nach ihrem ersten Winter auf der Krim wechselte die Regierung in England, und die »Hygienefraktion« kam an die Macht, die sofort eine Kommission auf die Krim sandte mit dem Auftrag, den Dreck in den Lagern zu beseitigen. Damit konnte die Todesrate in den Lazaretten um etwa 80% innerhalb weniger Wochen gesenkt werden. Zur Rehabilitation von Florence Nightingale muss gesagt werden, dass sie in den folgenden Jahren überzeugte Anhängerin der neuen politischen Richtung wurde. Diese Geschichte zeigt klar, dass wohlgemeinte humanitäre Bemühungen fatale Auswirkungen haben können. Offensichtlich sind Gesundheitswesen und humanitäre Hilfe immer schon eng verknüpft gewesen mit politischen Prozessen und Machtkämpfen. So ging es z.B. bei Nightingale nicht nur um Kenntnisse und den Stand der Wissenschaften, sondern auch um die Frage, welches politische Lager an der Macht war. Eine neutrale und wertfreie humanitäre Hilfe gibt es nicht und hat es nie gegeben.

Wenn man die werbewirksamen Spendenaktionen nach Katastrophen in Rundfunk und Fernsehen in den vergangenen Jahren verfolgt hat, dann wird deutlich, dass der Begriff humanitäre Krise eine unklare Aussage darüber, worum es geht, verknüpft mit der klaren Implikation, etwas tun zu müssen. Menschen leiden und brauchen Hilfe. Wir müssen nicht genau wissen, woran sie leiden, die Ursache oder die sozialen Charakteristika, sondern nur das Bedürfnis nach Hilfe wahrnehmen, darauf möglichst rasch antworten und entsprechende Strategien entwickeln. Wenn die Menschen hungrig sind, bringen wir Nahrung, wenn ihnen Häuser fehlen, bauen wir welche. Eine humanitäre Krise zu bewältigen, gereicht uns zur Ehre und sorgt dafür, dass wir uns gut fühlen. Böse Menschen kümmern sich nicht um andere. Neben einer vorgeblichen unpolitischen Neutralität charakterisieren sich humanitäre Krisen und ihre Notprogramme auch durch primitive Rettungsideologien, die weltweite Klischees über menschenfreundliches Verhalten befriedigen.

Trotz aller Kritik darf man nicht vergessen, wie vielen Millionen von Menschen im Rahmen dieser humanistischen Illusion tatsächlich geholfen worden ist. Die großen Organisationen, die mit dieser Art von Hilfe verbunden sind, allen voran das *Internationale Rote Kreuz* und der *Rote Halbmond*, leisten seit dem ausgehenden 19. Jahrhundert weltweit lebensrettende Einsätze, deren Bedeutung nicht hoch genug eingeschätzt werden kann, trotz aller Fehler und Lügen, und dieses einfache Argument wiegt schwer. Wenn Menschenleben gerettet werden, dann ist dagegen nichts einzuwenden, selbst wenn die politischen Umstände zweifelhaft und die Begründungen unzureichend sind. Allerdings macht dieses Kriterium deutlich, dass zu einem Zeitpunkt der menschlichen Entwicklung, da massiver als je zuvor solche Hilfe beansprucht und verteilt wird, diese gleichzeitig in eine ernste Krise geraten ist. Spätestens seit dem Krieg in Bosnien und dem Völkermord in Ruanda und seinem Nachspiel wissen wir, dass die humanitäre Hilfe nicht nur manchmal völlig versagt, sondern selbst aktiv an der Vernichtung von Leben beteiligt sein kann.

Ich möchte David Rieffs *A Bed for the Night – Humanitarianism in Crisis* (2002) zum Anlass nehmen, um über die aktuelle Krise der humanitären Hilfe und ihre widersprüchliche Identität nachzudenken. Rieff hat den unzweifelhaften Verdienst, diesem Thema endlich ein ganzes Buch gewidmet zu haben. Er diskutiert im Detail und mit genauer Sachkenntnis die Schwierigkeiten der humanitären Hilfe in den unterschiedlichsten Krisen- und Konfliktgebieten der Welt. Zwar besteht er dabei letztendlich auf einen verkürzten und enthistorisierten Humanismusbegriff, der ihn in seiner eigenen Argumentation schließlich in eine Sackgasse führt. Trotzdem ist es hilfreich, die bestehenden Probleme entlang seines Buches zu diskutieren, weil es bisher die einzig vorhandene systematische Diskussion darüber ist. Ich möchte Rieffs Buch vorstellen, es aber gleichzeitig im Rückgriff auf Edward Said kritisieren und schließlich zu völlig gegenteiligen Schlussfolgerungen kommen. Dabei komme ich auf meine eigenen Erfahrungen zu sprechen und auf die komplexe Beziehung zwischen Hilfeempfängern und Helfenden im Anschluss an Krieg und Verfolgung.

David Rieffs Ansichten im Überblick –
Die Gefahren der Politik

Rieff hat ein beeindruckendes Buch geschrieben. Über Jahre hinweg war er
in verschiedenen Krisengebieten als Journalist tätig. Er diskutiert die Situation in Bosnien, Ruanda, im Kosovo und in Afghanistan mit einer gewissen
Leidenschaft, und er fokussiert direkt auf die Rolle, die die Hilfsorganisationen in diesen unterschiedlichen Krisengebieten gespielt haben, vom *Internationalen Roten Kreuz* (*ICRC*), *Médecins sans Frontières* (*MsF*), *Save
the Children* und *Oxfam* bis hin zu den *Vereinten Nationen* und den *UN*-
Institutionen, die sich der humanitären Hilfe widmen, z. B. das *UNHCR*.
Rieff hat fast alles gesehen, er war an vielen Orten, hat Tod in all seinen
Formen erfahren, und er weiß, wer in dieser Welt leidet. Er sagt: »I have,
at what costs I do not yet know and for reasons I doubt I will ever fully
understand, done my best to rub my own nose in the horror of the world«
(Rieff, D., 2002, S. 2). Er ist sich im Klaren über die ambivalente Rolle der
Kriegsberichterstatter, über diese Mischung aus Voyeurismus und Zeugen-
schaft, die für alle Reporter gilt. Er versichert wiederholt, dass er ehrlich
sein wird, dass er glaubt, dass man Feuer mit Feuer bekämpfen soll und dass
»violence is the only responsible answer to the Osama bin Ladens of this
world« (ebd., S. 5).

Nach diesen prinzipiellen Erklärungen wendet sich Rieff den zentralen
Themen zu, den Dilemmata humanitärer Hilfe. Er erinnert daran, dass es
schwierig zu entscheiden ist, ob sie in der Vergangenheit jemals effektiv gewesen ist. Niemand kann etwas gegen humanitäre Hilfe einwenden, aber
die Frage, ob sie sinnvoll und von Nutzen ist, kann nicht ignoriert werden.
Rieff äußert Zweifel an der Verknüpfung von humanitärer Hilfe mit dem
universellen Kampf um die Anerkennung der Menschenrechte. Er fragt, ob

> »[...] it is wise to insist that moral universalism championed by human rights
> activists is making enough headway in the world to make it safer for the
> victims of contemporary atrocities. Or whether, despite widely-hailed new
> norms of international law, above all the supposed end of the inviolability of
> state sovereignty, populations in danger today have no more reason to count
> on being rescued than the populations of Auschwitz or the Warsaw Ghetto
> did in 1943.« (ebd., S. 13)

Rieff hinterfragt vor allem die Effizienz der Institutionen, die direkt mit der humanitären Hilfe zu tun haben, d.h. diejenigen, die der Bevölkerung nach Katastrophen Unterstützung bringen in Form von Wasser, Schutz, Hygieneeinrichtungen und psychosozialer Hilfe. Er besteht darauf, dass diese Beiträge notwendig sind, dass sie aber auch große Schwierigkeiten mit sich bringen.

An der Neutralität, die die Grundlage der humanitären Hilfe ist und einst durch das *Internationale Rote Kreuz* definiert wurde, zweifelte man bereits während des Zweiten Weltkrieges. Das *Rote Kreuz* verhielt sich still, obwohl bekannt war, was in den Konzentrationslagern geschah, um weiterhin seine Arbeit – auch auf deutscher Seite – durchführen zu können. Es hat viele Jahre gedauert, bis das *Rote Kreuz* dies als Fehler anerkannte. In Ruanda, 1994, wurden die humanitären Organisationen offensichtlich überwältigt. Sie konnten den Genozid nicht aufhalten und die darauf folgende Flüchtlingswelle nicht kontrollieren (vgl. Des Forges, A., 2002). Sie konnten in keinem der Zusammenhänge dort irgendetwas bewirken. Rieff stellt fest, dass die humanitäre Hilfe versucht, Gutes zu tun und auch tut, dass dies aber in bestimmten Situationen direkt dazu führt, dass Schaden entsteht. Humanitäre Hilfe mit ihren positiven Interventionsergebnissen, aber auch zerstörerischen Wirkungen, ist ein zentrales Problem der modernen Welt geworden. Für Rieff ist die wichtigste Herausforderung heutzutage, wie der Humanismus bzw. seine angeblichen Erfolge überleben können. Er fragt, ob

> »[...] the saving vision of human solidarity it offers in this cruel, fearful and self-centered time, be maintained, or does the current crisis in humanitarianism reflect the sad truth that our moral ambitions have been revealed as just that, ambitions and little more [...] Is humanitarianism a waste of hope?«
> (Rieff, D., 2002, S. 28)

In einer Tour de Force geht er daran, die Probleme des Humanismus zu diskutieren und Lösungen vorzuschlagen. Er erklärt die humanistische Geschichte, die von fast allen Religionen geteilte Pflicht, wohltätig zu sein, und weist darauf hin, dass das christliche Gebot, sich um die Armen zu kümmern, gerade im Zusammenhang mit dem Kolonialismus eine wichtige

Rolle spielte. Er beschreibt die Anfänge des *Roten Kreuzes*, dessen Ideologie und Begrenzungen, die nach und nach erfolgte Politisierung der humanitären Arbeit, ihre Bezüge zur Menschenrechtsbewegung, ihre Vermischung mit der aktuellen Politik und schließlich die direkte Verknüpfung humanitärer Hilfe mit militärischer Intervention im Kosovo und in Afghanistan. In seinen Schlussfolgerungen argumentiert er, dass die humanitäre Hilfe den Weg zurück zu ihren Wurzeln finden, ihre Grenzen akzeptieren, wieder neutral und unpolitisch arbeiten und sich nur der noblen, nie endenden Aufgabe der Hilfe für Opfer widmen muss. Der Umgang mit den jeweils politischen Themen gebührt ausschließlich anderen.

Rieff konfrontiert den Leser mit einer detaillierten und guten Beschreibung der schwerwiegenden Fehler und offensichtlichen Misserfolge, die im Namen einer angeblich immer freundlichen, aber politisch blinden humanitären Hilfe begangen worden sind. Jeder politisch denkende Mensch kann dem nur zustimmen. Gleichzeitig beendet er aber seine Ausführungen ein wenig überraschend damit, dass er gegen Politik argumentiert, gegen den Bezug humanitären Bewusstseins zu Menschenrechten, gegen diejenigen, die die politischen Zusammenhänge analysieren. Er verurteilt es, wenn sie dies tun und sich gleichzeitig mit den Unterdrückten identifizieren. Er scheint zu akzeptieren, dass die Identifikation des im Feld arbeitenden Helfers mit den lokalen Opfern ein Zeichen menschlicher Empathie ist. Aber er lehnt es ab, dass es zu einer institutionalisierten, politischen Verpflichtung kommt. Vor allem missbilligt er politische Gedanken, die an linke Ideologie erinnern und die in den 60er und 70er Jahren des vergangenen Jahrhunderts üblich waren.

Rieff glaubt offensichtlich an eine Welt, in der das Böse und die Schrecken nicht ausgerottet, aber deutlich identifiziert werden können. Er möchte, dass die humanitären Helfer wohltätig sind, ohne ihre Arbeitsbedingungen zu gefährden oder sich auf politische Themen zu beziehen. Politiker sollen mit den politischen Aspekten umgehen und das Militär mit seinen militärischen Aufgaben fertig werden, ohne dafür humanitäre Sprache zu missbrauchen. Er findet, dass einigen Menschen der »dreckige Job« obliegt, Feuer mit Feuer zu bekämpfen, z. B. im Krieg nach dem 11. September 2001, und dass es in Ordnung ist, solange sie nicht verleugnen, was sie tun. Humanitäre Hilfe kann eine hoffnungslose Arbeit sein, aber sie ist die beste, die wir leisten können. Eine traurige, aber klar definierte Welt, in der die Bösen zur gleichen moralischen Ordnung gehören wie die Guten. In Rieffs Welt gibt es nur Schwarz oder Weiß, entweder humanitäre Hilfe für die Opfer oder den Umgang mit dem Bösen; und wer damit umgeht, ist entweder selbst einer der Bösen oder Teil der Militärmaschine, die das Böse bestrafen muss.

Menschenrechte sind eine Falle, weil man durch sie militärische Interventionen und bestimmte Entscheidungen, bedürftigen Menschen die benötigte Hilfe zu verweigern, rechtfertigen kann. Die *Vereinten Nationen* sind für Rieff schlecht, weil sie stets diese beiden Aspekte miteinander verwirren. Kofi Annan ist besonders schlecht, weil er erstens für das Desaster in Ruanda mitverantwortlich ist und zweitens an eine Weltordnung glaubt, in der die Menschenrechte ihren legitimen Platz haben. Das *Internationale Rote Kreuz* oder *Médicins Sans Frontières* sind gut, weil sie die neutrale, ursprüngliche Idee der humanitären Hilfe verteidigen. *MSF* hat zwar gesündigt, aber inzwischen aus seinen Fehlern gelernt. *Oxfam* ist weniger glaubwürdig, weil sie zu sehr politisch orientiert sind. Am allerschlimmsten sind die harten Linksradikalen wie Chomsky, die immer noch über Imperialismus und die Dritte Welt sprechen und sich mit romantischen Phantasien der Befreiung identifizieren, die vielleicht vor vielen Jahren Bedeutung hatten, jetzt aber nicht mehr modern sind.

Postkoloniale Geschichte, imperiale Teilung und geteilte Erfahrungen

Edward Said (2003b) diskutiert in dem in der *London Review of Books* erschienenen Artikel »Always on Top« diese Art von anti-antikolonialer Kritik, die nicht nur von David Rieff geäußert wird, sondern einen Trend darstellt bei vielen postmodernen Intellektuellen. Said kritisiert u. a. V. S. Naipaul als einen der Ersten, der bereits in den 60er Jahren diese revisionistische Haltung dem Empire gegenüber systematischer begründete. Naipaul verleugnet zwar nicht die Schrecken, die in Ländern wie dem Kongo geschehen sind, und auch nicht, dass es tatsächlich einmal

Idealismus gegeben hat und echte Bemühungen, die Verhältnisse zu verändern. Aber er unterstreicht wiederholt, dass viele postkoloniale Probleme nicht das Resultat des Kolonialismus waren, sondern »selbst verursachte Wunden«. Said hat mehr Sympathien für die »Dritte Welt« und für Weltbefreiungstheorien, wie die von Frantz Fanon (vgl. Kap. 8), aber deshalb glaubt er noch lange nicht an simplifizierte Sichtweisen über Kolonialismus und Imperialismus. Er argumentiert, dass wir in postkolonialen Zusammenhängen zwei Ideen im Kopf haben müssen,

> »[...] that are in many ways antithetical – the fact of the imperial divide, on the one hand, and the notion of shared experiences on the other – without diminishing the force of either«. (Said, E., 2003b, S. 5)

Dementsprechend diskutiert Said zustimmend das Buch *Civilizing Subjects* (2002) von Catherine Hall, dessen Ansatz er für ausgezeichnet hält. Dialektisch wird die Realität der geteilten Erfahrungen dargestellt zwischen Kolonialisten und Kolonialisierten und ihren verflochtenen Geschichten, während gleichzeitig das, was sie grundsätzlich trennt, anerkannt wird.

> »Hall sees cycles and patterns in the attitudes she examines: Decent affirmations were leavened by racism; abolitionist views were succeeded by developmental theories that refused to allow the colonies the improvements that were taking place in Birmingham. What was good for reform-minded England was unsuitable in Jamaica.« (ebd., S. 6)

Während Rieffs Welt simpel ist, ist die von Said und Hall gekennzeichnet von komplexen Prozessen, die man zu verstehen versucht. Für Rieff hat die Entwicklungspolitik einfach nicht funktioniert; der Kommunismus ist zusammengebrochen und postkoloniale Gesellschaften wie Vietnam, Algerien oder die meisten afrikanischen Länder haben sich in eine falsche Richtung entwickelt mit erschreckenden Resultaten, die aus seiner Sicht die alten antikolonialen Argumente zerstören und das, was er »third worldism« nennt, zu einer Art Schimpfwort machen. Said zeigt mehr Bewusstsein von den komplexen und ambivalenten Details, die in diesen Zusammenhängen auftauchen. In seiner Diskussion von Halls Buch lernen wir etwas über die jamaikanische Geschichte, die Rolle der Baptisten-Missionare und deren Begegnung mit ihren schwarzen Gemeindemitgliedern. Wir beginnen zu verstehen, dass postkoloniale Geschichte nach wie vor etwas mit Kolonialismus zu tun hat, aber eben auch mit Begegnung, mit komplexen Entwicklungsprozessen. Es ist nicht einfach eine Geschichte von Gut und Böse. Die Antwort auf Eurozentrismus heißt eindeutig nicht Afrozentrismus. Der Horror der kolonialen Regierung und der gleichzeitigen Realität von verflochtenen, sich aufeinander beziehenden Geschichten, von geteilten Erfahrungen, die, obwohl auch missbräuchlich, gleichzeitig Identitäten und gesellschaftliche Prozesse auf beiden Seiten geformt haben, muss anerkannt werden.

Rieffs harsche Beschimpfung des von ihm so benannten »third worldism« ist im Vergleich nur eine unglückliche Vereinfachung, ein Akt der Ungeduld und der Reaktion auf komplexe Realitäten, die er angeblich verstehen und beschreiben will, auf die er sich aber nicht einlässt. Hätte er uns eine dichte, in die Tiefe gehende Beschreibung einer der humanitären Krisen, die er diskutiert, vorgelegt, anstatt solcher aus aller Welt, wäre er möglicherweise imstande gewesen, eine detaillierte Analyse zu liefern und hätte sich Widersprüchen und Komplexitäten stellen müssen, wie sie Said im Buch von Hall entdeckt. Dennoch weiß Rieff viel und beschreibt eine Reihe grundlegender Probleme mittels einer klaren, verständlichen Sprache. Viele seiner Kritikpunkte sind berechtigt und werden vermutlich von vielen Menschen geteilt. Seine Themen sind zentral. Entsprechend ist es lohnenswert, sich auf seinen Text genauer einzulassen.

Delegiertes Gewissen

Im ersten Abschnitt seines Buches – »Designated Consciences« – beschreibt Rieff, dass die humanitäre Hilfe ein Fetisch der modernen Welt geworden ist. Einige Brave sind durch eine simplifizierte Aufgabe, die durch die Massenmedien verkündet wird, aufgerufen, etwas zu tun, wodurch die Masse von ihren Gefühlen sozialer Schuld entlastet wird. In einer aufklärenden Zusammenfassung beschreibt er, wie sich die Idee der humanitären Hilfe auf der Tradition christlicher Wohlfahrt gründet und gleichzeitig dem Kolonialismus entspringt. Er zeigt, wie Humanismus und traditionelle Wohlfahrtsaktivitäten in die Krise geraten sind, nicht nur während des Zweiten Weltkrieges, sondern auch in den 60er und 70er Jahren mit dem »third worldism« und der Entwicklungspolitik, die damals en vogue war und von denen er deutlich sagt, dass sie nie funktioniert haben und schlichtweg falsch waren, aber dass sie dazu beigetragen haben, die humanitäre Idee weiterzuentwickeln. Aus seiner Sicht ist die Entwicklungshilfepolitik fehlgeschlagen, weil die Armut bis in die Gegenwart existiert, und »third worldism« sei sowieso nie mehr als linke Ideologie gewesen.

> »Even viewed through the most optimistic lens, development had at best only mixed success, and, as originally imagined anyway, it had largely been a failure.« (Rieff, D., 2002, S. 112)

Die Revolutionen der »Dritten Welt« waren nicht überzeugend. Statt Freiheit und Entwicklung gab es neue Diktaturen und alte Armut, zum Teil weitere Verelendung.

Für Rieff hat all das in den 80er Jahren in den reichen Ländern zu einer positiven Wertung der humanitären Hilfe geführt. Sie befriedigte die Thatchers dieser Welt, die den Eindruck hatten, dass die Entwicklungshilfe zu langsam, zu bürokratisch und ineffektiv war. Es befriedigte die frustrierten Linken, weil sie nun ein gutes, neues Ziel hatten, mit dem sich jeder einverstanden erklären konnte, weil es notwendig und hilfreich erschien. Nicht zuletzt konnten die *Vereinten Nationen* die humanitäre Hilfe gutheißen und dabei eine wichtige Rolle spielen.

> »By the late 1980s, humanitarianism had become the last coherent saving ideal. Its triumph, however, would prove in the 1990s, to be its tragedy, for this success turned out both morally and operationally to be a poisoned chalice.« (ebd., S. 120)

Obwohl Rieffs Ansichten über »third worldism« und Entwicklung voller Vorurteile sind, hat er in gewissem Sinn Recht, wenn er über die Enttäuschung antikolonialer Bewegungen spricht und daran erinnert, wie die Linken in der »Ersten Welt« die Idee humanitärer Hilfe in den 80er und

90er Jahren zu unterstützen begannen. Algerien, Vietnam, Kambodscha, Mosambik, Angola, Chile, Uruguay, Nicaragua, El Salvador waren Länder, in denen sich die Phantasien, die die Linken der »Ersten Welt« auf sie projiziert hatten, nicht erfüllten. Diese Frustrationen wurden kanalisiert und transformiert auf die Verpflichtung zur humanitären Hilfe und zum Kampf für Menschenrechte. Viele, die in den 60er und 70er Jahren ihre Solidarität mit den Befreiungsbewegungen der »Dritten Welt« erklärt hatten, wurden schließlich zu Mitarbeitern der humanitären Hilfsorganisationen. Rieff zeigt, wie diese Verpflichtungen der Linken zusammenfielen mit der neoliberalen – z.B. durch Thatcher entwickelten – Kritik an der Entwicklungshilfe. In diesem Sinne beschreibt er überzeugend die lange Entwicklung von den sozialen und christlichen Wurzeln hin zur modernen humanitären Hilfe als etwas, was man zu Recht als delegiertes Gewissen bezeichnen kann. Es hat weniger mit denen, die die Hilfe empfangen, zu tun als mit dem Bewusstsein und Selbstbewusstsein der »Ersten Welt«.

Nichtsdestotrotz wird bereits in diesem ersten Abschnitt Rieffs Unzufriedenheit mit allem, was politisch ist, deutlich. Er zeigt klar, wie die politischen Überzeugungen von Menschen mit ihren moralischen Überzeugungen und Bedürfnissen verknüpft sind und wie dieses wiederum dazu führt, dass es eine bestimmte Haltung in der humanitären Hilfe gibt. Er ist aber eindeutig unglücklich über diesen politischen Aspekt, obwohl er gleichzeitig überzeugende Argumente entwickelt, warum dieser Aspekt weder verleugnet werden kann noch sollte. Er erklärt diesen Widerspruch nicht. So ist es wohl kein Zufall, dass Rieff Lateinamerika überhaupt nicht erwähnt und auch über Südafrika kein Wort verliert. Er würde wahrscheinlich nicht leugnen, dass große und kleine humanitäre Organisationen, internationale ebenso wie lokale, aktive Elemente dieser Teile der Welt sind. Vielleicht hatte er nicht den Eindruck, es handle sich um relevante humanitäre Krisen, oder die dort so sichtbare Verknüpfung zwischen politischem Kampf und humanitärer Hilfe war ihm zu deutlich, also für seine Argumentation nicht hilfreich, weshalb er sie beiseite gelassen hat.

Trotzdem kann man diesem Abschnitt wichtige und zu reflektierende Informationen entnehmen und sich z.B. fragen, wie viel Wahrnehmung über die durch die Kolonialmächte angerichteten Katastrophen beim Aufstieg der humanitären Hilfe eine Rolle spielen. Oder umgekehrt, wie viel postkoloniale Frustration wurde und wird in der humanitären Hilfe ausgehandelt, gerade weil die entsprechenden Länder unseren Erwartungen nicht entsprochen haben (vgl. Kap. 8)? Welchen Niederschlag hat die unfreiwillige und sicherlich nicht gesuchte Allianz zwischen Konservativen und Altlinken in der konkreten Arbeit gehabt? Man kann daraus lernen, wie gefährlich die angeblich apolitische mediale Aufbereitung dieses delegierten Gewissens ist. Wenn die humanitären Organisationen ihre Pflicht tun, wenn wir uns kollektiv im Sonnenschein der letzten Sammlung für diese oder jene Opfer wärmen können, dann beruhigt das nicht nur das Gewissen. Was hier öffentlich gefördert wird, ist, dass man über die Verhältnisse nicht mehr nachdenken muss und dass sich das politische Denken erübrigt.

Träume und Realität

In einem zweiten Schritt, den Rieff mit »Dreams and Reality« überschreibt, geht er dazu über, die spezielle Situation in Bosnien und Ruanda zu diskutieren. Er zeigt, dass die Regierungen dieser Welt und die *Vereinten Nationen* wussten, was geschah, es aber nicht verhinderten. Er diskutiert effektiv den altbekannten Zynismus der internationalen Politik und die Aktualität dieser zynischen Realität.

»The United States could have acted; the truth is, it did not care enough to do so [...] The United States was not so contemptuous of international law that it was willing simply to thumb its nose at the genocide convention (which would have obliged them, as a signatory state, to do whatever was in their power to bring it to a halt). Rather, through the person of its then U.N. ambassador and future Secretary of State Madeleine Albright, the Clinton Administration made sure that the word ›genocide‹ was never applied to what was taking place in Rwanda while the killing was actually going on. The goal of U.S. policy was not to have to do anything about the mass slaughter in Rwanda. The means chosen was to ensure that what was taking place was called a ›humanitarian crime‹, not ›genocide‹, and when that position became untenable, the U.S. State Department retreated to the stance that, while ›acts of genocide‹ might be taking place in Rwanda, ›genocide‹ was not. Asked by a Reuter's correspondent named Allan Nelsner how many such

>acts< would be needed to add up to genocide, Christina Shelly, a depart-
ment spokeswoman, answered, >that this is just not a question that I am in a
position to answer<.« (ebd., S. 161)

Rieff erklärt, wie im Zusammenhang mit Bosnien und Ruanda die humanitären Organisationen immer wichtiger und unvermeidbar politisch in
ihren grundlegenden Positionen geworden sind. Als humanitäre Helfer
haben sie es nicht geschafft, die Grauen in Srebenica und die Heckenschüt-
zen in Sarajewo zu verhindern. Schlimmer noch, sie wurden hilflos, verwirrt
und mitschuldig. Sie gerieten in einen unauflöslichen Widerspruch: Wenn
sie Menschen retteten, die verfolgt und vertrieben wurden, ihnen halfen,
davonzukommen, dann sorgten sie gleichzeitig dafür, dass ethnische Säuberungen[45] stattfanden. Wenn sie aber solche Hilfe verweigerten, dementsprechend die Beteiligung an ethnischen Säuberungen, dann musste die
Mitverantwortung an einer endlosen Anzahl von Toten akzeptiert werden.[46]

In Ruanda gelang es nicht, den Genozid zu stoppen. Sein Ende bedeutete
den Beginn einer neuen humanitären Krise. Millionen verließen das Land,
und unter denen, die flohen, befanden sich die, die den Genozid verursacht
hatten. Hier konnte die humanitäre Hilfe nicht neutral bleiben, es musste
eine politische Verpflichtung akzeptiert werden und die Notwendigkeit,
mit Regierungen eng zu kooperieren. Die intensive Zusammenarbeit zwischen Hilfsorganisationen, humanitärer Hilfe und Menschenrechtsarbeit
wird von Rieff heftig kritisiert:

»The fact that the logic of welding human rights concerns and humanitarian ones had been shown to be completely incoherent passed unnoticed [...]
For if the old regime in Rwanda was guilty of genocide, and its successor
murderous [...] then the only coherent international response along the inter-
ventionist lines most NGOs were now coming to support, was humanitarian
recolonization, as would occur later in Kosovo.« (ebd., S. 191)

---

45 Eigentlich ist der Begriff ethnische Säuberung in Bezug auf Bosnien falsch und ten-
denziös, da Kroaten, Muslime und Serben nicht wirklich unterschiedlichen Ethnien
angehören.

46 Dieses Dilemma wird in dem Film *Warriors* (1999) von Peter Kosminsky ausgezeichnet
dargestellt und diskutiert.

Einiges hiervon entspricht der Wahrheit. Gleichzeitig aber baut Rieff eine Argumentation auf, die nicht überzeugend ist. Die *Vereinten Nationen* haben in Bosnien und Ruanda schwer gefehlt. Die wichtigen Regierungen in der *Internationalen Gemeinschaft* haben wie immer ihre Spiele gespielt, und die Vermutung, die humanitäre Hilfe wäre je unpolitisch gewesen, hat sich endgültig als falsch erwiesen. Aber Rieffs Schlussfolgerungen sind nicht nachzuvollziehen. Für ihn ist der Bezug zwischen Menschenrechten und humanitärer Hilfe eine Konsequenz des Prozesses der Politisierung, nachdem er uns gerade davon überzeugt hat, dass dies unumgänglich war, und dann sagt er, das sei das auslösende Moment für militärische Interventionen. Neutrale, apolitische humanitäre Hilfe gelange an das Ende ihrer Ressourcen und würde zum Propagandainstrument internationaler Machtspiele.

Diese Schlussfolgerung ist weder logisch noch offensichtlich. In allen Ländern Lateinamerikas war die Hilfe für die Opfer der politischen Repression verknüpft mit dem Kampf gegen Menschenrechtsverletzungen. In Chile z. B. war klar, dass die psychosoziale Hilfe für die Opfer nicht nur in medizinischer Versorgung, Nahrungsbeschaffung und Therapie bestand, sondern selbstverständlich auch im Kampf gegen Menschenrechtsverletzungen. Zwar hat nie einer von uns daran gedacht, um eine militärische Intervention gegen Pinochet zu bitten, aber die Menschenrechte waren ein internationaler Bezugsrahmen, der den politischen Prozess in Chile ebenso wie in vielen Ländern Lateinamerikas beschützte und förderte. Das Thema der Menschenrechte im Kampf gegen Diktatoren wurde nicht über internationale Hilfsorganisationen importiert, sondern war die politische Fahne, die die Diskussionen strukturierte, mit der sich jede Person oder Organisation, die helfen wollte, auseinander setzen musste. Ähnliches kann man über den politischen Prozess in Südafrika sagen. Menschenrechte wurden also nicht nur ohne die Hilfe militärischer Organisationen durchgesetzt, mehr noch, sie spielten eine wichtige Rolle im Kampf gegen solche Strukturen.

Menschenrechte sind Teil einer stattfindenden politischen Auseinandersetzung, national und international. Die Tatsache, dass die Unterdrücker dieser Welt das Menschenrechtsargument in ihrem eigenen Interesse zu missbrauchen begonnen haben, heißt nicht, dass es qua definitionem nicht eine wichtige Rolle spielen darf für die, die auf dieser Welt unterdrückt werden. Der Kampf um die Anerkennung von Menschenrechten wird nicht dadurch obsolet, dass sie von alten und neuen Machthabern missachtet werden.

Rieffs Argument kann nur Sinn haben, wenn es ausschließlich aus dem Blickwinkel einer internationalen Organisation oder einer Regierung gesehen wird, für die die Menschen, die in einer Krisenregion leben, nur Objekte ihrer Interventionen sind. Man bringt ihnen Nahrung, Schutz, Menschenrechte, und wenn man in Probleme verwickelt werden sollte, wird es eben schwierig. Das scheint Rieffs Credo zu sein. Er vergisst, dass die Menschen häufig nicht auf ausländische Hilfe warten, um an ihre Rechte zu denken. Oft, selbst in den schlimmsten Krisen, handeln sie selbst, wenn sie durch ausländische Interventionen nicht daran gehindert werden. Rieff kritisiert adäquat eine neokoloniale Haltung, die Menschenrechte über den Köpfen der Menschen ausschüttet, unabhängig davon, was diese davon halten und wie sich ihnen diese Konzepte erschließen. Aber er kritisiert das in der Verteidigung eines ebenso imperialistischen und neokolonialistischen Ideals des Helfens, ohne politisch involviert zu sein. Er verpasst die Chance, eine Lanze für den internationalen Gerichtshof zu brechen, der Menschen überall auf der Welt helfen soll, ihre Grundrechte abzusichern, und eine spannende und notwendige Diskussion einzuleiten über die unterschiedliche Entwicklung der Menschrechtsdebatte weltweit im postkolonialen Beziehungsgeflecht. Denn einerseits geht es tatsächlich um ein imperiales Produkt, und andererseits schützt es in seiner Internationalisierung nicht nur vor neuen kolonialen Übergriffen, sondern erschwert auch lokalen Machtmissbrauch.

Der Tod einer guten Idee

Im dritten Abschnitt »The death of a good idea« diskutiert Rieff, was im Kosovo und in Afghanistan geschehen ist. Er zeigt, wie die internationalen humanitären Organisationen zu den Militärs gefunden haben und Teil der Kriegsspiele wurden. Dementsprechend verloren sie ihre Autonomie, ihre Handlungsfähigkeit, als unabhängige Helfer denen zu helfen, die am meisten leiden, der zivilen Bevölkerung. Rieffs Kritik an den großen Organisationen, die ihre Unabhängigkeit verloren haben, vor allem die nordamerikanischen Institutionen, die inzwischen eng mit der Regierung verknüpft sind, ist hart und wahr. Das Ergebnis der Vermischung konnte man im Fernsehen während des Irakkrieges sehen. Bei dieser seltsamen Berichterstattung – in der Menschen erklärten, wie erfolgreich sie ein Land bombardierten: 20.000 Tonnen Bomben wurden am 9. April 2003 erfolgreich abgeworfen – wurde ständig davon gesprochen, wie viele humanitäre Krisen man im Irak zu lösen bemüht war. Man könnte erwarten, dass Rieff an dieser Stelle das zweifelhafte Konzept der humanitären Kriege diskutiert, den mangelnden Respekt vor internationalen Gesetzen und der Staatssouveränität, und vielleicht einige Referenzen zur Struktur dieser neuen Kriege macht[47]. Obwohl Rieff diese Themen berührt, wendet er ihnen sein Interesse nicht zu. Er kritisiert den Missbrauch des Menschenrechtsthemas durch die politische Propaganda und wie sich humanitäre Organisationen vor den Karren von Regierungen und militärischen Interessen spannen lassen. Sein Fokus liegt nicht auf den politischen Strukturen, die diese Art von Missbrauch produzieren, und auch nicht auf den Kriegsrealitäten, die die Vermischung humanitärer und militärischer Aktionen bedingen. Wenn z. B. moderne Kriege grundsätzlich gekämpft werden mit und gegen die zivile Bevölkerung, dann kann es nicht erstaunen, dass humanitäre Hilfe und militärische Interessen immer enger zusammenrücken. Rieff analysiert diese Zusammenhänge nicht. Er glaubt, die humanitären Helfer seien in etwas hineingeraten, das ihre Fähigkeiten weit übersteigt und wovon sie sich wieder lösen müssen, um ihre ursprünglichen Ziele zu verteidigen.

Rieff schlussfolgert, dass humanitäre Hilfe nur funktionieren kann, wenn sie ihre Unschuld zurückgewinnt.

»The tragedy of humanitarianism may be that, for all its failings and all the limitations of its viewpoint, it represents what is decent in an indecent world [...] Independent humanitarianism does many things well and some things badly, but the things it is now being called upon to do, such as helping to advance the cause of human rights, contributing to stopping wars, and furthering social justice, are beyond its competence, however much one might wish it otherwise.« (ebd., S. 334)

---

47 Vgl. Kaldor, M., 2000; Münkler, H., 2002; van Creveld, M., 1998.

Wir sind also einmal im Kreis gewandert, zurück zu einer naiven, imperialen Weltvision. Humanitäre dieser Welt vereinigt euch, akzeptiert, dass eure Arbeit begrenzt ist, aber bleibt moralisch sauber. Politik ist ein schmutziges Spiel, lasst euch da nicht hineinziehen, lasst andere diese Arbeit machen, die sie machen müssen, z. B. Krieg zu führen. Lasst euch nicht missbrauchen. Kurz, lasst uns moralisch sein. Seid edel, hilfreich und gut.

Ideologien und Verwirrungen

Rieff kritisiert vieles zu Recht, aber er argumentiert so absolutistisch, dass am Schluss nichts übrig bleibt und komplexe oder auch positive Entwicklungen von ihm nicht wahrgenommen werden können. Warum er das macht, ist eine schwierige Frage. Ein Grund könnte darin liegen, dass er weder ein klares konzeptuelles Verständnis von dem Bezug zwischen humanitärer Hilfe und Entwicklungsperspektiven hat noch scheint ihm bewusst zu sein, um welchen großen Zeitrahmen es hier geht, um die von Menschen initiierte Zerstörung zu bekämpfen. Es ist unmöglich, diese Themen im Rahmen dieses Kapitels erschöpfend zu diskutieren. Aber einige relevante Aspekte lassen sich benennen:

Die traditionelle Teilung zwischen humanitärer Hilfe als kurzfristige Antwort auf Katastrophen und Entwicklungshilfe als langfristige strukturelle Intervention ist heutzutage obsolet. Vor allem in Krisenregionen tendieren humanitäre Projekte dazu, über viele Jahre zu arbeiten. Zu Recht haben sie langfristige Entwicklungsziele und -perspektiven vor Augen. Obwohl dies in Organisationen nach wie vor ein konfliktives Thema ist, weil die Implikationen komplex sind und neue Strategien fordern, kann man dennoch den Trend beobachten, integrativer zu denken. Rieff scheint immer noch von raschen Aktionen, schneller Hilfe zu träumen. Das ist durchaus in Ordnung, geht aber an der Realität vorbei. Wenn z. B. in einem Flüchtlingslager Nahrungsmittel-Unterstützungsprogramme über 10–15 Jahre aufrechterhalten werden, dann ist das keine Katastrophenhilfe mehr. Wir schauen auf eine ökonomische Struktur, auf gewachsene Beziehungen, auf eine Entwicklungssituation. Wenn wir mit Trauma umgehen, dann handelt es sich nicht um ein wenig Beratung hier oder da, um dann davon auszugehen, dass das Problem gelöst ist. Wie wir spätestens mit Keilsons Konzept der sequentiellen Traumatisierung gelernt haben, muss Trauma im politischen Kontext immer als Prozess verstanden werden, der sich über Jahre und Generationen erstrecken kann. Wenn wir mit Trauma arbeiten, müssen wir das auf vielen Ebenen tun, nicht nur therapeutisch, und wir müssen langfristige Perspektiven entwickeln.

Ein zweiter Punkt ist, dass Rieff nicht klar differenziert zwischen den verschiedenen Geschichten, die er uns erzählt, und dementsprechend die Chance verpasst, die Implikationen wirklich zu verstehen. Westliche Industriestaaten und Hilfsorganisationen sind zwar verschieden, aber auch aufeinander bezogen. Wie wir aus Rieffs Buch lernen können, ähnelt sich die Sprache von Staatsmännern und Helfern, vor allem hinsichtlich der Menschenrechte, zunehmend. In diesem Kontext könnte man sich drei verschiedene historische Analysen vorstellen. Erstens die Geschichte der Begründungen für Kriege, die die Regierungen heute präsentieren. Hier wäre vor allem über die Konsequenzen des Endes des kalten Krieges und über die Natur neuer Konflikte in den armen Ländern nachzudenken. Zweitens die Geschichte einer sich verändernden Sprache der Hilfsorganisationen und die Art, wie sie ihre Aktivitäten analysieren, begründen und evaluieren (Politisierung als Entwicklung und Risiko), und drittens die Geschichte einer zunehmenden Vermischung des Vokabulars, das Regierungen und Helfer benutzen und den Implikationen, die diese Vermischung bezüglich der Geschichte insgesamt hat, den Bezug auf den dominanten politischen Diskurs und die Arbeitsperspektiven der humanitären Organisationen. Rieff bietet für diese Geschichten viel Material an; er erzählt sie aber nicht.

Möglicherweise ist das so, weil Rieff, wie viele Charaktere in Catherine Halls Buch über Jamaika, Teil des Empires ist, der kolonialen Ideologie. Für ihn ist das Thema die Grund- und Wertvorstellungen des humanitären Helfers, nicht der Menschen, die die Hilfe empfangen. Er würde weder über die Empfänger als handelnde Subjekte nachdenken noch über humanitäre Hilfe als einen Prozess, in dem Helfer und Hilfsbedürftige miteinander kooperieren und voneinander lernen müssen, wenn Hilfe sinnvoll sein soll.

Vielleicht ist er verwirrt, weil er in guter nordamerikanischer Tradition individuelle Rechte und Freiheiten hoch einschätzt und grundsätzlich Regierungen und Staatssouveränität skeptisch gegenübersteht. Für Rieff sind die Vereinbarungen des *Westfälischen Friedens* von 1648 ein absolutistisches Konzept nationaler Souveränität, das Staaten im Verhältnis zueinander begrenzte, aber ihnen im Inneren das Recht gab, mit ihren Bürgern zu tun, was sie wollten. In ihrem Buch *Die Grenzen der Solidarität* (2002) interpretiert Gret Haller, die frühere Ombudsfrau für Bosnien, den *Westfälischen Frieden* auf eine ganz andere Art. Für sie handelt es sich um das Abkommen, das die religiösen Kriege beendete, weil es die Unterordnung der Religion unter das Staatsgesetz bedeutete, und in gewissem Sinn die Grundlage moderner, internationaler Gesetzgebung bildet. Sie argumentiert, dass die Grundlage des Staatsgesetzes in den USA entgegengesetzt zu sehen ist. Dort ging es vor allem darum, religiöse Freiheit sicherzustellen. Sie impliziert, dass die Menschenrechte etwas sind, das man innerhalb der Staatssouveränität und der internationalen Beziehungen sicherzustellen versucht, und man neige dazu, nationale Souveränität an internationale Organisationen, z. B. die *UN* oder internationale Gerichte, abzugeben, die die individuellen Rechte garantieren. Ihrer Meinung nach würde ein Nordamerikaner das andersherum sehen. Er würde denken, je mehr Macht Staaten oder internationale Organisationen erhalten, desto mehr werden individuelle Rechte eingeschränkt und umso größer ist das Risiko, zum Opfer von Missbrauch zu werden (vgl. Haller, G., 2002).

Vielleicht ist Hallers Argumentation zu simpel (beeinflusst von einer gewissen Dosis Antiamerikanismus und dem Gefühl, »old Europe« zu schätzen), nichtsdestotrotz könnte damit erklärt werden, warum Rieff – obwohl er vieles im Detail zu Recht kritisiert – nur drei Hauptfeinde zu haben scheint: Die *Vereinten Nationen*, die Menschenrechte und die Politik. Wenn Hallers Argumente teilweise stimmen, dann könnte man mit Rieffs grundlegendem Misstrauen Regierungen gegenüber sympathisieren. Man könnte auch solidarisch einverstanden sein mit der Kritik an der unerträglichen Bürokratie und an den Menschenrechtsverletzungen, die im Namen der *Vereinten Nationen* begangen werden. Man könnte aber seine absolutistische Position auch als nicht hilfreich erkennen und feststellen, dass es manchmal sehr wohl sinnvoll ist, über kollektive Aufgaben in dieser Welt nachzudenken, z. B. in Bezug auf Menschenrechte, ebenso wie es wünschenswert ist, den Menschen zuzuhören, denen man helfen möchte, obwohl das bedeutet, in deren Konflikte involviert zu werden. Selbst wenn die Welt durch eine solche Hilfe nicht verändert würde, hätte sie doch ihre Existenzberechtigung.

Rieff besteht darauf, dass, wenn man im Kosovo oder in Afghanistan interveniert, man das aus den gleichen Gründen in Nordkorea, Zimbabwe oder Tschetschenien tun muss. Er nimmt eine Alles-oder-Nichts-Position ein. Moralische Politik ist notwendig terroristisch, und politisch bewusste humanitäre Hilfe notwendig böse. Aber vielleicht geht es in der Politik nicht nur um Krieg, und eventuell könnte humanitäre Hilfe sich selbst innerhalb eines politischen Rahmens verstehen, ohne ihre Unabhängigkeit aufgeben zu müssen. Ich glaube, in Übereinstimmung mit Rieff, dass es einen Ort für das *Rote Kreuz*, für *Ärzte ohne Grenzen* und *Oxfam* gibt, aber ihr zentrales Potential liegt nicht darin, politisch neutral zu sein und zu der alten Ideologie des *Roten Kreuzes* zurückzukehren. Sie arbeiten nicht alle gleichartig und glauben nicht alle an die gleiche Politik. Sie sind Teil eines stattfindenden politischen Prozesses und repräsentieren unterschiedliche politische Ideologien und Identitäten. Wir können sie verstehen, sie kritisieren, ihnen zustimmen oder auch nicht. Aber das Ziel kann nicht sein, sie apolitisch zu wünschen oder sie außer halb von Politik zu analysieren. Ebenso wie Religion ist Humanismus nicht etwas, das außerhalb und unabhängig von sozialen und politischen Prozessen geschieht. Gläubige, Opfer und Helfer sind nie nur das, sondern leben in der Welt und haben viele andere Bedürfnisse, Interessen und Rollen, wie jeder andere Mensch auch. Rieff scheint dies zu wissen, aber es hindert ihn nicht daran, es wieder zu vergessen. Offensichtlich glaubt er, dass menschliche Werte und Moral, wenn sie sich auf sozialpolitische Prozesse beziehen, verfälscht und zerstört werden, zerfallen. Es scheint, dass Rieff nach etwas sucht, an das er glauben kann, das vollkommen gut und nicht Teil des normalen menschlichen Lebens ist.

Eine ernsthafte Diskussion über Humanismus, Entwicklungshilfe und humanitäre Interventionen in Krisenregionen muss die Realität der Menschen betrachten, ihre Geschichte, ihre Kultur. Die Sichtweise der »Ersten Welt« ist ungeeignet, zum Verständnis der Geschehnisse in der »Dritten Welt« beizutragen. Die regierungsunabhängigen Organisationen, von denen Rieff spricht, sind nicht die einzigen, die existieren, es gibt viele lokale, nicht regierungsgebundene Organisationen. Einige sind vor Ort entstanden, andere entwickeln sich langsam, sich von ihren Mutterorganisationen emanzipierend. *Christians Children's Fund* in Angola z.B. ist zwar weiterhin eine nordamerikanische NGO, die von Richmond, Virginia, aus kontrolliert wird, aber sie ist dennoch eine lokale Institution, die von Angolanern strukturiert und geformt wird entsprechend der lokalen Bedürfnisse. Humanismus ist nicht nur ein Thema zwischen Helfern und Hilfsbedürftigen, sondern auch zwischen internationalen Geldgebern und lokalen Empfängern und den komplexen institutionellen Rahmenbedingungen, die dabei entstehen, in einem Prozess, der letztendlich vermittelt zwischen lokalen Bedürfnissen und bereits existierenden Meinungen, die in anderen Kontexten entwickelt worden sind. Es ist also nicht nur die Frage, was unmittelbar während der humanitären Krise geschieht, sondern auch, was viele Jahre später passiert, wenn David Rieff und seine Kollegen längst zu einem neuen Krisenherd aufgebrochen sind.

Die Kultur der Lügen

Durch die verborgenen Ziele der Geldgeber und die heimlichen Intentionen der Geldempfänger, durch Politiker, politischen Missbrauch und die widersprüchlichen Wünsche derjenigen, denen die Hilfe zugedacht ist, entsteht eine Kultur der Lügen. Geldgeber haben explizite politische und soziale Ziele, die in ihren Heimatländern bekannt sind, aber nicht dort, wohin das Geld fließt. Sie möchten z.B. Demokratie fördern, Versöhnung vorantreiben oder Ökonomie entwickeln. Das hört sich positiv an, aber birgt gleichzeitig Gefahren. Geldgeber nehmen für sich in Anspruch, zu wissen, was Demokratie ist, wie Versöhnung stattfinden sollte, was man von der Ökonomie erwarten kann, besser als diejenigen vor Ort.

Als historisches Beispiel eignen sich die Spanier: Sie beschlossen, dass die lateinamerikanischen Indianer das Christentum nötig hätten, obwohl viele von ihnen dadurch ausgerottet wurden und es zu grenzenloser Ausbeutung kam. Dass die spanische Krone dabei noch reicher wurde, nahm man gerne in Kauf. Ein weniger hartes Beispiel finden wir im ehemaligen Jugoslawien. Als die Tatsache bekannt wurde, dass so viele Frauen während des Krieges vergewaltigt worden waren, organisierten deutsche Frauenorganisationen Hilfe für Bosnien. Viele haben ausgezeichnete Arbeit geleistet, andere erklärten den bosnischen Frauen in einer arroganten Art, dass die Deutschen aufgrund ihrer Erfahrungen im Zweiten Weltkrieg am besten wüssten, wie man mit Vergewaltigung umgeht, besser als die psychologisch ungebildeten Bosnierinnen.

Selbst in weniger extremen Situationen haben Geldgeber ihre eigene Logik. Zusätzlich zu expliziten Zielen und fundiertem Know-how besitzen internationale Organisationen eine bestimmte Struktur, zu der auch die Art des Geldausgebens gehört: Es muss innerhalb eines bestimmten Zeitrahmens verwendet werden, unabhängig davon, wie sinnvoll er ist und welche Situation vorherrscht. Die Organisationen müssen oft nach Kriterien und Vorgaben abrechnen, die z. B. den deutschen Gewohnheiten entsprechen, was in Gegenden, in denen es keine Banken, keine Regierungen, kein Steuerrecht gibt, nicht nur lächerlich, sondern meist kontraproduktiv ist.

Die elementaren Mythen der Entwicklungszusammenarbeit halten sich hartnäckig und sorgen in immer neuem Gewand für Verwirrung und nutzlose Interventionen. Da man das Geld gut anlegen möchte, soll es nicht für ewig sein und möglichst breit wirken. Also sehnt sich jeder Geldgeber danach, mit wenig Geld alles zu verändern. Die Grundlage für solch fast religiöse Hoffnungen sind angeblich wissenschaftlich fundierte Überzeugungen. Einer dieser Mythen ist der Glaube, dass die Finanzierung von *services* (Dienstleistungen) grundsätzlich ein Unding sei und man stattdessen lieber *capacity building* (Aus-, Fort- und Weiterbildung) betreiben solle. Gerade im psychosozialen Bereich führt dieser Irrglaube zu seltsamen Produkten. Anstatt in einem Krisengebiet funktionierende Angebote aufzubauen, die mit niedrigen Infrastrukturkosten Gesundheit, Bildung oder psychosoziale Hilfe anbieten, bei gleichzeitiger Entwicklungsarbeit bezogen auf die Gesamt-Community, werden endlos Menschen ausgebildet, die im Schneeballsystem andere ausbilden sollen, die früher oder später irgendwie vom Staat für ein an sich notwendiges, aber inexistentes Dienstleistungswesen übernommen werden sollen, um Gesundheit zu fördern und abzusichern. Da es lokal kein Geld gibt, finden nur die Kurse statt; Versorgung und Entwicklung bleiben auf der Strecke. Schließlich wird zwangsweise noch länger und ineffizienter vom Ausland geholfen, weil die Situation sich real nicht verbessert, aber immer mit der Illusion, es sei nur kurzfristig und mit hohem Multiplikationsfaktor.

Selbst die wohlmeinendsten Geldgeber haben normalerweise nicht die Zeit, eine engmaschige und kenntnisreiche Beziehung zu den Menschen aufzubauen, denen sie ihr Geld geben. Daraus resultieren oft unrealistische Erwartungen darüber, was die Empfänger damit anfangen können. Die Logik der Projekte basiert auf der Realität der Geldgeber und schließt die der Empfänger aus. Wenn z. B. ein Projekt aus Traumatherapie mit Ex-Soldaten der bosnischen Armee besteht, die innerhalb eines Zeitrahmens von sechs Monaten pro Klient abgeschlossen ist, dann kann alles, was in diesem Projekt geschieht, nur in Bezug auf diesen Rahmen beschrieben werden. Wenn die Therapie innerhalb von sechs Monaten hilft, ist das Projekt gelungen, falls nicht, ein Misserfolg. Der Rahmen selbst darf niemals in Frage gestellt werden und die Arbeit nie über diesen Rahmen hinausgehen, zumindest nicht im Sinne der Projektberichterstattung. Schließlich muss man abliefern, was man versprochen hat. Sollte sich die Behandlung als länger und komplizierter erweisen, müsste man das Projekt neu verhandeln, was von beiden Seiten aus vielerlei Gründen oft nicht gewünscht wird.

Auch die Empfänger haben ihre heimlichen Pläne und Aktivitäten. Zunächst brauchen sie das Geld und sind entsprechend bereit, alles zu akzeptieren. Das geschieht nicht, weil sie korrupt sind, sondern weil sie in einem Land leben, dessen Ökonomie weitgehend zerstört ist, und weil sie nicht für Regierungsorganisationen arbeiten, sondern für solche mit humanitären Zielen. So erweist sich die Akzeptanz der Vorgaben als wunderbare Lösung. Es bedeutet, dass man etwas Nützliches für das eigene Land tun kann und gleichzeitig einen Lebensstandard erreicht, der sehr viel höher ist, als es allgemein für das Land gilt.

In Angola traf ich verschiedene Menschen, die hohe Posten innerhalb des Ministeriums für soziale Wohlfahrt innegehabt hatten. Ihr Verdienst war allerdings vergleichsweise gering und nicht ausreichend. In einer nichtregierungsgebundenen Organisation zu arbeiten, bedeutete für sie, das erste Mal in ihrem Leben genügend Geld zu verdienen, um angemessen leben zu können. Daraus ergab sich eine Motivation für die Projekte und die Arbeit, die mehr mit Geld und weniger mit den Inhalten zu tun hatte. Solche und ähnliche Situationen treffen vor allem auf Länder zu, in denen es am Anfang keine lokalen, nicht regierungsabhängigen Organisationen gibt, in denen die internationalen Geldgeber oder NGOs diese erst zu entwickeln beginnen. Lokale Organisationen empfinden häufig zu Recht, dass die internationalen Geldgeber nicht unbedingt bereit sind, ihnen zuzuhören und auch, dass sie bereitwilliger Geld geben, wenn man es schafft, ihnen die eigenen Aktivitäten – welche auch immer – in der Sprache und Logik der Geldgeber zu erklären.

In Bosnien musste ich das oben erwähnte Projekt für Ex-Soldaten evaluieren. In Gesprächen sagte ich ihnen, dass ich von ihrem Programm fasziniert sei, dass ich noch nie ein Therapieprogramm gesehen hätte, in dem schwer traumatisierten Patienten in so rascher Zeit – in sechs Monaten – geholfen wurde, und dass mich sehr interessieren würde, welche geheimen Zauberkräfte sie anwendeten. Daraufhin wurde mir erklärt, dass sie selbst diese Patienten nicht nach sechs Monaten als geheilt betrachteten. In ihrem Programm war diese Zeit vorgegeben, um sie zu therapieren. Also endete jede Therapie nach sechs Monaten. Aber sie hatten etwas erfunden, was sie »Club« nannten. In ihren Budgets gab es dafür einen Platz. Die Patienten konnten nach der Therapie einmal in der Woche in diesen Club kommen. Sie saßen zusammen und sprachen miteinander. Sie selbst sahen diese Clubs als therapeutische Aktivitäten, als eine Mischung aus Selbsthilfegruppe und therapeutischen Interventionen, weil auch die Therapeuten daran teilnahmen, so dass die Clubtreffen eine Art Gruppentherapie darstellten. Als ich sie fragte, warum sie ihren Geldgebern diese Details nie berichtet hatten, drückten sie die Sorge aus, die Clubs könnten als Misserfolg des offiziellen Therapieprogramms gewertet werden. Außerdem seien die Geldgeber an diesen Themen bisher nicht interessiert gewesen. Kein Vertreter hatte je nach den Methoden gefragt, mit denen die Patienten behandelt wurden, nicht nach deren Fallgeschichten oder den tatsächlichen Schwierigkeiten der Behandlung. Für die geldgebende Institution war das Entscheidende, dass mit Ex-Kombatanten gearbeitet wurde, dass zu helfen versucht wurde und dass die Buchführung offensichtlich in Ordnung war.

Beispiele dieser Art lassen sich überall finden. Das Problem ist, dass die Lokalen sich normalerweise nicht trauen, offenzulegen, was sie denken und tun. Damit wird eine Grundlüge akzeptiert, die erhebliche destruktive Konsequenzen haben kann. Sie besteht in der Annahme, die Hilfe für die

Opfer sei kurzfristig, und die humanitäre Krise könne rasch und effizient überwunden werden. Wir alle wissen, dass das nicht wahr ist. Geldgeber und Geldempfänger tendieren aus unterschiedlichen Gründen dazu, die Aufgaben auf diese Art zu definieren, sie glauben letztendlich an das, was sie miteinander verabredet haben, sie belügen sich selbst und andere.

Ein weiteres Element dieser Kultur der Lügen sind die Politiker und der politische Missbrauch. Einerseits hassen die Politiker der Empfängerländer lokale, regierungsunabhängige Organisationen und das, wofür sie stehen, weil sie häufig der Regierung kritisch gegenüberstehen und ihre Unabhängigkeit schützen. Außerdem nehmen sie Aufgaben in Angriff, die eigentlich Sache des Staates wären, dem aber das Geld dafür fehlt. Aus diesem Grund ergibt sich, dass Politiker die regierungsunabhängigen Organisationen andererseits auch lieben, weil durch sie Geld ins Land kommt, das sonst nie fließen würde. Das bedeutet eine anhaltende Spannung zwischen regierungsunabhängigen Organisationen und Regierung, so dass die offizielle Politik oft versucht, die Arbeit der Projekte zu benutzen und zu missbrauchen. Vor allem wenn es um die Rekonstruktion von Demokratie, Gerechtigkeit, Hilfe für Opfer etc. geht, können wir eine angespannte und widersprüchliche Haltung der Politiker beobachten. Sie brauchen und lieben den Symbolismus, sie hassen die praktischen Konsequenzen. Sie wollen kontrollieren, was geschieht, aber sie möchten es auf keinen Fall finanzieren.

Dies erklärt die ambivalente Haltung der Hilfsorganisationen gegenüber den lokalen Politikern. Sie sind darauf bedacht, sich ihre Distanz zu Korruption und Selbstbedienung zu bewahren. Gleichzeitig müssen sie sich aber auf eine komplexe politische Situation einlassen, sind darauf angewiesen, den Kontakt zu den Politikern zu suchen, wegen der unumgänglichen politischen Implikation der Arbeit, die sie leisten (Status der Opfer, Aufarbeitung der Vergangenheit etc.), und um den eigenen Status als NGO, die gegebenenfalls vom Staat unterstützt wird, abzusichern. Die Suche nach einem nicht-politischen Raum erscheint in diesem Sinne manchmal als attraktive Antwort, was aber nie funktioniert, weil es einen solchen Raum nicht gibt.

Wenn es um die Arbeit mit Opfern von man-made-disasters geht, stehen wir mannigfaltigen Problemen gegenüber. Zunächst gibt es viele verschiedene Projekte. Es ist ein Unterschied, ob eine Opfergruppe politisch arbeitet, z. B.

für Wahrheit und Gerechtigkeit kämpft, oder ob wir es mit einem Thera-
pieprojekt zu tun haben. Im ersten Fall kann diese Gruppe sicherlich Geld
gebrauchen, aber es könnte schaden, sich in eine offizielle Organisation zu
verwandeln. Was als relevanter politischer Kampf beginnt, endet plötzlich
in einer sich selbst bedienenden Struktur, die sich ein Erreichen ihrer politischen Ziele gar nicht mehr wünschen kann, weil sie dann als Institution
verschwinden würde. Im Fall eines Therapieprojektes ist es komplizierter.
Die Opfer wollen Hilfe für sich selbst. Oft und zu Recht empfinden sie, dass
das Beste und Wichtigste für sie ein reguläres Einkommen wäre. Stattdessen
werden sie mit Therapie abgespeist, von Therapeuten, die ihnen kein Geld
geben, die aber selbst ein reguläres Gehalt bekommen, weil sie ihnen helfen.
Selbst wenn die Opfer ihr Bedürfnis nach professioneller Hilfe anerkennen,
werden die Interaktionen häufig kompliziert. Es bildet sich leicht die Überzeugung heraus, dass die Institution, die versucht, ihnen mit Therapie oder
mit Anwälten zu helfen, letztendlich den Staat repräsentiert, der in der Lage
wäre, alles zu verändern, wenn er nur wollte, der die Zuständigkeit besitzt, in
jedem Sinne und Bereich den Opfern Reparation zu bieten. In diesem Prozess werden die unterschiedlichen Dimensionen unscharf und verwirrend.
Sie scheinen sich gegenseitig auszuschließen, z. B. das Missverständnis, dass
der Wunsch der Opfer nach Gerechtigkeit mit Hilfe von Therapie befriedigt
werden könne oder dass es zu einer abschließenden Entscheidung darüber
kommen müsste, ob man sich mit politischen, ökonomischen oder emotionalen Prozessen und Bedürfnissen beschäftigen muss.

Kurzfristige Lösungen

Man kann für Konfliktsituationen und die Folgen grundlegende Sequenzen skizzieren. Zuerst gibt es Bomben, Krieg und Kämpfe. Wenn das
endet, kommt die internationale Gemeinschaft, die die Häuser saniert,
Traumazentren aufbaut, humanitäre Krisen bewältigt. Nach einer gewissen Zeit, wenn die Traumazentren nicht genügend Effizienz nachweisen
können, taucht ein neuer Begriff auf: Einkommensbeschaffung. Es ergibt
sich der Eindruck, dass man nicht nur die Seelen der Menschen retten
möchte, sondern auch sicherstellen will, dass sie Nahrung haben und ihren

Lebensunterhalt verdienen können. Im weiteren Verlauf beginnen sich die Geldgeber rasch zu fragen, wie sie sich aus dem Hilfsgebiet zurückziehen können. Die offizielle Katastrophe ist beendet, es ist Zeit, weiterzugehen. Man zieht sich mehr oder weniger elegant zurück. Vielleicht betreibt man noch ein bisschen capacity building. Der Ablauf ist also: Erst Krieg, dann Wiederaufbau und Rehabilitation, dann Einkommensförderung und Ausbildungsaktivitäten und schließlich nichts mehr. Alle wissen das. Die, die am Empfängerende sitzen, versuchen, das Ganze so lange wie möglich hinauszuschieben. Die Geldgeber ihrerseits versuchen, zum Ende zu kommen unter Wahrung der höchstmöglichen Moral, die es ihnen darzulegen erlaubt, dass ihre Hilfe sinnvoll war und darauf ausgerichtet, Selbsthilfe zu fördern. Effizienz und Nachhaltigkeit sind die Schlüsselwörter, die bewirken, dass gute Entschuldigungen dafür gefunden werden, sich aus den Hilfsgebieten zurückzuziehen, die Menschen zu verlassen, um sich einem nächsten Kriegsgebiet zuzuwenden.

Diese Kultur der Lüge muss als ein Element der kolonialen Macht auf dieser Welt verstanden werden. Keine der beteiligten Seiten ist essentiell gut oder schlecht, aber sie sind alle Teil einer globalen Struktur, der sie selbst mit den ehrbarsten Intentionen nicht entfliehen können. Wenn wir die Krise der humanitären Organisationen verstehen wollen, ist das der zentrale Bezugsrahmen. Gleichzeitg muss berücksichtigt werden, dass Bosnien nicht Ruanda ist und dass beide sich erheblich von Osttimor, Südafrika oder Chile unterscheiden. Die Unterschiede zu verstehen heißt nicht, dass man nicht über diese Länder sprechen kann, aber man muss die Unterschiede im Kopf behalten und sich gleichzeitig – mit Edward Said – auf die geteilten Erfahrungen und die postkoloniale Teilung besinnen. Es ist richtig, die *Vereinten Nationen* als bürokratisches Monster zu kritisieren und zu zeigen, wie oft sie Misserfolge hatten. Aber es ist grundsätzlich falsch, sie so zu behandeln, als wären sie eine unabhängige Regierung oder eine einzige Person. Sie sind eine Organisation, die so gut ist, wie ihre Mitglieder es ihr erlauben, besonders die mächtigen. Es ist frustrierend, dass die Regierungen dieser Welt noch immer nicht in der Lage sind, über einige grundlegende Dinge einer Meinung zu sein, aber auch die *UNO* gehört zur kolonialen Teilung und kann diese nur partiell in Frage stellen. Dennoch ist es positiv, dass es einen Ort gibt, an dem Regierungen sich treffen, und manchmal auch Vereinbarungen zustande kommen. Die *UNO* sollte nicht wie eine Hegemonialmacht handeln. Es fällt leicht, ihre Ineffizienz zu kritisieren, aber langfristig könnte gerade sie wertvoll sein, um die hegemonialen Interessen einzelner Länder und Regierungen zu begrenzen.

Viele humanitäre Organisationen haben ihre Ideale betrogen, indem sie sich angeblichen Marktgesetzen unterworfen haben und glauben, dass sie jede neue Katastrophe der Öffentlichkeit auf die schnellste und Soapopera-ähnlichste Weise verkaufen müssen. Marshall McLuhans Aussage »The medium is the message« (1964) ist leider das unangenehme Credo vieler Organisationen geworden, womit komplexe Realitäten und langfristige Bedürfnisse verleugnet werden. Stattdessen werden kurzfristige Totalkrisen erfunden, zusammen mit angeblich kurzfristigen Totallösungen. Humanismus geriert zu einer simplen Marktstrategie, die nichts mit der Realität zu tun hat, aber als solche leicht missbraucht werden kann von interessierten Gruppen, wie Regierungen, Militärs oder Industrie. Nicht alle Organisationen arbeiten auf diese Art; sie haben akzeptiert, dass es um langfristige Strategien geht, um kontextuelle Ansätze für eine kooperative und respektvolle Beziehung zu den Hilfeempfängern.

Nach Rieff stehen wir seit dem Kosovo diesem desolaten, sich selbst rechtfertigenden Konzept der humanitären Hilfe gegenüber. Krieg ist nie human. Die Tatsache, dass einige Kriege aus vertretbaren Gründen stattfinden, machen sie nicht humaner. Die Propaganda hat Krieg immer als etwas beschrieben, das das Gute schützt und das Böse angreift, Opfer gegen Aggressoren verteidigt, die Zivilisierten gegen die Unzivilisierten. Die Tendenz, humanitäre Argumente zu benutzen, um Krieg zu rechtfertigen, ist alt, aber es gab bisher noch nie eine so direkte Verknüpfung von humanistischen Idealen und der Destruktion des Krieges wie heute. Der Krieg im Kosovo fand angeblich nur statt, um die lokale Bevölkerung vor ethnischen Säuberungen zu schützen, der Krieg in Afghanistan, um die Menschen von den Taliban zu befreien. Im Irak war das Ziel ausschließlich human. Diese zynische Argumentation bedeutet allerdings nicht, dass der Kampf für Menschenrechte unnötig würde. Die Tatsache, dass frustrierte Liberale eine unheilige Allianz mit neokonservativen Kriegsbegeisterten eingegangen sind, um unter dem Banner »Für Freiheit und Menschenrechte« zu kämpfen, diskreditiert die Konzepte selbst nicht. Humanitäre Hilfe als apolitische Freundlichkeit ist längst lächerlich, und eine, die sich selbst Kriegstreibern verkauft, ist ein missverstandener Prozess der Politisierung und suizidal.

Wir haben ausschließlich komplexe Situationen in einer Welt, die gekennzeichnet ist von postkolonialen Realitäten. Humanitäre Hilfe ist Teil eines stattfindenden politischen Prozesses. Wir sollten es riskieren, uns auf komplexe Diskussionen einzulassen, und akzeptieren, dass einfache Lösungen und klare Antworten nicht existieren. Die Kultur der Lüge kann, wenn nicht überwunden, so doch bearbeitet werden, wenn wir uns darauf einlassen, gerade in der humanitären Hilfe politisch zu denken und dies offen zu legen. Die Verknüpfung von Menschenrechtsarbeit mit dem Engagement der humanitären Organisationen muss nicht zwangsweise zu einer Vermischung und Identifikation mit den Zielen eines George Bush führen. Diese Gefahr besteht, und das ist etwas, das man auch von David Rieff lernen kann. Aber es gibt andere Alternativen und an diesen gilt es weiterzuarbeiten.

10. Verflochtene Geschichten

Verflochtene Geschichten sind die zentrale Metapher dieses Buches. Mit Hilfe dieses, in Anlehnung an Edward Said formulierten Begriffes habe ich versucht, die Komplexität psychosozialer Arbeit in der post-kolonialen Welt zu erläutern und aus unterschiedlichen Blickwinkeln zu beleuchten. In diesem letzten Kapitel möchte ich gezielt über den Traumadiskurs in der internationalen Zusammenarbeit nachdenken und die Hypothese entwickeln, dass wir es hier einerseits mit einem der letzten großen imperialen Kulturprojekte zu tun haben, dass wir uns aber auch gleichzeitig mit neuen Kommunikationsperspektiven und Verständigungsmöglichkeiten konfrontiert sehen, die die Möglichkeit beinhalten, antiimperial vom Leid der Menschen in verschiedenen Teilen dieser Welt zu lernen und gegebenenfalls etwas dagegen zu unternehmen. Dabei möchte ich nicht nur theoretisch-konzeptuell reflektieren, sondern auch praktisch über meine eigenen Erfahrungen berichten und Praxisalternativen aufzeigen. An erster Stelle werde ich den Nutzen der Said'schen Konzepte von den verflochtenen Geschichten und vom kontrapunktischen Lesen in Bezug auf die psychosoziale Arbeit in Krisen- und Konfliktgebieten darlegen. Danach beschreibe ich die Anfangsphase einer Süd-Süd-Kooperation über Trauma, d. h. die Beratung eines angolanischen Teams, die ich als Mitarbeiter des *ILAS* 1996 begann. Der Kern des Kapitels ist jedoch die Evaluation von fünf psychosozialen Projekten 1999 in Bosnien und Herzegowina, die ich gemeinsam mit Barbara Weyermann im Auftrag der Schweizer

Direktion für Entwicklung und Zusammenarbeit (DEZA)[48] durchgeführt habe. Damit wende ich mich am Schluss dieses Buches bewusst
der Problematik der Qualitätskontrolle und -entwicklung von Traumaarbeit in der internationalen Zusammenarbeit zu. Tendenziell ist diese
sensible Schnittstelle der Beziehungen zwischen Geldgebern und -emp-
fängern bestens dazu geeignet, imperiale Unterdrückung zu zementieren.
Anhand der detaillierten Schilderung eines von uns speziell angepassten
und entwickelten qualitativen methodischen Ansatzes versuche ich zu belegen, dass mittels diesem sinnvolle und aussagekräftige Resultate erzielt
werden können. Es kann gelingen, den Evaluationsprozess selbst als Ort
der antiimperialen Entwicklung verflochtener Geschichten, als gemeinsamen Lernprozess zu nutzen. Die Ergebnisse unserer Evaluation legen
ein Umdenken in der Entwicklung und Handhabung von psychosozialen
Projekten nicht nur in Bosnien, sondern auch in anderen Gegenden der
Welt nahe und bestätigen, dass ein angemessener Umgang mit Traumata
im Bereich unserer Möglichkeiten liegt.

Edward Said, die internationale Zusammenarbeit und der Traumadiskurs

> »Wenn ich auf den Verbindungen zwischen Vergangenheit und Gegenwart,
> Imperialist und Imperialisiertem, zwischen Kultur und Imperialismus be-
> harrt habe, dann nicht deshalb, um die Unterschiede zu verwischen oder zu
> verringern, sondern eher, um ein nachdrückliches Gefühl für die wechselsei-
> tige Abhängigkeit der Dinge zu vermitteln. Imperialismus als Erfahrungs-
> phänomen mit entscheidenden kulturellen Dimensionen ist so weitläufig
> und zugleich so detailliert, dass wir von sich überschneidenden Territorien,
> von ineinander verflochtenen Geschichten sprechen müssen, die Frauen und
> Männern, Weißen und Nicht-Weißen, Metropoleneinwohnern und Bewoh-
> nern der Peripherien gemeinsam sind, der Vergangenheit nicht weniger als
> der Gegenwart und der Zukunft.« (Said, E., 1993, S. 104)

---

48 Die *DEZA* ist dem schweizerischen Außenministerium zugeordnet, erfüllt aber praktisch die Funktion des Ministeriums für wirtschaftliche Zusammenarbeit bzw. der
Gesellschaft für internationale Zusammenarbeit (GIZ) in Deutschland.

Das Wort Imperialismus mag unzeitgemäß erscheinen. In einer Welt, in der es fast keine Kolonien mehr gibt, in der der Kalte Krieg im Sieg des Kapitalismus endete und die USA die vorerst letzte verbliebene Hegemonialmacht sind, weckt der Begriff Erinnerungen an langst vergangene Zeiten. Für Edward Said ist er aber auch im dritten Jahrtausend von Bedeutung, nicht nur weil er erlaubt, postkoloniale Wirtschaftsprobleme und Machtverteilungen auf der Welt zu verstehen, sondern insbesondere, weil Kultur als historisches Produkt weltweit durch den Imperialismus geprägt ist. Saids Kulturbegriff kommt zunächst merkwürdig unpolitisch daher. Für ihn ist Kultur Funktion und Quelle von Identität und meint

> »jene Praktiken der Beschreibung, Kommunikation und Repräsentation, die relative Autonomie gegenüber dem ökonomischen, sozialen und politischen Sektor genießen und sich häufig in ästhetische Formen kleiden, die u. a. Vergnügen bereiten [...] Zweitens bezeichnet Kultur [...] ein Konzept der Verfeinerung und der Erhebung, das Reservoir jeder Gesellschaft ›an Bestem‹, was je erkannt und gedacht worden ist, wie Matthew Arnold das in den sechziger Jahren des 19. Jahrhunderts ausgedrückt hat.« (ebd., S. 5)

Nun steht aber diese Definition in einem Buch Saids, das sich mit Kultur als Imperialismus beschäftigt. Er diskutiert sie als zentralen Bestandteil und Motor imperialer Machtentfaltung und -erhaltung. Er hebt sie also von den politischen Verhältnissen ab, nicht um sie zu entpolitisieren, sondern im Gegenteil, um damit deutlich zu machen, wie mächtig die scheinbar unschuldige Kultur das imperiale Projekt kennzeichnet und befördert. Sie ist für Said letztendlich Ausdruck und Vehikel gewalttätiger imperialer Machtkonflikte.

Der Friedensforscher Johan Galtung erklärt, dass Gewalt drei verschiedene Formen annehmen kann, die voneinander abhängig sind und gemeinsam auftreten. Im »Dreieck der Gewalt« kann in jeder Ecke Gewalt ausbrechen, die sich dann leicht auf die anderen Formen überträgt.

> »Den Typ von Gewalt, bei dem es einen Akteur gibt, bezeichnen wir als personale oder direkte Gewalt; die Gewalt ohne einen Akteur als strukturelle oder indirekte Gewalt. In beiden Fällen können Individuen im doppelten

Sinne der Wörter getötet oder verstümmelt, geschlagen oder verletzt und durch den strategischen Einsatz von Zuckerbrot und Peitsche manipuliert werden. Aber während diese Konsequenzen im ersten Fall auf konkrete Personen als Akteure zurückzuführen sind, ist das im zweiten Fall unmöglich geworden: hier tritt niemand in Erscheinung, der einem anderen direkt Schaden zufügen könnte; die Gewalt ist hier im System eingebaut und äußert sich in ungleichen Machtverhältnissen und folglich in ungleichen Lebenschancen.« (Galtung, J., 1980, S. 9ff.)

Als kulturelle Gewalt bezeichnet Galtung schließlich jene Übereinkünfte und Tabus einer Gesellschaft, mit deren Hilfe direkte oder strukturelle Gewalt legitimiert und provoziert werden kann. Galtungs Begrifflichkeiten, insbesondere die strukturelle Gewalt, sind ob ihrer relativen Unschärfe oft kritisiert worden, sie sind aber nach wie vor ein guter Ansatz- und Orientierungspunkt.

Als Korrektiv kann die feministische Forschung dienen, die in der Untersuchung sexualisierter Gewalt den Blick auf das Opfer und dessen Erleben gelenkt hat, Gewalt also als das definiert, was dem Opfer gegen den eigenen Willen aufgezwungen wird. »Wo Galtungs Definition den Blick auf die plurale Weite möglicher Formen von Gewalt lenkt, führt diese Definition in die Mitte des Geschehens, wohnt der Gewalt sozusagen inne.« (Bethge, A., 2003, S. 7) Damit läuft sie aber auch Gefahr, zu eng, zu personenbezogen zu werden.

Eine Brückenfunktion zwischen beiden Perspektiven haben Pierre Bourdieus Begriffe der symbolischen Macht und der symbolischen Gewalt. Damit meint er etwas, was Galtungs kultureller Gewalt nahe steht, d.h. es geht ihm um die Reproduktion von Macht- und Herrschaftsverhältnissen durch die symbolische Ordnung. Bourdieu beschreibt symbolische Macht als Magie, die darin liegt, dass sie scheinbar erkannt, also als natürlich erlebt und erfahren wird, während sie in ihrer sozialen Willkürlichkeit tatsächlich verkannt wird (vgl. Jungwirth, I., 2001). Hiermit ist Bourdieu wieder bei den konkreten Körpern angelangt, in denen sich alles abspielt, womit er sich den feministischen Überlegungen annähert. Er spricht von der Macht der Symbole und wie diese sich als falsche Natur in den Individuen niederschlagen. So gesehen ist Gewalt notwendigerweise immer genderspezifisch, denn gerade hier erweist sich die angeblich naturgegebene Dichotomie zwischen Mann und Frau als essentiell gesellschaftlicher Prozess (vgl. Bourdieu, P., 1977, 2005).

Said beschäftigt sich nur am Rande mit Genderproblemen[49], aber sein Kulturbegriff steht Galtungs kultureller und Bourdieus symbolischer Gewalt nahe. Kultur ist für ihn die Art und Weise, wie sich die imperiale Ideologie in den Köpfen der Menschen verankert und wie der Prozess des Widerstandes gegen diese Vereinnahmung funktioniert. Ihm geht es um die Frage, wie sich das europäische, imperiale Projekt im 19. Jahrhundert so erfolgreich auf der ganzen Welt verbreiten konnte. Wie war es z. B. möglich, dass etwas mehr als hunderttausend Briten in Indien in der Lage waren, ein Volk von mehreren hundert Millionen zu kontrollieren und zu regieren?

Said unterstellt den modernen Herrschaftsstrukturen einen grundsätzlichen Unterschied zu früheren, wie z. B. dem Römischen Reich. Das Empire will nicht nur kolonisieren, es will erziehen, zivilisieren. Selbst wenn diese Begriffe zunächst vage und undefiniert sind, geben sie diesen Strukturen eine solch einmalige Kohärenz. Die eigene kulturelle Produktion wird zur Weltkultur erklärt, zum Maßstab, an dem sich alles messen muss. Kultur ist die Macht, die die Weltsicht eines kolonisierten Volkes so verändert, dass man mit nur geringer militärischer Macht auskommt. Natürlich gibt es von Anfang an auch Gegenbewegungen, eine Kultur, die vor der Kolonisierung bestand und sich später als eine Kultur des Widerstandes fortsetzt. Aber von ihr erfährt man viel weniger als von der dominanten Kultur. Die imperiale Unterdrückung ganzer Völker findet nicht nur auf materieller Ebene statt, sondern auch auf kultureller. Im Rahmen dieser Konflikte kommt Identität zustande, und kein modernes Kulturprodukt existiert außerhalb dieser Thematik. Weder Mozart noch Verdi, weder Fontane noch Dickens, weder Tolstoi noch Flaubert sind zu begreifen, wenn man sie nicht als Teil dieser imperialen Kultur versteht. Said spricht von kontrapunktischem Lesen. Dabei geht es ihm nicht nur um die analoge Suche nach einer Gegenstimme[50], sondern um das Verständnis der Logik und harmonischen

---

49 Über den Zusammenhang zwischen Genderproblemen und traumatischen Prozessen vgl. Medica Mondiale e.V./Fröse, M./Volpp-Teuscher, I. (Hg.), 1999; Abdo, H./Lentin, R. (Hg.), 2002.

50 »Kontrapunkt bedeutet im ursprünglichen Sinne ›Note gegen Note‹ (lat. punctus contra punctum) [...] Der Begriff Kontrapunkt hat [...] doppelte Bedeutung: Einerseits kennzeichnet er die ›Gegenstimme‹ zu einer Melodie [...] andererseits die daraus abgeleitete Kompositionstechnik insgesamt.« (Ziegenrücker, W., 1977, S. 190).

Struktur einer ganzen polyphonen Komposition, deren vielfältige und wechselseitig bezogene Stimmen sich über die Analyse des Kontrapunktes erschließt[51]. Er liest die Texte gegen den Strich. Er entdeckt, wo das Empire die Grundlage eines Textes ist, wo Eigenes im Fremden erfunden, wo Ideologie erschaffen und imperiale Konflikte gespiegelt werden. In den imperialen Texten finden sich auch Spuren der Gegenkultur und wird die Problematik des Empire sichtbar.

Wenn die Hypothesen Saids auch nur in Ansätzen stimmen, dann ist davon auszugehen, dass der kulturelle Kampf und die kulturelle Unterdrückung sich weit über die eigentliche Kolonialzeit hinaus fortsetzen. Auf paradoxe Art und Weise könnte man den unsäglichen Ansichten von Huntington und dem von ihm postulierten Kampf der Kulturen ein Körnchen Wahrheit unterstellen, wenn man davon ausgeht, dass imperiale westliche Kultur tatsächlich bis zum heutigen Tage versucht, sich weltweit zu etablieren und die Gegenbewegungen entweder zu ignorieren oder – schlimmer noch – schlichtweg zu vereinnahmen und wiederum dem eigenen Weltbild unterzuordnen.

Said hebt hervor, dass es um sich überschneidende Territorien, um verflochtene Geschichten geht, weshalb die Metapher vom Kontrapunkt so passend ist, denn Musik entsteht gerade in ihrer Vielschichtigkeit als Spiel der Stimmen. Said verführt uns zum genauen Zuhören. Wir sollen nicht nur die gefällige Oberfläche erfassen, sondern versuchen, die Musik in ihrer Komplexität zu verstehen und in uns aufzunehmen. Seine Vorstellung von Identität ist nicht, der imperialen Unterdrückung einfach die antiimperiale gegenüberzusetzen, obwohl er dies als notwendig scheiternden Versuch in einem Zwischenstadium verständnisvoll findet. Langfristig geht es ihm darum, überall eine Perspektive der säkularen menschlichen Geschichte (vgl. Said, E., 1993) zu entwickeln, d.h. einerseits Widersprüche anzuerkennen und reale Unterdrückungsverhältnisse zu benennen, andererseits aber auch Gemeinsamkeiten zu betonen und die Beziehungsmöglichkeit und -notwendigkeit herauszuarbeiten. Für ihn, den protestantischen Palästinenser mit nordamerikanischem Pass, den lebenslang Exilierten, konnte es sich letzendlich nur darum drehen, nicht nur das Leid dieses Exils, sondern auch den Vorteil

---

51 Said benutzt gerne Metaphern aus der Sprache der Musik, zu der er ein inniges Verhältnis hatte. Vgl. Guzelimian, A. (Hg.), 2004.

zu begreifen, die Möglichkeit, grenzüberschreitend zu Hause zu sein, an der imperialen Kultur teilzuhaben, sie aber gleichzeitig auch in Frage zu stellen.

Die Lektüre von Said wäre allen in der Entwicklungszusammenarbeit tätigen Menschen zu wünschen, vor allem, seitdem hier in zunehmendem Umfang psychosoziale Fragestellungen Eingang gefunden haben. Entwicklungshilfe ist bereits als Begriff ein koloniales Erbstück, weshalb er auch heute – in Zeiten, in denen man sich bemüht, politisch korrekt aufzutreten – nur noch selten verwendet wird. Stattdessen spricht man von Entwicklungs- oder internationaler Zusammenarbeit. Alle diese Begriffe implizieren dennoch, dass es Länder gibt, die entwickelt sind und solche, die es nicht sind. Entwicklung ist nie nur ökonomisch gemeint, sondern immer auch sozial und kulturell. Es stellt sich die Frage, wer sich für was, wozu, wohin entwickeln soll, und wer bestimmt, dass das die richtige Entwicklung ist. Stillschweigend wird davon ausgegangen, dass die reichen Industrienationen ein Modell sind, dem es nachzueifern lohnt. Diese Länder zeichnen sich vor allem durch ökonomischen Wohlstand und Macht aus, die sich ökonomisch und militärisch, politisch und kulturell, in der Wissenschaft und in der Bildung vergegenständlicht. Im Rahmen der eigenen Entwicklung und Entfaltung sind in diesen Ländern aber auch bestimmte Werte und damit verbundene Strukturen entstanden, die sich z.B. in der Anerkennung und Verteidigung der Menschenrechte ausdrücken, in der Existenz eines Rechtsstaates und in demokratischen Verkehrsformen. Zwar ist keine dieser Errungenschaften bereits besonders lange in den jeweiligen Ländern verankert, und selbst dort werden sie oftmals in Frage gestellt und unterwandert, aber diese Werte existieren, zumindest bezogen auf das eigene Selbstverständnis. Ob sie für alle anderen Länder gelten können und sollen, selbst wenn es der eigenen Interessenlage widerspricht, bleibt dahingestellt. Entwicklung bedeutet bestenfalls das Recht auf Wohlstand und Freiheit für alle. Schlimmstenfalls ist sie nur ein Begriff der imperialen Ideologie, die versucht, die aktive »Unterentwicklung« einiger Länder zugunsten des Reichtums und des Wohlstandes anderer Länder zu verschleiern (vgl. Frank, A.G., 1980).

Über die Absurditäten des Entwicklungsbegriffs hinaus ist es keine Frage, dass es heutzutage keine Grenzen mehr von den reichen zu den armen Ländern gibt, außer vielleicht die Angst vor Elend, Krankheit und Krieg, während es umgekehrt immer schwieriger wird, die Schutzmauern der Reichen zu überwinden. Die Globalisierung realisiert sich leider nicht als Zugang aller Menschen zu allen Märkten und Kulturen. Im Gegenteil, die Einkommensunterschiede bleiben bestehen, und Kulturen werden gerade in ihrer Unterschiedlichkeit immer weiter zerstört[52]. Es gibt nicht nur die gleichen Waren und Einkaufsketten, Hotels, die gleiche Musik, Filme und Bücher in fast allen Gegenden der Welt; auch Armut, Elend, Verfolgung und Unterdrückung werden immer ähnlicher: Hungerkatastrophen, Blechhütten und Müllhalden, lokale Machtkonflikte, *warlords*, extreme Gewalt. 90% der Opfer der modernen Kriege sind Zivilisten. Sie lernen den Terror und die nachhaltige Marginalisierung kennen, erfahren Kultur und Moral nur als etwas seit langem Verlorenes und Zerstörtes. Manchmal tauchen sie auf unseren Fernsehschirmen auf, in der Regel als Klischee: Die gemeingefährlichen Islamisten, die gewalttätigen Afrikaner aus dem Busch, die verrückten Schlächter vom Balkan, die endlosen Flüchtlingsheere, die irgendwo umherwandern. Die reichen Länder wünschen sich dieses Elend aus Natur- und Menschenkatastrophen möglichst weit weg. Bei uns schweigen wir so lange darüber, bis vorübergehend überdeutlich sichtbar wird, dass es auch uns selbst direkt betrifft und dass auch bei uns der Reichtum nur wenige einschließt. Die Zerstörung von New Orleans durch den Hurrikan Katrina ist ein gutes Beispiel. Die meisten Opfer waren arme, schwarze US-Bürger. Demokratie und Freiheit werden als Ziele für alle Länder dieser Welt verkündet. Gleichzeitig aber macht man in sämtlichen konkreten Konfliktorten deutlich, dass damit nur die Freiheit und Demokratie der Wohlhabenden in den reichen Industrienationen gemeint ist.

---

52 Die Frage, warum einige Länder arm sind und andere reich, warum die technologische Entwicklung in verschiedenen Teilen der Welt so unterschiedlich abgelaufen ist, warum sich auch schon vor der Kolonialzeit der Reichtum auf bestimmte Gebiete beschränkte, ist nicht einfach zu beantworten. Interessante Hypothesen dazu kann man bei David Landes (1999) und Jared Diamond (2005) finden, wobei letzterer vorsichtiger und weniger eurozentristisch zu argumentieren scheint. Heutzutage ist die Frage, warum es zu diesen Unterschieden kommt, weniger wichtig als die, warum sie nach wie vor bestehen bleiben, zum Teil sogar noch größer werden. Dies ist meiner Ansicht nach ausschließlich eine Folge postkolonialer Machtkonstellationen ebenso wie die moderne Gleichsetzung von technischer Entwicklung mit Kultur nur als koloniale Hybris verstanden werden kann.

Die Entwicklungszusammenarbeit geriert sich in diesen Auseinandersetzungen als neutral. Kein Entwicklungshelfer, keine internationale Organisation – egal, ob staatlich oder nicht – würde die eigene Tätigkeit als imperialistisch beschreiben wollen, im Gegenteil. Wir betreiben wirtschaftliche Zusammenarbeit, bauen Infrastruktur auf, leisten humanitäre Hilfe, kümmern uns um die Opfer der Verfolgung, behandeln Traumatisierte. In den Konfliktregionen mischen wir uns aktiv ein, nicht nur als Krieg führende Parteien, sondern als Friedensförderer, als Unterstützer von Konflikttransformationsprozessen. Diese Tätigkeiten legitimieren sich aus den realen Macht- und Einkommensunterschieden. Mehr noch aber sind sie das letzte Produkt imperialer Kultur. Wie ich im vergangenen Kapitel mit Hilfe von David Rieff versucht habe aufzuzeigen, ist die humanitäre Hilfe letztendlich auch ein kulturelles Projekt, das auf bestimmten Idealen der imperialen Kultur aufbaut. Diese Ideale sind nicht von vornherein schlecht, aber sie sind trotzdem imperial.

Said spricht vom weltweiten Muster imperialer Kultur und dem Widerstand dagegen. Entwicklungszusammenarbeit entfaltet sich in diesem Spannungsfeld, und zwar erst recht und insbesondere dann, wenn sie psychosoziale Themen zu ihrem Gegenstand macht. Dies ist gleichzeitig eine Chance und ein Risiko. Seitdem psychosoziale Themen, wie z.B. Trauma, Opferhilfe und Aufarbeitung der Vergangenheit, Eingang in die Entwicklungszusammenarbeit finden, gibt es die Möglichkeit, mehr von den betroffenen Menschen wahrzunehmen, mehr von ihnen zu lernen. Allerdings erhöhen sich so auch die Chancen zur Manipulation, zur Ausnutzung von Verletzlichkeiten.

Traumaarbeit hat zwei Gesichter: Einerseits ist sie das Herzstück bzw. der maximale Ausdruck des letzten großen imperialen Kulturprojekts. Sie ist die ideologische Speerspitze eines angeblichen Humanismus, mittels dessen in Menschen, die Not leiden, der Glaube entfacht werden soll, sie stünden ihren Rettern gegenüber. Ganz offen bemüht man sich wieder um die Seelen der Menschen. Man hilft den Traumatisierten, therapiert sie, bildet sie aus oder fort, schafft ihnen Einkommensgrundlagen, baut ihre Häuser wieder auf. Man rehabilitiert und reintegriert sie, zumindest vorübergehend. Dabei schlägt man erfolgreich zwei Fliegen mit einer Klappe: Zielgerichtet wird dieses Leid seiner sozialen Bezüge entkleidet. Es handelt sich nunmehr um eine Krankheit, deren Symptome bekämpft werden. Damit wird antiimperialer Widerstand im Keim erstickt, weil der Bezug zwischen den eigenen Befindlichkeiten und den sozialpolitischen Verhältnissen aktiv verleugnet und unterdrückt wird. Darüber hinaus wird die Beziehung zwischen Machthabern und Machtlosen, ehemaligen Kolonialherren, lokalen Herrschern und Ausbeutern und den nach wie vor Kolonialisierten in einem neuen Diskurs definiert. Die internationale Gemeinschaft kann für die lokalen Probleme nichts. Sie versucht nur zu helfen, so gut sie kann. Sie spendet Katastrophenhilfe, Nahrungsmittel und Kleider, sie fördert Demokratie, Recht und Gesetz, sie hilft den Traumatisierten. Diejenigen, die die Kriege und lokalen Regime zumindest mitzuverantworten haben und daran verdienen, werden im öffentlichen Bewusstsein zu Helfern. Wenn alles gut geht, glauben die Opfer am Ende tatsächlich, dass ihr soziales Leid eine Krankheit ist und dass diejenigen, die sie entmachten und unterdrücken, ihnen in Wirklichkeit helfen, die Krankheit zu überwinden. Die Helfer sind endgültig zu guten Menschen geworden, an deren zivilisatorischer Aufgabe nicht mehr gezweifelt werden kann.

Andererseits ist Traumaarbeit auch ein spätkapitalistisches Produkt der Einsicht, dass der Alptraum Goyas wahr geworden ist und das aufgeklärte Empire, mit seinem Traum von der Vernunft, eine Unzahl von Ungeheuern geboren hat.[53] Die Psychoanalyse – in Bezug auf den Holocaust – und die Verhaltenstherapie – im Verbund mit der modernen Psychiatrie in Reaktion auf den Vietnamkrieg – haben Worte für das Leid gefunden und uns die subjektiven Dimensionen der Zerstörung gezeigt. Weder die wissenschaftlichen Ansätze noch die historischen Prozesse, zu denen sie Stellung nehmen, können miteinander verglichen werden. Beiden ist jedoch gemein, dass sie an der Entwicklung einer Fachsprache beteiligt waren, die versucht hat, die Existenz extremen sozialen Leids anzuerkennen. Der Holocaust wurde zum

---

53 Das berühmteste Blatt der *Caprichos* von Goya ist Nr. 43, mit dem Titel *El sueño de la razón produce monstruos*, was meist als *Der Schlaf der Vernunft gebiert Ungeheuer* übersetzt wird. Allerdings bedeutet das spanische *sueño* nicht nur Schlaf, sondern auch Traum. Es spricht einiges dafür, dass auch Goya an eine Vernunft gedacht hat, bei der die Ungeheuer nicht ob ihres Schlafes, sondern als inhärenter Anteil eines Traumes von der absoluten Vernunft geboren werden. Vgl. Nehrkorn, S., 1999.

weltweiten Symbol für schrecklichen Machtmissbrauch, Rassismus und Verbrechen wider die Menschheit. Der Vietnamkrieg steht im öffentlichen Bewusstsein für koloniale und postkoloniale Verbrechen und die Perspektive antiimperialer Befreiung. Trotz meiner essentiellen Kritik am Konzept der posttraumatischen Belastungsstörung glaube ich nicht, dass die Menschen, die sich das ausgedacht haben, ursprünglich reaktionäre politische Ansichten hegten. Im Gegenteil, es war die Zeit nach der Studentenbewegung, nach Kennedy und Martin Luther King. Eine kritische Haltung zur amerikanischen Vietnampolitik war damals normal und weit verbreitet. Später wurden die Diktaturen in Lateinamerika bekämpft, der Sieg der Sandinisten in Nicaragua gefeiert, die *Nelkenrevolution* in Portugal und die Unabhängigkeit von Angola und Mozambique bewundert, der Völkermord in Guatemala verurteilt. Die Verbreitung des Traumadiskurses war kein unmittelbarer imperialer Akt. Er rief zunächst bei Regierungsstellen ein eher negatives Echo hervor. Er war nicht zuletzt auch ein Produkt des eigenen schlechten Gewissens, der Anerkennung der imperialen Verbrechen, des Bemühens, die Anderen, die Fremden, wirklich wahrzunehmen und als gleichberechtigte Mitmenschen zu akzeptieren, denen Schaden zugefügt wurde. Tatsächlich ist durch den Traumadiskurs das Leid der Menschen greifbarer geworden, wir können mehr darüber hören und lernen als je zuvor. Das hat nicht nur mit den modernen Massenkommunikationsmitteln zu tun, die uns fast ohne Zeitverzögerung von den Katastrophen berichten, sondern mit der Einstellung, die durch den Traumadiskurs gefördert wird: Jeder hat eine Recht auf ein menschenwürdiges Dasein. Das Leid der Menschen, der Opfer muss zur Kenntnis genommen werden. Wir dürfen es nicht akzeptieren. Die Maßnahmen der humanitären Hilfe, von der Traumatherapie bis zum Häuseraufbau, die unwahrscheinlich große Bereitschaft der Menschen in den reichen Ländern, auf Spendenaufrufe zu reagieren, sind also nicht nur imperiales Mitleid und Verschleierungstaktik, sondern auch Ausdruck eines gewachsenen Bewusstseins, dass alle Menschen das Recht auf ein menschenwürdiges Dasein haben, die Reichen an den Problemen der Armen Mitverantwortung tragen und dass wir eine Welt sind.

Man bemüht sich, das Leiden der Menschen in den Kriegs- und Krisengebieten nicht weiter zu ignorieren, anzuerkennen, wie tief greifend und lebensbestimmend die Traumatisierungsprozesse sind. Allerdings hatten die Menschen dort auch schon vor Eintreffen des internationalen Traumajetsets einen Begriff ihres Leides, hatten Formen, damit umzugehen und darüber nachzudenken, nicht notwendigerweise die besten, aber sie sind auf jeden Fall ernst zu nehmen. Das Schwierige an der zwar wohlmeinenden, aber deshalb nicht weniger imperialen Traumavermarktung ist ihre Ignoranz, ihr völliges Nicht-Wahrnehmen und Nicht-Anerkennen lokaler Realitäten. Niemand bestreitet zwar, dass es lokale Eigenheiten gibt, die man versuchen muss wahrzunehmen, aber sie werden als Begleitschmuck, nicht als essentielle Charakteristiken verstanden. Die in die Krisenregionen einfliegenden Expertenheere erkennen durchaus an, dass die lokalen, sozialen und Familienstrukturen spezieller Natur sind, aber der Blickwinkel bleibt dabei imperial. Die eigene Traumatheorie ist die gültige Wissenschaft, und die lokalen Charakteristiken sind nicht etwas, das diese Theorien in Frage stellen könnte, sondern – im Gegenteil – Vorurteile nur noch bestätigt.

Als ich 1982 nach Chile kam, waren einige der chilenischen Kollegen kurz zuvor zu einer Konferenz über Traumata eingeladen worden. Veranstalter war das damals schon berühmte Behandlungszentrum für Folteropfer in Dänemark *(IRCT)*[54]. Die lateinamerikanischen Kollegen waren nicht begeistert von dieser Begegnung. Sie hatten erwartet, dass man sich zu einem Austausch träfe. Stattdessen war das Ganze als eine Schulung angelegt, man wollte den lateinamerikanischen Kollegen erklären, wie mit Trauma umzugehen sei. Dass sie damit schon seit Jahren arbeiteten, schien niemanden zu interessieren. Solche und ähnliche Beispiele gibt es aus unendlich vielen Krisengebieten. Immer wieder begegnen uns von sich selbst und ihrer Mission überzeugte »Erstweltler«, die glauben, den zurückgebliebenen »Drittweltlern« einen Dienst zu erweisen, indem sie ihnen die eigene Wissenschaft vermitteln.

Diese Probleme sind allerdings nicht nur der unhinterfragten Wissenschaftsarroganz der westlichen Industriezentren geschuldet, sondern auch praktischen Sprachbarrieren. Es gibt kontextuelle Bedeutungszusammen-

---

54 *International Rehabilitation Center for Torture Victims.*

hänge, die nicht einfach vermittelt werden können. Für mich war es leichter, importierte Theorien in Frage zu stellen und im Ausland zu erklären, worin unsere Arbeit bestand. Schließlich spreche ich beide Sprachen, konnte Realitäten der »Dritten Welt« in der »Ersten« erläutern und umgekehrt, jedoch stets mit dem Gefühl, dass eine vollständige Übersetzung unmöglich ist. Als ein Mensch, der sich in beiden Welten zu Hause fühlt, lernte ich, dass es Trennendes gibt, das nicht zu vermitteln ist. Persönlich erfährt man das als Spaltung. Sozial ist es ein Übersetzungsproblem. Manchmal hatte ich den Eindruck, eines Tages überall zu Hause sein zu können, manchmal habe ich gemerkt, dass ich nirgendwo mehr ganz zu Hause war, ein Gefühl, das Eva Hoffmann in *Lost in Translation* ausgezeichnet beschreibt (vgl. Hoffmann, E., 1995). Man nimmt unterschiedliche Realitäten wahr, glaubt sie zu verstehen, kann sie aber nicht mehr in der jeweils anderen Sprache vermitteln. Sprachgrenzen werden zu Symbol-, zu Kulturgrenzen.

Noch während meiner Zeit in Chile habe ich begonnen, andere Länder und Institutionen zu beraten. Seitdem ich wieder in Deutschland lebe, ist diese Tätigkeit in den Mittelpunkt meiner Arbeit gerückt. Ich habe die Seite gewechselt und reise heute im Auftrag internationaler NROs oder von Ministerien der wirtschaftlichen Zusammenarbeit in Krisenregionen und evaluiere und berate Projekte. Die Frage, ob es möglich ist, aus dem Empire heraus antiimperiale Kooperationsmöglichkeiten zu suchen und zu entwickeln, beschäftigt mich also unmittelbar. Es gibt zahlreiche, inzwischen sogar ziemlich etablierte Institutionen, die versuchen, in diesem Sinne zu arbeiten. In Deutschland zeichnet sich *Medico International* seit vielen Jahren durch eine kritische und komplexe Haltung aus (vgl. Medico International [Hg.], 2005). Wissenschaftler wie Derek Summerfield haben sich fundamental kritisch über psychosoziale Arbeit, und insbesondere über das Traumabusiness, geäußert (vgl. Summerfield, D., 1998). Andere Wissenschaftlicher, wie Brandon Hamber, sind vom Süden in den Norden gekommen, in seinem Fall von Südafrika nach Nordirland, und sind seit Jahren damit befasst, kritische und antiimperiale friedenspolitische Alternativen zu entwickeln (vgl. Hamber, B., 2000, 2002, 2003). In den vergangenen Jahren bin ich selbst schwerpunktmäßig für die *DEZA* tätig gewesen und habe dort zu meiner eigenen Überraschung gelernt, dass auch eine offizielle Regierungsstelle eines reichen westlichen Industrielandes den Gedanken der Emanzipation der von ihr unterstützten Projekte wirklich ernst nimmt.

Festzustellen, dass Entwicklungspolitik nach wie vor imperialen und kolonialen Charakter hat, heißt nicht, dass man in jedem Detail und überall nur böswillige Imperialisten findet, die versuchen, die Welt zu versklaven. Die Realitäten sind subtiler und komplexer. Die Menschen, die sich an dieser Arbeit beteiligen, sind in ihrer großen Mehrheit wohlmeinend und bemüht. Das gilt in der Regel auch für die großen Institutionen. Nichtsdestotrotz setzt sich auf allen Ebenen das imperiale Projekt durch, aber nicht als Paukenschlag, sondern als vielstimmiges Konzert. Erst die genaue Analyse von den großen Institutionen bis hin zum einzelnen Entwicklungshelfer im Feld kann die imperiale Macht in ihrer Wirkung als fortgesetzten Prozess des Disempowerments verdeutlichen.

Nun könnte man unterstellen, dass, wenn man an diesen imperialen Vorgängen nicht teilhaben will, es doch das Vernünftigste sei, gar nichts zu machen, das hieße jedoch, die Chance, die in der Wahrnehmung der psychosozialen Realität der Menschen liegt, zu vertun und wieder zurückzukehren zu einer imperialen Welt, in der wir über die Fremden bestenfalls als Exoten nachdenken, die wir uns – entsprechend unserer Bedürfnisse – selbst erfinden. Zusammen mit Edward Said können wir probieren, auch in der Entwicklungszusammenarbeit kontrapunktisch zu verfahren und uns bemühen, auf Seiten des Empire etwas von der Gegenseite zu lernen. Wir können unsere Kenntnisse zur Verfügung stellen, aber nicht als koloniales Gebot, sondern als Wissen, das hinterfragt und in Besitz genommen werden kann. Wir müssen nicht wie David Rieff ob des Missbrauchs des humanitären Diskurses wieder zurückkehren zu einer Weltsicht des 19. Jahrhunderts, die sich das Empire zu zementieren bemühte. Wir können heutzutage das Wort Zusammenarbeit ernst nehmen und uns überlegen, ob wir gemeinsam etwas Neues erfinden, ob wir imperiale Macht in Frage stellen und uns gegenseitig helfen können, ohne die Unterschiede und Differenzen zu verleugnen.

In Bezug auf die psychosoziale Arbeit in der internationalen Zusammenarbeit gibt es heute zwei Gefahren: Die eine ist der Traumadiskurs als manipulativer imperialer Seelendiskurs, die andere die scheinheilige Unterstützung der Kritik am Traumadiskurs durch diejenigen, die es immer schon vorgezogen haben, ausschließlich so genannte technische Hilfe zu betreiben. Hier besteht die Gefahr, das Kind mit dem Bade auszuschütten. Viele Leute in der internationalen Zusammenarbeit haben Angst vor der Beschäftigung mit Gefühlen, mit psychologischen Prozessen, weil ihnen diese Themen zu unabgegrenzt, zu privat, zu unsicher und zu komplex sind. Darüber hinaus gibt es viele Technokraten, die sowieso am liebsten die ganze Menschheit in kleine Kästchen stecken würden, die man eintragen, verwalten, kontrollieren kann. Psychosozial kann Beziehung heißen, aber auch Manipulation und Unterwerfung sein. Die Kritik an psychosozialen Ansätzen kann helfen, letzteres zu verhindern und echte Kommunikation zu ermöglichen, kann aber auch Wasser auf die Mühlen derjenigen sein, die die Propheten der absoluten Beziehungslosigkeit und der schrecklichen Vereinfachungen sind. Kontrapunktisch muss man sich gegen beide Gefahren zur Wehr setzen.

Die Anerkennung der Verflochtenheit postkolonialer Beziehungswelten heißt nicht, alles, was aus dem Empire stammt, zu verdammen und alles aus der Welt der Unterdrückten zu idealisieren, genauso wenig wie alles, was man in deren Welt als negativ interpretiert, sich ausschließlich auf das Empire und dessen Produkte reduzieren lässt. So selbstverständlich dieser Gedanke auch ist, so sehr besteht gerade unter Imperialismuskritikern die Gefahr, ihn zu ignorieren. Man möchte, dass die Bösen böse und die Guten gut sind, die Opfer angenehm und die Täter unangenehm. In den Lebensrealitäten der »Dritten Welt« möchte man anständige Revolutionäre finden, Menschen, die leiden, aber erfindungsreich und initiativ sind.

Die Wirklichkeit sieht anders aus. In Armut zu leben, ist überall schrecklich, und wer um sein Überleben kämpft, ist nicht human und solidarisch, sondern gierig, ungerecht, mordbereit. Kulturelle Traditionen sind nicht gut oder angenehm, nur weil sie Traditionen sind. Häufig verbinden sich lokale und imperiale Ungeheuerlichkeiten zu neuem Terror.

In diesem Sinne scheint mir Sierra Leone ein deutliches Beispiel. Es gibt dort alte, tief verwurzelte Traditionen, zu denen die Genitalverstümmelung von Frauen ebenso zählt wie stark autoritäre Großfamilienstrukturen, in denen feudal über arbeitsfähige Kinder, Frauen und Männer verfügt wird. Sierra Leone war eines der Gebiete Westafrikas, das für den Sklavenhandel benutzt wurde. Es war britische Kolonie. Frühzeitig siedelte man dort ehemalige Sklaven als lokale Statthalter des Imperiums an. Diese erfanden eine eigene Sprache, das Kreolische, das das Englisch der ehemaligen Herren vereinfacht und mit Brocken aus urafrikanischen und mehreren europäischen Sprachen vermischt. Diese so genannten *krios* wurden so etwas wie das lokale Herrenvolk, das sich die verschiedenen, dort bereits lebenden Stämme untertan machte. Heute sind die Verhältnisse vermischt, aber zu wirklich demokratischen Strukturen ist es in Sierra Leone nie gekommen. Stammeszugehörigkeiten spielen nach wie vor eine wichtige Rolle. Die Verhältnisse waren immer durch extreme Ausbeutung und Gewalt gekennzeichnet. Religiös wurde den eigenen Urreligionen im Laufe der Jahrhunderte der moslemische Glaube und das Christentum hinzugefügt. Heutzutage leben Christen und Moslems einträchtig miteinander. Sie alle gehören den gleichen Geheimgesellschaften an, in denen eigene Initiationsriten, Zauberei etc. durchgeführt werden. Die Menschen in Sierra Leone sind liebevoll, lustig, sehr gastfreundlich gegenüber Fremden. Gleichzeitig haben sie miteinander einen der brutalsten Bürgerkriege neueren Datums veranstaltet, der sich dadurch auszeichnete, dass neben vielen Toten, zerstörten Dörfern und Feldern, zahlreichen Menschen Arme oder Beine abgeschlagen wurden. Die Brutalität, mit der dieser Krieg geführt wurde, lässt sich weder auf simple Spätfolgen des Imperialismus noch auf tief wurzelnde lokale Gewaltverhältnisse reduzieren. Vorstellbar wird dieses Grauen nur, wenn man es sich als Verknüpfung vorstellt, als Potenzierung alter und neuer Gewaltverhältnisse.

Seit 2004 besuche ich im Rahmen einer Beratungstätigkeit für *Caritas International* Sierra Leone regelmäßig und bilde dort katholische Vorschulerzieherinnen fort. Auf kleinerem Niveau konnte ich auch hier Aspekte dieser negativen Verknüpfung erfahren.

Eine Erzieherin erzählte mir mit großer Sorge und realer Verfolgungsangst Folgendes: Sie habe bereits vor dem Krieg in ihrer Gemeinde als Erzieherin gearbeitet. Während des Krieges musste sie fliehen. Obwohl sie nun schon älter sei, sei sie nach dem Krieg, einer Bitte ihres Bischofs folgend, in ihr Dorf zurückgekehrt und habe den zerstörten Kindergarten wieder aufgebaut. Nun sei aber vor kurzem ein neuer Pfarrer in die Gemeinde gekommen, der mit dem Kindergarten auf dem Kirchengeländе nicht zufrieden sei, weil er dort seine Ziegen halten wolle. Sie habe mit ihm Streit gekriegt, weil sie ihn darauf hingewiesen habe, dass es nicht gut sei, wenn die Kinder durch die Ziegenkot laufen müssten. Er habe gemeint, sie solle doch mit ihrem Kindergarten woanders hingehen. Nach und nach sei der Streit eskaliert. Vor einigen Wochen seien eines Nachts alle Ziegen gestorben. Warum, wüsste sie nicht, würde aber beschuldigt, die Tiere verhext zu haben. Es sei zu unschönen Szenen gekommen. Sie habe inzwischen wirklich Angst um ihr Leben. Durch die Intervention verschiedener kirchlichen Stellen konnte die Situation beruhigt und der neue Pfarrer in seinem Machtkampf mit der Erzieherin belehrt werden, dass der Kindergarten wichtiger als die Ziegen sei und er keine alte, zu vertreibende Hexe in seiner Gemeinde habe. Interessant war, dass zunächst für alle, außer für die Erzieherin, völlig unzweifelhaft war, hier müsse Hexerei im Spiel sein.

In einem Workshop ging es darum, Strategien zu entwickeln, wie man die Kinder dazu anhalten könne, mehr miteinander zu teilen. In vielen dieser Vorschulen gibt es Probleme mit dem mitgebrachten Essen. Einige Kinder haben nichts, anderen werden ihre Pausenbrote von den älteren Geschwistern auf dem Schulweg abgenommen. Manche Eltern verbieten ihren Kindern, mit anderen zu teilen. Wie man also zu einem gemeinsamen Essen, zu einem gegenseitigen Helfen kommen kann, ist ein kompliziertes und wichtiges Thema. Eine Erzieherin schlug vor, man solle den Vorschulkindern folgende Geschichte erzählen:

Der Hase und die Spinne waren befreundet. Einst ging der Sohn der Spinne zum Hasen und traf ihn dabei an, wie er eine wunderbare Süßspeise vorbereitete. Als sie fertig war, gab er dem Sohn der Spinne davon zu essen und zwar so viel, dass er etwas mit nach Hause nehmen konnte. Zu Hause angekommen, probierte Vater Spinne von der Süßspeise und war so begeistert, dass er sofort zum Hasen eilte und ihn um das Rezept bat. Der Hase sagte, Vater Spinne solle seine Kinder in einen Stößel tun und sie zerstampfen. Dann solle er kräftig rühren, und die Speise sei fertig. Vater Spinne eilte nach Hause, warf seine Kinder in der Stößel und zerstampfte sie. Aber statt Süßspeise sah er nur Blut. Etwas erstaunt ging er erneut zum Hasen, der aber sagte, er solle nur rühren, dann würde aus dem Blut schon noch Süßspeise. Vater Spinne ging nach Hause und rührte weiter. Bald kam der Hase mit seinen Kindern vorbei, um ihnen zu zeigen, wie dumm Vater Spinne war, und ihn auszulachen.

Als ich nun meinerseits etwas erstaunt die Erzieherin fragte, warum sie glaube, dass diese Geschichte die Kinder dazu bewegen könne, ihr Essen miteinander zu teilen, meinte sie, die Geschichte zeige doch, wie böse der Hase sei und so wolle doch niemand werden. Deshalb verstünde sie es als eine Aufforderung, nett miteinander umzugehen.

Die Erzieherinnen sind an einen extrem autoritären Erziehungsstil gewöhnt, der im Wesentlichen darin besteht, zu verprügeln und zu bedrohen. Geschichten, in denen die Kinder nicht tun, was ihre Eltern sagen, und dann sterben, Unglück erleiden etc., sind sehr beliebt. Der Glaube an allerorts drohende Gefahren, Naturgötter, Gespenster, Animismus und christliche Moralvorstellungen gehen eine unheilige Verbindung ein, durch die die Angst ständig forciert wird. Man kommt zur Überzeugung, es sei sinnvoll, genau das Gegenteil von dem zu tun, was man sagt, dass Lügen normal, obwohl offiziell zu bekämpfen ist, dass letztendlich Realität und Phantasie nicht so genau zu bestimmen sind. Hinzu kommen die konkreten Erfahrungen von Krieg, Hunger und Elend. Um die Kinder zu lehren, Gefahren aus dem Weg zu gehen, droht man ihnen schlimmste Strafen an. Moralisierende Märchen werden als Terrorvorstellung inszeniert, ohne über die Konsequenzen für die Vorstellungswelt der Kinder nachzudenken. Die im Rahmen des Fortbildungsprogramms der *Caritas* auftretenden Fragen nach den Bedürfnissen der Kinder oder wie sie Vertrauen und Solidarität entwickeln können, sind den Erzieherinnen zunächst fremd; sie widersprechen ihrer kulturellen Lebenswirklichkeit.

Nicht alles, was sich im Empire entwickelt hat, ist nutzlos, und nicht alles, was in der Entwicklungszusammenarbeit geschieht, ist nur eine Wiederholung oder eine Fortsetzung kolonialer Verhältnisse. Im Gegenteil, man kann nicht bestreiten, dass internationale Katastrophenhilfe trotz aller Unsinnigkeiten Erstaunliches leistet. Der Kampf um die Gleichberechtigung von Mann und Frau ist ein typischer »Erste-Welt-Exportschlager«, ein wichtiger Beitrag zur Veränderung von unmenschlichen und unterdrückerischen Verhältnissen an vielen Orten der Welt. Auch der Kampf um die Anerkennung und Durchsetzung der Menschenrechte ist zwar ein imperiales Produkt, das langfristig aber gerade den Kolonialisierten zu neuem Recht verhilft, untereinander und gegenüber den Kolonialherren (vgl. Kap. 9). Die Rechtlosigkeit, die uns in den meisten Kriegs- und Krisenregion begegnet, ist häufig in ihrer frühen Entwicklung auch imperial mitbestimmt. Diese historische Mitschuld kann aber nicht heißen, dass dieser Zustand endlos hinzunehmen ist, gegebenenfalls sogar als antiimperiale Kultur verkauft wird, wie z. B. im Zimbabwe von Robert Mugabe. Sobald die grundlegenden Menschenrechte für alle Menschen dieser Welt und nicht nur für die Angehörigen des Imperiums gelten, wird unsere Welt gerechter und vielfältiger sein als im Augenblick. Ihre Durchsetzung ist aber keine widerspruchsfreie Perspektive, sondern auch sie unterliegt den problematischen Beziehungsmustern postkolonialer Begegnungen, in denen die ehemaligen Kolonialherren und aktuellen Ausbeuter und Gewinner der Verhältnisse nun plötzlich den Verlierern, die sich zum Teil zu erfolgreichen lokalen Kriegsherren und Verbrechern gemausert haben, Recht und Ordnung beibringen wollen. Menschenrechte können also propagandistisch missbraucht werden, auch um Interventionismus und Eigeninteressen zu stärken.

Eine Welt, die von so vielen Ungerechtigkeiten geprägt ist, verführt unweigerlich zum Schwarz-Weiß-Denken. Eine vielfältige und komplexe Welt zu ersinnen, sie handelnd zu gestalten und sie dabei in Bezug auf Machtverhältnisse und imperiale Kultur zu hinterfragen, beinhaltet eine Perspektive, die man leichter erlernt, wenn man aus dem Imperium kommt. Sie ist aber auch ein Grundgedanke eines jeden antiimperialen Widerstandes. Insofern ist sie Ausgangs- und Endpunkt einer kontrapunktischen Beziehungsentwicklung.

Erfahrungen in Angola

Meine Tätigkeit in Angola fing 1996 damit an, dass angolanische Kollegen durch Vermittlung von *Medico International* ein Buch gelesen hatten, in dem chilenische Kollegen und ich über unsere Arbeit am *ILAS* berichtet, u. a. auf den PTSD geschimpft und unsere eigene Traumakonzeption vorgestellt haben. Das angolanische Team hielt diese Konzeption für nützlich, und sie baten uns daher um Beratung bei ihrer beginnenden Traumaarbeit, im Rahmen der Demobilisierung und Reintegration von Kindersoldaten.

269

Im Team in Chile waren wir zunächst unsicher. Aufgrund unserer Erfahrungen hatten wir großes Misstrauen gegenüber externen Institutionen. Wir konnten und wollten nicht als Traumajetset nach Angola einfliegen. Falls wir dort etwas machten, musste es eine längerfristige Perspektive haben. Wir hatten jahrelang einen eigenen kulturspezifischen Ansatz propagiert und sollten nun in einem fremden Land in einer fremden Kultur selbst als Lehrende tätig werden. Konnten wir das? Wollten wir das? Natürlich fühlten wir uns geschmeichelt, von so weit her angefordert worden zu sein, und auch wir fanden, dass unser Ansatz bessere antiimperiale Voraussetzungen hatte als andere. Aber wollten wir wirklich nach Afrika? Was wussten wir über Angola, über den Kampf um die Unabhängigkeit von den Portugiesen und über den anschließenden Bürgerkrieg? War Angola für uns nicht genauso exotisch wie für andere? Außerdem hatten wir Angst, insbesondere vor Malaria und den zu erwartenden Sprachschwierigkeiten zwischen Spanisch und Portugiesisch. Wie war das für die Angolaner mit den Lateinamerikanern? Jahrelang hatten sie die Kubaner als militärische Unterstützung im Lande gehabt und erst vor kurzem verabschiedet. Hatten sie diese als solidarische sozialistische Helfer erlebt oder als imperiale Invasoren? Wir zögerten erst einmal. Schließlich wurde beschlossen, dass ich nach Angola reisen sollte, um mit den dortigen Kollegen zu prüfen, ob und wie wir eine zukünftige Zusammenarbeit gestalten könnten.

Ich fuhr zum ersten Mal im Februar 1996 für zwei Wochen hin. Noch auf dem Flughafen machte ich erste Erfahrungen mit lokaler Machtwillkür und Korruption. Trotz gültigem Visum und offizieller Einladung durch die *UNICEF* wollte mich der Zollbeamte nur nach einer Sonderzahlung von 3000 US-Dollar einreisen lassen. Als ich das verweigerte, wurde ich aus dem Einreisebereich in einen Sonderteil des Flughafens gebracht. Dort ließ man mich warten und verhandelte ab und zu mit mir über eventuelle Lösungsmöglichkeiten. Für eine Schachtel Zigaretten ließ man mich nach drei Stunden schließlich einreisen. Zunächst war mir alles fremd. Das Ausmaß der sichtbaren Armut war sehr viel größer, als es mir in Lateinamerika je zuvor begegnet war. Auch war es eine neue Erfahrung, mich als weiße Minderheit in einem schwarzen Umfeld zu fühlen. In Erinnerung geblieben sind mir ein riesiges, aber nie fertig gebautes Monument für den ersten Präsidenten des Landes, neben dem ein großer Kran verrostete, Stadtteile ohne Wasser und Müllabfuhr und horrende Mietpreise für die Wohnungen der Vertreter internationaler Organisationen. Ich lernte in den Gesprächen rasch, dass in Angola mehr Minen gelegt worden waren als im gesamten Zweiten Weltkrieg. Ich hörte vom enormen Ressourcenreichtum dieses Landes – Diamanten, Öl, Landwirtschaft. Ich erlebte, wie die Elektrizität jeden Tag abgeschaltet wurde, weil die Infrastruktur vollkommen verrottet und es kostenmäßig für die Regierung nicht zu leisten war, die Hauptstadt durchgehend mit Strom zu versorgen.

Von Anfang an war klar, dass ich hier nicht landesweite Traumafortbildung betreiben, sondern zu einer kleinen und überschaubaren Gruppe eine Beziehung aufbauen würde. Es ging um Austausch und Begleitung. Die Angolaner sollten ihre Arbeit selbst erfinden und bestimmen, was Trauma in Angola ist und bedeutet. Ich würde unser Wissen und unsere Erfahrung zur Verfügung stellen. Sie würden sehen, was sie für sich zur Entwicklung eines lokalen Traumaansatzes gebrauchen und weitervermitteln konnten. Lehrer im herkömmlichen Sinne wollte ich nicht sein.

Eine derartige Haltung klingt aus der Distanz heraus sicher pädagogisch sinnvoll, ist aber im Konkreten schwer durchzuhalten und für das Team, das um Unterstützung gebeten hat, zunächst frustrierend. Als Lehrer wider Willen setzte ich meine Hoffnung in die Kreativität und Autonomie der Schüler. Diese wiederum hofften auf einen fertigen und schnell umsetzbaren Rezeptekatalog, der ihre Unsicherheiten beseitigen würde. Trotzdem hegten sie ein großes Misstrauen gegenüber jeder externen Intervention, selbst wenn sie darum gebeten hatten.

Die angolanischen Kollegen waren freundlich und gesprächsbereit. Sie hatten einen Workshop organisiert, an dem sie, Vertreter des Ministeriums für soziale Hilfe und Repräsentanten der einen und der anderen Konfliktpartei teilgenommen haben. Ich habe sie aufgefordert, über die Situation im Lande zu sprechen. Folgende Elemente des Traumatisierungsprozesses in Angola wurden in gemeinsamer Diskussion herausgearbeitet:

1. Die portugiesische Kolonialherrschaft:
    Ein Kollege berichtete, dass sein Vater, der im antikolonialen Widerstand tätig gewesen war, von den Kolonialherren entdeckt und verhaftet wurde und sie ihm als abschreckendes Beispiel vor den Augen seiner ganzen Familie den Kopf absägten.

2. Das Wiederaufflammen des Krieges 1992:
   Damals war es im Rahmen der *UNO*-Intervention zu einem Waffenstillstand und zu Wahlen gekommen, die aber, entgegen den Wünschen der USA, von der Regierung gewonnen wurden. Dementsprechend begann der Krieg sofort von neuem, härter und brutaler als vorher, wobei anzunehmen ist, dass die subjektive Wahrnehmung dieses Terrors um so schlimmer war, weil man noch kurz vorher geglaubt hatte, der Krieg wäre endgültig zu Ende. Ein Kollege wäre in dieser Zeit fast umgebracht worden von Regierungstruppen, weil er den Anhängern der *UNITA* ähnlich sah.

3. Das Misstrauen zwischen den Angolanern:
   Von Anfang an war das Misstrauen unter den Angolanern spürbar. Die Bürgerkriegsgegner standen sich trotz der offiziell freundlichen und herzlichen Atmosphäre nach wie vor unversöhnlich und verängstigt gegenüber. Als ich dieses fast greifbare Misstrauen schließlich ansprach, wurde mein Kommentar zunächst einhellig zurückgewiesen. Nach der Mittagspause, in der man ohne mich weiter diskutiert hatte, war man aber bereit, meine Vermutung zu bestätigen und deutlich zu machen, dass die Angst vor neuen Aggressionen nach wie vor sehr hoch sei.

4. Das Misstrauen gegenüber den Ausländern:
   Auf der einen Seite war Angola seit vielen Jahren Spielball internationaler Interessen. In diesem Sinne musste selbst dem solidarischsten aller Ausländer berechtigterweise mit Misstrauen begegnet werden. Auf der anderen Seite war das Land inzwischen so zerstört, dass es ohne internationale Hilfe keine neuen Perspektiven entwickeln konnte. Ausländer waren eine Notwendigkeit, aber stellten immer auch eine Wiederholung dessen dar, was den Terror hatte beginnen lassen. Ich habe diese Ambivalenz in der Diskussion über Misstrauen selbst zu spüren bekommen: Kollektiv war man sofort bereit, meine Interpretation des Kommunikationsprozesses zurückzuweisen. Erst nachdem man das von mir Gesagte ohne mich überprüft hatte, konnte es akzeptiert werden. Für das sich nach und nach entwickelnde Vertrauen war es im weiteren Verlauf notwendig, konkret zu bestätigen, dass ich nicht gekommen war, um zu lehren bzw. zu belehren, dass

ich keine Rezepte anbieten konnte und wollte. Gleichzeitig aber sollte und musste ich meine Erfahrungen und mein Wissen vermitteln.

5. Die Angst und die Ohnmacht:
Ein weiteres Element war die dauernde Mischung aus Angst und Ohnmacht gegenüber dem aktuellen Geschehen. Niemand wollte wirklich an den neuen Frieden glauben und sich Illusionen machen. Außerdem bestätigte die Realität immer wieder, wie unsicher dieser Friedensprozess war. Es gab keine glaubhaften Autoritäten, und das Gewaltpotential war unendlich hoch. Gegenüber diesen Verhältnissen fühlten sich die meisten Menschen ohnmächtig. Ich erlebte Diskussionen der angolanischen KollegInnen, in denen sich der Teufelskreis zwischen Angst und Ohnmacht wiederholte: »Wir wissen nicht, was passieren wird, also lohnt es sich eigentlich gar nicht, etwas machen zu wollen. Am besten warten wir. Aber wenn wir warten, dann wird die Angst und Unsicherheit immer größer, werden wir immer abhängiger von den gefährlichen Mächten.«

6. Die Schwierigkeit zu trauern:
Alle Gespräche kreisten von Anfang an um Verlust und wie man damit umgeht. Dabei wurden verschiedene Rituale beschrieben, die bei Todesfällen Anwendung gefunden hatten. Es wurde deutlich, wie wenig man darüber bisher geredet hatte und wie angstbesetzt das Thema des allgegenwärtigen Todes war.

Die Teilnehmer erzählten Geschichten von Verfolgung und Mord. Ich hörte zu und berichtete zwischendurch von Chile und wie wir den Umgang mit diesen Themen gelernt hatten. Es ergab sich eine intensive und nach und nach vertrauensvollere Diskussion, in der sich der Austausch von Erfahrungen abwechselte mit theoretischen Reflexionen über Trauma und Trauer, Rollenspielen und Falldiskussionen.

Es wurde deutlich, wie massiv die Traumatisierungsprozesse waren. Ich habe in Angola niemanden kennen gelernt, der nicht auf direkte und unmittelbare Art und Weise durch den Terror der zurückliegenden 30 Jahre betroffen gewesen wäre. Zudem gab es dort keine sehr entwickelte psychologische Tradition. Die Universität funktionierte seit Jahren nur noch in sehr begrenztem Umfang. Es gab einige wenige Psychologen und Psychiater, sehr viel mehr Lehrer und Sozialarbeiter. Die meisten hatten ihre Ausbildung in Kuba gemacht. Die massenhafte Traumatisierung der Bevölkerung und die Inexistenz einer größeren Gruppe von Professionellen mit einem psychologisch-psychiatrischen Hintergrund machten von Anfang an deutlich, dass eine einzeltherapeutisch orientierte Traumafortbildung falsch und sinnlos gewesen wäre. Jedwede Traumaarbeit konnte hier nur in der Community ansetzen und musste stark auf Gruppenprozesse hin ausgerichtet sein. Unsere klinischen Erfahrungen aus Chile waren anscheinend für die angolanischen Kollegen interessant, weil wir eine Sprache für das Leid gefunden hatten, mit der wir das Schweigen durchbrechen konnten. Auch dass unser Ansatz in gewissem Sinne lokalpatriotisch war und sich gegen ausländische Mächte – wie die USA und Europa – zur Wehr setzte, fand breite Zustimmung. Aber die konkreten Arbeitsformen mussten hier anders als bei uns sein. Wir arbeiteten eher traditionell psychotherapeutisch in individuellen und familientherapeutischen Settings, mit ausgebildeten Fachkräften. Hier musste man tatsächlich etwas ganz anderes erfinden.

Als ich Angola wieder verließ, hatten wir eine Zukunftsperspektive entwickelt. Die Kollegen würden ihre Arbeit in verschiedenen Communities intensivieren und dort nach und nach lokale Teams aufbauen. Wir würden versuchen, zweimal im Jahr für jeweils zwei Wochen nach Angola zu kommen, hauptsächlich, um mit dem Kernteam weiterzuarbeiten, aber auch, um öffentliche Workshops mit ihnen zusammen abzuhalten. In Zukunft würden zwei Kollegen von *ILAS* kommen – jeweils einer, der beim vorangegangenen Besuch dabei gewesen war und ein zweiter. So konnten wir eine gewisse personelle Kontinuität garantieren (es waren schließlich vier Personen, die in geregelten Abständen nach Angola fuhren) und gleichzeitig die Fortdauer unserer eigenen Arbeit in Chile sicherstellen. Wir haben uns in den ersten Kontakten standhaft gewehrt, das Ganze als Ausbildung zu definieren, haben im Laufe der Zeit aber nach und nach verstanden, dass diese tatsächlich stattfand und dass es wichtig war, sie auch als solche zu definieren.

Ich war an der Zusammenarbeit mit den angolanischen Kollegen nur in den ersten zwei Jahren beteiligt, bis 1998. Es würde zu weit führen, die gesamte Entwicklung hier detailliert beschreiben zu wollen. Erwähnt sei nur, dass sie bis zum Schreiben dieser Zeilen andauert, dass es also zu einer wirklichen, langfristigen Süd-Süd-Kooperation gekommen ist. Im Folgenden komme ich noch einmal auf die Anfangszeit zurück, um meinen zweiten Besuch zu schildern. Dieses Mal ging es vor allem um die supervisorische Begleitung der Arbeit der Kollegen in den Communities.

Zu Beginn unseres ersten Gesprächs baten wir die Teammitglieder um einen Eingangskommentar über das, was sie hauptsächlich im Workshop diskutieren wollten. Eine der angolanischen Kolleginnen, ich will sie Lucia nennen, sagte uns Folgendes: »Wisst ihr, ich habe früher immer gedacht, dass eigentlich nur Feiglinge weinen. Nun habt ihr da eure Trauertheorien. Ich habe auch euer Zeugs gelesen, und ich habe in den letzten Monaten meinen privaten Trauerprozess begonnen. Aber ich bin mir immer noch nicht sicher, ob das eigentlich gut ist, weil das Weinen eigentlich doch mehr weh tut, als ich mir das wünschen würde.«

Als wir mit der eigentlichen Supervision begannen – das angolanische Team hatte inzwischen acht neue Teams gegründet –, schilderte Lucia eine Problemsituation in einer Gruppe in einem Dorf, mit der sie über Trauma und die Folgen des Krieges geredet hatte:

Eine Frau hatte plötzlich auf eine depressive, nicht entlastende Art zu weinen angefangen. Lucia hatte das Gefühl, jedes Trostwort sei banal und ungenügend, trotzdem sprach sie die Frau an. Diese reagierte nicht, weinte nur weiter. Lucia dachte, dass es ein Fehler gewesen war, die Gruppe sich so offen und unkontrolliert äußern zu lassen. Sie fühlte sich hilflos. Schließlich bekam die Frau sich wieder unter Kontrolle, konnte aber nicht mehr in die Gruppendiskussion einbezogen werden.

Während Lucia den Fall erzählte, wurde das Klima in der Gruppe angespannt. Sie sprach hier über eine Frau aus der Community, aber gleichzeitig über sich selbst und ihren eigenen problematischen Trauerprozess. Meine Kollegin und ich hatten das Gefühl, dass sie uns auf eine komplizierte Art bat, uns mit ihrer persönlichen Geschichte auseinander zu setzen. Der Rest der Gruppe schien abzuwarten, wie wir reagieren würden. Wir fragten Lucia nicht nach ihrer Geschichte, weil sie noch nicht so weit war. Es wäre eine Überforderung gewesen. Außerdem wussten wir nicht, wie vertrauensvoll Lucias Verhältnis zum Rest der Gruppe war. Nichts zu sagen, war allerdings auch kompliziert, da sie deutliche Signale aussandte, in denen sie ihre Bedürftigkeit vermittelte.

Wir entschlossen uns, den Fall weiter zu diskutieren und forderten die Gruppe zu Kommentaren auf. Dabei blieben wir bewusst emotional zurückhaltend. Gemeinsam wurde herausgearbeitet, dass die weinende Frau für alle anderen einen abgespaltenen, unerträglichen Schmerz über das chronisch gewordene Leid ausdrückte. Wir konnten uns vorstellen, dass auch der Rest der Gruppe isoliert für sich weinte. Lucia war es anscheinend nicht mehr gelungen, wahrzunehmen, wie sehr die ganze Gruppe litt, sondern blieb in der Identifikation mit der einzelnen Frau stecken. Sie war auf ein typisches Helferproblem gestoßen und hatte sich verpflichtet gefühlt, sofort etwas Hilfreiches zu tun, anstatt die Trauer erst einmal anzunehmen. Sie hatte es jedoch geschafft, das Gespräch zu Ende zu führen. Seitdem hatte es weitere Begegnungen mit der Gruppe gegeben, die problemlos verlaufen waren.

Schließlich bemerkte ein Teammitglied, dass Lucia eine gute Therapeutin sei, der es nur schwer fiele, das zu akzeptieren, vielleicht sei sie auch in diesem Falle überkritisch mit sich selbst. Daraufhin brach sie in Tränen aus und weinte heftig. Wir wussten nicht, wie wir reagieren sollten. Wir merkten, dass es um sie und ihr privates Leid ging, aber nicht nur. Es drehte sich auch um den Rest der Gruppe, um Vertrauen und Zuneigung, um so viele Male, in denen man sich alleine gefühlt hatte und keiner da war, der sagte, man mache das doch gut, der anerkannte, wie man sich gerade fühlte. Wir ließen Lucia Raum zum Weinen und drängten sie nicht, zu erklären, warum. Ein Kollege gab ihr schließlich ein Taschentuch, und sie beruhigte sich.

Wir arbeiteten den ganzen Nachmittag weiter an dieser Thematik und der Schwierigkeit, sie in die Community einzubringen. Es ging unter anderem um die Frage, wie man sich fühlt, wenn man in ein Dorf kommt, um über Trauma und Verluste zu reden, und gesagt bekommt, das einzige Problem sei die kaputte Wasserleitung. Wir einigten uns darauf, dass man über beides sprechen könnte, dass es gegebenenfalls viel besser sei, über die Wasserleitung zu reden und dabei Raum zu lassen, um auch über Trauma sprechen zu können, als das Thema direkt zu erzwingen und damit an den Bedürfnissen der Menschen vorbeizureden.

Lucia arbeitete sehr gut mit. Kurz vor Schluss sagte sie: »Ich möchte euch doch gerne noch sagen, dass mein privater Trauerprozess, der hier heute so plötzlich durchgebrochen ist, was mir zunächst sehr peinlich war, etwas damit zu tun hat, dass mir in letzter Zeit starke Erinnerungen über eigene Missbrauchserfahrungen hochgekommen sind und ich daran arbeite, so gut ich kann. Mehr will ich darüber nicht sagen, aber es ist mir wichtig, dass ihr in der Gruppe wisst, dass es einen Zusammenhang gibt, den ich jetzt verstehen kann, und dass ich euch dankbar bin, dass ihr mir zugehört, mir erlaubt habt zu weinen, aber mich nicht gezwungen habt, genau zu sagen, was los ist.« Das löste die Zustimmung und das Verständnis der anderen Kollegen aus. Man habe zwar gemerkt, dass es ihr um persönliche Dinge gegangen sei, aber man habe eben auch an Eigenes gedacht und in diesem Sinne ihre Trauer mit Erleichterung erfahren.

Die geschilderte Dynamik beleuchtet schlaglichtartig nicht nur die Relevanz und Komplexität von Trauerprozessen innerhalb des sozialpolitischen Prozesses in Angola, sondern auch die Geschwindigkeit und Intensität, mit der in einem traumatisierten Umfeld Themen und Bezüge lebendig werden, deren Handhabung nicht einfach ist. Wenn es gelingt, ein vertrauenswürdiges Verhältnis zustande zu bringen, dann wird unweigerlich das Nichtwissen der Externen zu einem Anknüpfungspunkt, der den gewohnten Trott durchbricht, indem plötzlich über Dinge geredet werden kann, die unter anderen Umständen weiter verschwiegen worden wären. Darin liegt eine große Chance und eine ebenso große Gefahr. Im Zusammenhang mit Trauma ist es leicht, in Klischees zu verfallen, z. B. zu glauben, dass es immer gut und richtig ist, wenn Leid sich endlich äußert und zu vergessen, dass alles davon abhängt, wie dann damit umgegangen wird.

Für uns bestand die Aufgabe vor allem darin, die angolanischen Kollegen in ihrem Wissen und Leid anzuerkennen. Dies ist besonders schwierig, weil es sowohl das Verständnis des Zerstörungsprozesses voraussetzt als auch die Bereitschaft, sich emotional auf ihn einzulassen. Dies fällt schwer, da man die Zerstörung bekämpfen und überwinden will. Wir empfinden unvermeidlich Schuldgefühle, wenn wir das Leid anderer anerkennen wollen, weil dazu die Akzeptanz gehört, dieses nicht einfach ändern oder auflösen zu können.

Diese therapeutische Haltung entstammt westlichen, psychologischen Theorien, insbesondere der Psychoanalyse. Deren Tauglichkeit erweist sich hier zunächst nur daran, dass sie uns dazu zwingt, ein äußerst selbstkritisches Beziehungsangebot zu machen. Die vorsichtige, anerkennende Beziehungsaufnahme erscheint mir hier nicht deshalb richtig, weil sie psychoanalytisch ist, sondern weil sie die eigene Unsicherheit zwangsweise akzeptiert. In gewisser Hinsicht kann man die beschriebene Sequenz als typisches Übertragungsgeschehen verstehen, das im Rahmen einer Gruppensupervision halbwegs angemessen durchgearbeitet wurde. Tatsächlich aber ging es um mehr – um die Entwicklung von Beziehungs- und Verständigungsmöglichkeiten über hohe kulturelle Grenzen hinweg, um ein aktives Ausnutzen der Distanz, aber auch der Nähe zu Menschen, die in anderen Verhältnissen als den unseren ihre eigenen schweren Verlusterfahrungen gemacht hatten. Es drehte sich um den Anfang eines Verstehens individueller, aber auch kulturspezifischer und sozial bestimmter Trauerprozesse.

Verluste und der Umgang mit ihnen bildeten ein zentrales Thema in Angola. Ihre Besonderheit hatte vor allem etwas mit der Chronifizierung der Ereignisse zu tun – ununterbrochener Krieg seit dem Ende der Kolonialzeit – und mit endlosen Entwertungsprozessen in den Auseinandersetzungen der Großmächte. Die Menschen hatten gelernt, mit all dem umzugehen, aber das hieß nicht, dass sie die Folgen der Zerstörung, Passivität, Hoffnungslosigkeit, Hilflosigkeit, Gewalt etc. hätten verhindern können. Mit den Kollegen ging es darum, Räume zu schaffen, in denen sie über sich selbst nachdenken konnten, und gemeinsam eine Sprache für das Leid und den Umgang damit zu finden. Dabei mussten wir zu intensiven Begegnungen bereit sein, aber gleichzeitig sehr vorsichtig und achtungsvoll mit ihren Gefühlen umgehen.

In vielen weiteren Gesprächen über Tod und Trauer ging es um die Macht der Toten in der Bantu-Kultur und die Notwendigkeit, den Tod durch Maßnahmen der Lebenden auszugleichen, also die Toten in ihrem Anspruch auf Gerechtigkeit und Liebe zufrieden zu stellen. In der traditionellen Medizin waren so genannte Reinigungsrituale eine Möglichkeit, um schwerwiegende Schuld gegenüber den Toten, die sich als psychische Auffälligkeiten äußerte, auszugleichen. Auch solche Fragestellungen konnten nicht einfach als »lokale Kultur« diskutiert werden, sondern mussten die Widersprüchlichkeiten imperialer Geschichte aufgreifen.

Bei der Demobilisierung und Reintegration von Kindersoldaten handelte es sich zu allererst um konkrete Recherchen, z. B. wie man den Heimatort solcher Kinder ermitteln konnte, ob sie überhaupt zurückkehren wollten, oder auch um den Umgang mit den von *UNO*-Mitarbeitern in den Abrüstungscamps erhobenen unzuverlässigen Daten. Die Ex-Soldaten erhielten von der *UNO* für die Gründung einer neuen Existenz im eigenen Dorf eine Grundausstattung, zu der Werkzeug, ein paar Baumaterialien und etwas Geld gehörte. Viele dieser Ex-Soldaten waren gestört und auffällig. Sie waren jahrelang eine schwere Bedrohung gewesen und gezwungen worden, an grausamen Aktionen gegen ihre eigenen Familien und Dörfer teilzunehmen. Die Rückkehr bedeutete für alle Beteiligten einen schwierigen Prozess – für die im Dorf Verbliebenen, weil sie Angst hatten, nicht nur vor den Lebenden, sondern auch vor der Rache der Toten, falls es nicht gelang, diese zu besänftigen. Das hing wiederum vom Verhalten der zurückkehrenden Soldaten ab und dem Erfolg der Maßnahmen der traditionellen Medizin. Diese waren jedoch nicht für moderne Kriege erfunden worden. Wie sollte man die Toten beruhigen, wenn man Hunderte umgebracht oder ein ganzes Dorf zerstört hatte? Dieser in sich schon komplizierte Prozess wurde durch die *survival kits* der *UNO* noch erschwert. In den Dörfern herrschte Elend. Im Vergleich dazu konnten die Soldaten als reich empfunden werden. Eventuell konnte diese Grundausstattung dem ganzen Dorf nützen. Das setzte aber die Bereitschaft des Ex-Soldaten voraus, sein *kit* mit den anderen zu teilen, dem Gemeinschaftswohl zur Verfügung zu stellen. Sollte er aber verhaltensauffällig bleiben und kein Ritual etwas nützen, dann wurde er zur neuen Gefahr für das Dorf und musste gegebenenfalls getötet oder vertrieben werden, um die Toten zu besänftigen.

In Angola ging es nicht um das Empire oder den Widerstand dagegen, um Psychoanalyse weltweit oder ethnologische Forschung, sondern um die Verflochtenheit der Geschichten und die Notwendigkeit, neue Alternativen zu erfinden. Wir mussten uns mit einer seltsamen Mischung aus präkolonialen kulturellen Strukturen beschäftigen, die geformt und verformt worden waren durch den portugiesischen Kolonialismus, durch einen erfolgreichen antikolonialen Befreiungskampf, der unmittelbar zum Bürgerkrieg wurde, weil der Kalte Krieg sich, wie auch in anderen »Drittweltländern«, als heiß erwies. Man versuchte, ein sozialistisches Gesellschaftssystem aufzubauen, das sich stark an der Sowjetunion orientierte. Wenn man die Fotos aus den Frühzeiten der Unabhängigkeit Angolas betrachtet, kann man Tausende von Kindern in Pionieruniformen sehen, die sich durch nichts von Kindern in der DDR unterscheiden. Der Sozialismus war mitnichten kulturfreundlicher als der Kapitalismus. Als ich Angola kennen lernte, war von all dem nur noch die chronische Zerstörung übrig geblieben: ein nie vollendetes Mausoleum, das am Strand langsam im Schlamm versank.

In der Zwischenzeit ist die Geschichte weiter gegangen; der Bürgerkrieg in Angola wurde erst Jahre später endgültig beendet, und heutzutage ergibt sich nach und nach eine Perspektive der Veränderung, obwohl die Schatten der Zerstörung das Leben in Angola noch über lange Zeit hinweg bestimmen werden. Für mich waren die geschilderten Erfahrungen eine Einladung zur Hoffnung. Trotz aller Unterschiedlichkeiten, trotz der extremen Fremdheit des Kontextes war es möglich, miteinander ins Gespräch zu kommen und voneinander zu lernen. Die Selbstzweifel, die meine Kollegen und ich zu Anfang dieser Arbeit hatten, waren sinnvoll. Sie haben geholfen, den Kontakt herzustellen. Die angolanischen Kollegen haben den Mut aufgebracht, sich mit Hilfe von *Medico International* einen Bezugspartner zu suchen, der ihren Interessen entsprach. In diesem Sinne war trotz aller objektiven Schwierigkeiten des Kontextes eine Grundvoraussetzung zur Zusammenarbeit gegeben, nämlich dass wir uns von Anfang an auf gleicher Augenhöhe begegnen konnten.

Psychosoziale Arbeit in Bosnien und Herzegowina[55] – der Versuch, ein antiimperiales Evaluationsmodell zu entwickeln

Der letzte Teil dieses Kapitels widmet sich der Problematik der Qualitätskontrolle und -entwicklung von Traumaarbeit. Das beinhaltet in gewisser Hinsicht einen Perspektivenwechsel. War der Blickwinkel in weiten

---

55 Zum Verständnis der Hintergründe der Kriege im ehemaligen Jugoslawien empfehle ich Glenny, M. (1999): *The Balkans: Nationalism, War, and the Great Powers, 1804-1999.* Glenny zeigt deutlich, wie wenig dies ursprünglich ein ethnischer Konflikt war und wie sehr seit Jahrhunderten die europäischen Großmächte in diesen Konflikt verwickelt waren und ihn mit produziert haben. Zur Komplexität des Friedensschlusses, der die aktuelle Gestalt von Bosnien und Herzegowina festlegte, vgl. Holbrooke, R., 1998. Über die Erfolge und Schwierigkeiten psychosozialer Arbeit in Bosnien wird in Zečević, J./ Prelimovaz, A. (eds.), 2004 interessant und ehrlich berichtet.

Teilen dieses Buches vor allem auf die Probleme der Menschen gerichtet, die Kritik an den imperialen Machtverhältnissen und die Suche nach möglichen Antworten auf traumatisierende Verhältnisse, so geht es jetzt um Bewertungskriterien für Projektarbeit, um eine scheinbar typische Geldgeber-Thematik, die sich nicht mehr für die Menschen interessiert, sondern nach der Effektivität und Effizienz von Projekten fragt. Aber muss das so sein? Könnten Evaluationen nicht auch andere Funktionen erfüllen, möglicherweise im Interesse aller Beteiligten? In solchen Prozessen werden viele verschiedene Dimensionen der internationalen Zusammenarbeit gleichsam verdichtet wirksam, denn hier geht es zwar um Geld, aber auch um die Ideologie und die Ziele der Geldgeber ebenso wie um das Selbstverständnis und die konkrete Arbeit der Geldempfänger. Das beinhaltet die große Gefahr zu neuen Missverständnissen und Unterdrückungsprozessen, aber auch die Möglichkeit zu einer produktiven Auseinandersetzung. Aus diesem Grund steht die Thematik an dieser Stelle. Wenn es im Rahmen von Qualitätsanalysen zu wirklichen Beziehungsveränderungen kommen kann, dann wäre das ein sehr mächtiger Impuls. Ich will in diesem letzten Abschnitt versuchen, die Chancen hierfür auszuloten, und zwar nicht als persönliche Utopie, sondern als konkrete und pragmatische Diskussion eines spezifischen Ansatzes in der Praxis[56].

Als ich zusammen mit Barbara Weyermann 1999 durch die *DEZA* den Auftrag erhielt[57], fünf psychosoziale Projekte in Bosnien und Herzegowina zu evaluieren, nicht nur, um deren Arbeit zu überprüfen, sondern auch, um ganz grundsätzlich Empfehlungen und Meinungen über den Erfolg und die Perspektiven der Projekte in dieser kriegsgeschüttelten Region auszusprechen, empfand ich das als große Herausforderung. In Chile hatte ich externe Evaluationen durch unsere Geldgeber gehasst und mich nur bemüht,

---

56 Bei meinem folgenden, detaillierten Bericht über einen Evaluationsprozess ist eine gewisse Zurückhaltung angebracht. Institutionen sind leicht zu identifizieren. Viele berechtigte Empfindlichkeiten müssen berücksichtigt werden. Die Darstellung muss deshalb auf manche Details verzichten.

57 Das folgende Evaluationskonzept haben Barbara Weyermann und ich gemeinsam entwickelt und im Laufe der Zeit in unterschiedlichen Kontexten weiter angewendet und verfeinert.

sie davon zu überzeugen, dass gute Arbeit stattfand, die es verdiente, weiter finanziert zu werden. Später, bei der Projektberatung anderer Institutionen, war mir oft die Angst vor den externen Helfern begegnet. Eine externe Evaluation macht aus meiner Sicht nur dann Sinn, wenn sie den betroffenen Organisationen selbst nützt und als Mittel dient, um die realen Situationen und Probleme der Institutionen zur Sprache zu bringen. Genau das muss aber auch Ängste bei den Betroffenen auslösen, da sich die Spendenfreudigkeit bei Geldgebern in der Regel durch Schwierigkeiten nicht erhöht.

Glücklicherweise war die *DEZA* bereit, einen Evaluationsauftrag zu erteilen und ein dazu gehöriges Pflichtenheft *(terms of reference)* zu vereinbaren, in dem als Ziel ausdrücklich der selbstevaluative Aspekt für die beteiligten Institutionen festgehalten wurde. Noch vor Beginn des offiziellen Prozesses wurde akzeptiert, dass es unterschiedliche Auffassungen darüber gab, was psychosoziale Arbeit eigentlich ist; der Maßstab der Bewertung konnte keine abstrakte vorgegebene Größe sein. Es ging vielmehr darum, den Entwicklungsprozess der Institutionen zu erfassen und zu beschreiben. Es wurden Rahmenbedingungen akzeptiert, die es uns erlaubten, nicht nur die Interessen der *DEZA* zu vertreten, sondern gleichzeitig nach denen der lokalen Institutionen zu forschen und sie zu berücksichtigen. Wir wurden ausdrücklich aufgefordert, über die Art der Zusammenarbeit zwischen Geldgebern (*DEZA* und verschiedene Schweizer Hilfswerke) und den Geldempfängern (bosnische NROs) nachzudenken.[58]

Wir adaptierten in diesem Sinne den widersprüchlichen Begriff der »begleiteten Selbstevaluation« und setzten entsprechend unserer Überzeugungen spezifische methodische Schwerpunkte. Unser Vorgehen wurde dabei von drei Leitideen bestimmt:

1. Die Sichtbarmachung und Berücksichtigung der Interessen aller Beteiligten, insbesondere der zu evaluierenden Institutionen.

---

58 Die Haltung, die die *DEZA* bei diesem Evaluationsprozess an den Tag legte, erstaunt und erfreut mich bis heute. Es ist beeindruckend, dass eine große Organisation wirklich wissen wollte, was passierte und bereit war, uns so unabhängig arbeiten zu lassen, dass wir die Interessen der lokalen NROs berücksichtigen konnten. Leider begegnet man einer solchen demokratischen und sachbezogenen Haltung nur selten. In diesem Zusammenhang möchte ich mich noch einmal ausdrücklich bei der *DEZA* für die Erlaubnis bedanken, über diesen Evaluationsprozess hier öffentlich berichten zu dürfen.

2. Die Gestaltung der Evaluation als qualitativen, mehrphasigen Prozess auf der Grundlage einer genauen Dokumentation, die durch die Beteiligten mehrfach ergänzt und verändert werden konnte.

3. Die Bereitschaft, uns auch individuell auf die Beteiligten einzulassen, die Evaluation auch als Supervision und gemeinsamen Lernprozess durchzuführen.

In der ersten Phase der Evaluation haben wir jede einzelne Institution aufgesucht und mit der Belegschaft Workshops durchgeführt, die entsprechend der Institutionsgröße zwei bis fünf Tage dauerten. Wir haben versucht, die Geschichte des Projekts zu rekonstruieren, das Verhältnis zum Umfeld einzuschätzen, Arbeitsinhalte genau zu diskutieren, herauszufinden, mit welchem Ziel und auf welche Art sie umgesetzt wurden (Effektivität). Des Weiteren diskutierten wir die Organisationsentwicklung und deren Bezug zu den Arbeitsinhalten (Effizienz). Abschließend ging es darum, Perspektiven zur Fortsetzung der Arbeit, also zur Nachhaltigkeit, zu entwickeln. Anfänglich haben wir die TeilnehmerInnen gebeten, uns unmittelbar mitzuteilen, was sie sich von der Evaluation erwarteten, sie sollten Problemsituationen ihrer Arbeit definieren, und wir haben mit ihnen über alle Aspekte der Institution, der Arbeit und ihren persönlichen Gefühlen und Einschätzungen dazu diskutiert und schließlich Zukunftsperspektiven entwickelt. Bei all dem haben wir uns zwar als Lernende begriffen, aber unsere Eindrücke, Einschätzungen oder Meinungen deutlich geäußert und zur Diskussion gestellt, manche Probleme gemeinsam erforscht und wie in einer Supervision durchgearbeitet.

Diese Workshops haben wir außerordentlich detailliert, zum Teil wortwörtlich protokolliert, und zwar die Aussagen der Evaluierten und unsere eigenen ebenso wie die Rollenspiele, Kleingruppenarbeiten, angeleitete Phantasien und anderen Aktivitäten, die wir durchgeführt hatten. Die Protokolle wurden ins Bosnische übersetzt und den beteiligten Institutionen zugeleitet.

Zur zweiten Phase bin ich zwei Monate später noch einmal alleine nach Bosnien gereist und habe mit jeder Institution einen zweiten dreitägigen Workshop durchgeführt. Es wurden zunächst alle Einwände gegen das ursprüngliche Protokoll besprochen und anschließend gemeinsam über die Probleme des Projektes und über Veränderungsperspektiven diskutiert. Auch diese Workshops wurden genau protokolliert.

Am Ende entstand eine Dokumentation, die sich aus den durch die bosnischen Kollegen korrigierten und akzeptierten Protokollen zusammensetzte, aus denen der Gesamtablauf des Prozesses detailliert entnommen werden konnte. Zusätzlich gab es den von uns verfassten Abschlussbericht, der jede einzelne Institution zusammenfassend diskutierte, Einzelempfehlungen aussprach und sich zur Gesamtsituation der psychosozialen Arbeit in Bosnien äußerte.

Wir hatten ein allgemeines Raster, aber durch die von den Teamangehörigen selbst definierten Probleme konnten wir gemeinsam institutionsspezifische Akzente setzen. Es war zunächst nicht einfach, Besonderheiten und Eigenschaften des jeweiligen Teams aufzugreifen. Denn die Institutionen begegneten uns mit einer Mischung aus Angst, Unterwerfung und Widerstand, sie boten uns ein Klischee ihrer selbst dar und versuchten, die Kommunikation mit ihnen auf das Notwendigste zu beschränken.

Die Möglichkeit, dass ein Geldgeber Leute bezahlt, um zu selbstständigen Urteilen und Empfehlungen zu kommen, war für die bosnischen Kollegen nicht vorstellbar. Zwar kannten die Institutionsleitungen unser Pflichtenheft, aber auch sie nahmen das nicht ernst. Die begleitete Selbstevaluation war für sie nur eine weitere seltsame Umschreibung, die die Ausländer benutzten, um zu verschleiern, was sie vorhatten: Sie würden die Projekte durch uns beurteilen lassen und sie dann entsprechend unserer Empfehlungen weiter finanzieren oder beenden.

Um dieses Misstrauen zu überwinden, haben wir als Erstes versucht, die Rahmenbedingungen der Evaluation zu erläutern und allen bekannt zu machen. Dabei stellten wir fest, dass die Teams nicht gut informiert worden waren, d.h. eigentlich wussten sie nicht, worum es gehen sollte, welche Schwerpunkte gesetzt worden waren. Nur die Leitungen wussten Bescheid, hatten das Entstehen des Pflichtenheftes begleitet, aber ihre Teams nicht in diesen Prozess miteinbezogen. Wir erläuterten ihnen also unser Vorhaben und umgingen dabei nicht die Ambivalenz, sondern klärten sie: Es gab einen Geldgeber, der Fragen hatte. Diese würden wir beantworten, aber mit ihnen gemeinsam und orientiert an den Fragen, die sie selbst in Bezug auf ihre Arbeit und ihre Institution entwickeln würden. Wir erläuterten ihnen das Zwei-Phasen-Modell und versuchten, sie davon zu überzeugen, dass wir mit ihnen einen Prozess gestalten wollten, den sie weitgehend selbst kontrollieren könnten und dessen Ergebnis ihnen noch vor der *DEZA* bekannt sein würde, damit sie bis zum Schluss ihre eigenen Anmerkungen und Kommentare einfügen konnten.

Zwar war man noch nicht bereit, uns zu glauben, aber immerhin tauchten gewisse Zweifel an den bisherigen Annahmen auf. Vielleicht passierte hier tatsächlich etwas anderes, als sie erwartet hatten. Erst als ich zur zweiten Phase zurückkehrte und die Protokolle mit ihnen diskutierte, waren sie überzeugt. Erstaunt bis kritisch wurde überall angemerkt, dass nur das darin stünde, was wir tatsächlich diskutiert hatten, ohne ihre Arbeit zu beurteilen. Als ich darauf hinwies, dass wir das doch so vereinbart hätten und die Texte sehr wohl eine Reihe von Urteilen und Meinungen beider Seiten enthielten, stimmte man zu. Es war deutlich, dass wir eine Methode umsetzten, die ihnen fremd war und sie nicht nur freute, sondern, wie alles Unbekannte, auch Angst machte und verunsicherte.

Zurück zum Anfang. In der Vorstellungsrunde sprachen die TeilnehmerInnen differenziert über sich und ihre Erfahrungen. Die Aussagen zur Evaluation waren eher stereotyp. Aufmerksam registriert wurden die Selbstvorstellungen von Barbara Weyermann und mir. Dazu gab es Fragen. Die Tatsache, dass sie bereits seit mehreren Jahren Projekte im Auftrag eines Schweizer Hilfswerks begleitete, Bosnien noch im Krieg kennen gelernt hatte und auch als Ökonomin über die Mühsal von Budgetplanungen und Verwendungsnachweisen Bescheid wusste, war ein wichtiger Anerkennungsfaktor. Bei mir war wesentlich, dass ich nicht nur vom Fach war, sondern nachweislich viele Jahre unter mühseligen Existenzbedingungen in einer NRO auf der Empfängerseite gearbeitet hatte.

Dann gab es noch einen besonderen Glücksfall, nämlich unsere Übersetzerin Mersiha Culjević Normalerweise würde man sich für psychosoziale Arbeit im Allgemeinen und für Evaluationsprozesse im Besonderen Fachpersonal wünschen, das die Sprache der Betroffenen beherrscht. Aber nicht jeder, der eine Sprache beherrscht, ist automatisch der beste Bezugspartner. Gerade bei Evaluationen sind die lokalen Konkurrenzprozesse manchmal so erheblich, dass, selbst wenn eine angemessene Fachkenntnis vorliegt, es trotzdem oft schwer ist, ein echtes Vertrauensverhältnis herzustellen. Manchmal fällt es demjenigen, der weniger weiß und mehr Distanz hat, leichter, ein Problem zu verstehen, als jemandem, der dicht damit verknüpft ist. Entscheidet

man sich, wie in unserem Fall, für Fachleute, die die Sprache nicht beherrschen, dann hängt alles von einer guten Übersetzung ab, um die Sprachbarrieren erfolgreich zu überwinden. Mersiha Culjevic gelang dies aus folgenden Gründen: Sie hat wortwörtlich und in direkter Rede übersetzt und
nie versucht, das Gesagte zusammenzufassen. Auch hat sie die bei solchen
Prozessen übliche Übersetzung in die dritte Person (er/sie sagt) unterlassen.
Im Gespräch hat sie jeden Zusatzkommentar ihrerseits vermieden und ausge-
halten, dass beide Seiten manchmal aneinander vorbei redeten und daran arbeiten mussten, diese Missverständnisse zu überwinden. Nach Fachtermini,
die sie nicht kannte, hat sie gefragt. Sie hat ihre emotionale Betroffenheit in
manchen Moment nicht verleugnet, aber ihre Rolle als Übersetzerin deshalb
nicht aufgegeben. In Pausen und bei den allabendlichen Protokollsitzungen
hat sie uns über Missverständnisse aufgeklärt, auf Gepflogenheiten hingewiesen, auf die wir achten mussten, und mit uns gemeinsam die stattfindenden
Prozesse reflektiert. Wir hatten also das Glück, eine professionelle Übersetz-
zerin zur Seite zu haben, die uns darüber hinaus geholfen hat, Bosnien und
die bosnischen Projekte kennen und verstehen zu lernen.

In Angola war der erste wichtige Arbeitsschritt die gemeinsame Diagnose der Verhältnisse. In Bosnien erwiesen sich die von den Teams zu
definierenden Problemsituationen als das zentrale Mittel zur Entwicklung
einer thematisch dichten Diskussion, die sich auf die Menschen und ihre
Arbeit bezog. Zu diesem Zweck führten wir eine angeleitete Phantasie
durch, deren Ablauf ich vorab genau erklärte: Ich bat die Teammitglieder,
die Augen zu schließen und an ihre Arbeit zu denken, wie sie begonnen
hatten, was die Gründe dafür waren, was ihnen Spaß gemacht hatte, was
ihnen schwer fiel. Sie sollten sich, wie in einem Film, an unterschiedliche
Momente erinnern und bedeutsame Situationen auswählen, die ihnen
Schwierigkeiten gemacht, wo sie sich schlecht, bedrückt oder unzufrieden
gefühlt hatten. Sobald eine oder mehrere solcher Situationen identifiziert
worden waren, sollte eine ausgewählt, ein mentales Foto gemacht und die
Augen wieder geöffnet werden. Diese Fotos sollten zunächst in kleinen
Gruppen untereinander besprochen werden, um schließlich pro Gruppe
eines auszuwählen, das wir alle gemeinsam diskutieren würden.

Ich schildere unser Vorgehen so genau, weil es in derartigen Prozessen auf
die Details ankommt. So z.B. ist es aus Sicht des Evaluators nahe liegend,

dass man sich auf Problemsituationen konzentriert. Dabei entsteht leicht der Eindruck, man sei nur auf der Suche nach Fehlern und Kritikpunkten. Mittlerweile bitte ich meist um zwei Bilder, eines, das eine problematische Situation zeigt und eines, an das man sich gerne erinnert. Ziel ist es, so rasch als möglich die Themen der Arbeit und gleichzeitig die persönliche Sicht eines jeden Einzelnen zur Sprache zu bringen. Das Gerede über Arbeitserfolge ist meistens langweilig und stimmt häufig nicht. Sobald eigene Subjektivität mit eingebracht werden darf, wird die Schilderung farbiger und interessanter, die Menschen beteiligen sich aktiver an der Diskussion. Falls aber die Angst der Personen noch zu groß ist, wenn sie sich in ihrer Intimität verletzt und bedroht fühlen, wenn keine Beziehungsaufnahme zu den Evaluatoren gelingt, dann kann eine solche Übung den Schaden noch vergrößern. Die Leute blocken ab, sagen, sie hätten keine Probleme, verweigern jede Diskussion.

In Bosnien haben wir uns bemüht, diese Definition von Problemsituationen zu einem Begegnungsprozess zu machen. Wir sahen unsere Aufgabe nicht darin, die Qualität der Arbeit anzuzweifeln, sondern wollten mit ihnen gemeinsam verstehen, was die Hauptschwierigkeiten waren und wie man sie bewältigen konnte. Die Vorgabe, die Fotos zunächst untereinander zu besprechen, hatte nur den Zweck, die Angst vor uns zu senken, den Personen die Möglichkeit zu geben, ohne unsere Kontrolle miteinander über ihre persönlichen Erinnerungen zu reden und erst in einem zweiten Schritt mit uns diese Thematik aufzugreifen.

Obwohl das Klima in den verschiedenen Institutionen unterschiedlich war, wurden schnell zentrale Themen angesprochen, und zwar in einer gewinnbringenden Mischung aus persönlichen, individuellen Themen, Organisationsproblemen und inhaltlichen Schwierigkeiten der Arbeit. Wir mussten nicht erst mühsam den Zusammenhang zwischen sozialer Realität, einzelnen Opfern und der individuellen Befindlichkeit der Teammitglieder herstellen. Er ergab sich von selbst.

Der nächste Schritt beinhaltete eine gemeinsame Rekonstruktion der individuellen und kollektiven Institutionsgeschichte. Es ging um die Schwierigkeiten des Landes, um Erinnerungen aus dem Krieg, um Arbeitsprobleme und Teamkonflikte. Wir haben bei den spontan entstehenden Diskussionsprozessen nicht hemmend eingegriffen, sind nicht weiter zum nächsten

Punkt auf unserer Liste gehetzt, sondern haben die Gruppen da arbeiten lassen, wo es für sie nötig war. Bei den einen begann eine Debatte darüber, wie man im belagerten Sarajewo überlebt hatte und wie man zum ersten Mal Rollenspiele und andere theatrale Techniken als Traumaausbildung gelernt hatte, während draußen die Kugeln vorbei flogen. Bei den anderen wurde plötzlich detailliert über Auseinandersetzungen mit einstmaligen Geldgebern berichtet und überlegt, wie weit aktuelle Konflikte mit früheren zusammenhingen. Manchmal wurde plötzlich jemand traurig und sprach von etwas sehr Persönlichem. Wir haben zugehört, mitdiskutiert und manchmal bestimmte Dynamiken vorgeschlagen, z. B. Rollenspiele. Wir haben von Anfang an miteinander nach Lösungsmöglichkeiten gesucht und mit jeder Gruppe etwas erarbeitet, was über die Evaluation hinaus von Wert war. Am Ende eines jeden Tages haben wir den TeilnehmerInnen einen Abschlusskommentar ermöglicht, um den gemeinsamen Prozess für alle deutlich werden zu lassen. Abends saßen wir etwa zwei bis drei Stunden mit der Übersetzerin zusammen und verfassten nicht nur die Tagesprotokolle, sondern arbeiteten in einer Art Intervision nach, wie die Dynamiken und Diskussionsverläufe zu verstehen und zu interpretieren waren.

Bei den fünf Institutionen ergab sich einerseits stets das gleiche Vorgehen, d. h. das Nachfragen nach der Geschichte der Institution, der Effektivität, der Effizienz und der Nachhaltigkeit für Zukunftsperspektiven. Andererseits aber entwickelten sich verschiedene Themen und Schwerpunkte, entsprechend den Bedürftigkeiten der jeweiligen Institution. Während z. B. bei einem Projekt in der einen Stadt die Frage des komplizierten Umgangs mit den verschiedenen, untereinander verfeindeten politischen Organisationen im Mittelpunkt stand und die diesbezügliche Politik des Schweizer Geldgebers eine wichtige Rolle spielte, so ging es bei einem Projekt in einer anderen Stadt mehr um spezifische Probleme in der therapeutischen Arbeit, und bei einem Projekt in einem Flüchtlingslager um die Möglichkeit einer Community-orientierten Traumaarbeit. So konnte einerseits differenziert der Mikrokosmos jeder einzelnen Gruppe ausgeleuchtet und entsprechende Entwicklungsperspektiven gefunden werden und andererseits nach dem Abschluss der Evaluation Gemeinsamkeiten entdeckt werden und vergleichende Diskussionen stattfinden.

In den Abschlussworkshops habe ich die Ergebnisse vorgestellt und weiter an den zukünftigen Aktivitäten der Institutionen gearbeitet. Als wir schließlich unseren Bericht vorgelegt haben, war keiner der Beteiligten überrascht. Schwieriger war es für die Schweizer Hilfswerke, die die vielseitigen Dokumentationen nicht alle gelesen hatten und einige unserer Schlussfolgerungen nicht nachvollziehen konnten. Unsere spezifischen Empfehlungen für die Weiterentwicklung der einzelnen Institutionen sind hier nicht von Interesse. Allerdings haben wir damals als Ergebnis der Evaluation zehn allgemeine Prinzipien bzw. Forderungen formuliert, deren Einhaltung auch außerhalb Bosniens dafür sorgen würde, dass Traumaarbeit zu einer sinnvollen Aktivität in Krisen- und Kriegsgebieten wird:

1.   »Die Projektziele und -inhalte müssen kontextorientiert sein, d.h. das jeweilige Projekt muss sich inhaltlich, methodisch und in den Bezugstheorien auf einen spezifischen sozialen, kulturellen und politischen Kontext beziehen.« (Becker, D./Weyermann, B., 1999, S. 6)

Wenn die geschilderten Probleme sich nur auf einen speziellen Kontext bezogen, die Behandlungs- und Arbeitsmethoden aber von Nicaragua bis Bosnien die gleichen blieben, dann musste man sich fragen, ob hier nicht etwas missverstanden wurde. Ein Beispiel ist die Arbeitslosigkeit. Die daraus resultierende Problematik haben wir erst im Verlauf des Evaluationsprozesses verstanden, nämlich dass diese in Bosnien etwas ganz anderes bedeutete als z.B. in Deutschland oder in der Schweiz. Innerhalb des sozialistischen Systems hatten die Menschen einen Arbeitsplatz, der ihnen lebenslange Sicherheit garantierte. Wenn die Bosnierinnen also von Arbeitslosigkeit sprachen, dann meinten sie damit weniger die Erwerbslosigkeit als vielmehr das Wegfallen dieser Sicherheit. Die Maßnahmen zur Reintegration von Opfern des Krieges mussten solche konzeptionellen Unterschiede berücksichtigen. Ein ehemaliger Soldat hatte vor dem Krieg in einer Stahlfabrik gearbeitet, die jetzt bankrott war. Er selbst war schwer traumatisiert worden. Nach einer erfolgreichen therapeutischen Behandlung hatte er sich geweigert, einen Kredit zu akzeptieren, der es ihm gestattet hätte, eine kleine landwirtschaftliche Aktivität aufzubauen. Stattdessen hatte er sich mit ein paar Freunden zusammengetan, Werkzeug aus der alten Fabrik organisiert und eine relativ gut gehende Schmiede eröffnet, die dringend benötigtes Material für den Wiederaufbau von Häusern produzierte. Für die bosnischen Kollegen galt der Mann nach wie vor als arbeitslos und nicht rehabilitiert, weil er kein neues, unbegrenztes Anstellungsverhältnis hatte. Aus unserer Sicht hätten wird diesen Mann vielleicht als gesund definiert. Aus kontextspezifischer Perspektive war die Arbeit mit ihm nur teilweise erfolgreich gewesen. Er erlebte ebenso wie seine Therapeuten das Ende der sozialistischen Wirtschaftsorganisation als relevanten Verlust. Während hinsichtlich der Existenzsicherung kein Problem mehr vorhanden war, waren die Trauerprozesse um verlorene Sicherheit sehr wohl noch ein wichtiges Thema. Hinter dem Wort Arbeitslosigkeit stand also in diesem Fall die Trauer um eine zerstörte Fabrik, den Verlust von Zugehörigkeiten etc.

2.　»Die Projekte müssen mit einem prozessorientierten Traumabegriff arbeiten, der in der Lage ist, sowohl individuelle als auch soziale Dimensionen in ihrer Geschichtlichkeit zu erfassen.« (ebd.)

Einerseits wurde Traumatherapie, Beratung und ähnliches gemacht, andererseits wurden Computer-, Nähkurse und andere Ausbildungsaktivitäten zur Bekämpfung der Arbeitslosigkeit und zur ökonomischen Rehabilitation angeboten. Allerdings wurden die Dinge nie miteinander in Bezug gesetzt. So hatte es z. B. in dem Traumaprojekt im Flüchtlingslager Schwierigkeiten gegeben. Das Lager war jahrelang mit Nahrungsmitteln – hauptsächlich mit Brot – durch internationale Organisationen versorgt worden. Als diese Hilfe schließlich eingestellt wurde, war es zu Aufruhr im Lager gekommen. Die MitarbeiterInnen des Projekts hatten nie darüber nachgedacht, ob es z. B. Sinn machen könnte, die Bewohner dabei zu unterstützen, selbst Mehl anzuschaffen und Brot zu backen. Für sie gab es nur ihren spezifischen therapeutischen Auftrag. Über die Logik des sozialen Konflikts dachten sie nicht nach. Sie glaubten, die »Rädelsführer« seien schwer traumatisiert und bräuchten besondere Hilfe. Die Siedlung selbst betraten sie nicht, sondern nur die Büros im Hause des Siedlungsleiters. Im Laufe der Evaluation suchten sie die verschiedenen Brennpunkte des Lagers zum ersten Mal auf. In einem anderen Fall reagierte eine Therapeutin ganz erstaunt, als ich sie darauf hinwies, sie dürfte während einer Traumabehandlung auch über das tagtägliche Elend reden, nicht nur über den Krieg.

3. »Extreme Traumatisierungen im Zusammenhang von Krieg und
    Verfolgung sind langwierige, komplexe und sich ständig verändernde
    Prozesse. Anstatt selbstbetrügerisch kurzfristige spezifische Erfolg zu
    planen und zu erwarten, ist es deshalb sinnvoll, langfristige Ziele zu
    definieren und Spielraum für Entwicklungen und Veränderungen zu
    lassen.« (ebd.)

Für fast alle Projekte existierten Zielvorgaben, die nicht einzuhalten waren.
Die Arbeitsmethoden waren durch die externen Geldgeber und die zahlreichen Psychoworkshops vorgegeben und standen in keinem Verhältnis zu
den realen Problemen der Menschen. Traumatisierte Ex-Soldaten sollten
nach sechs Monaten geheilt sein. Vergewaltigte Frauen, deren Ehemänner
ermordet worden waren, sollten nach sechs- bis achtmonatigem stationä-
rem Aufenthalt stabilisiert in ihre Flüchtlingslager zurückkehren und ihr
Leben gestalten. All das passierte nur auf dem Papier. In Wirklichkeit dauerten die Therapien länger, ließen sich die Menschen und ihre Lebensverhältnisse nicht so einfach auf bestimmte Symptome und Verhaltensformen
reduzieren. In der Regel ging es um komplizierte psychische und soziale
Probleme, die über Jahre hinweg begleitet werden mussten, was aber der
offiziellen Ideologie der internationalen Hilfe widersprach.

4. »Die Verhältnisse in Krisengebieten sind chaotisch und unsicher.
    Die lokalen Projektträger sind immer auch selbst betroffen von den
    Problemen, um die sie sich kümmern sollen. Die Projektplanung und
    -durchführung muss dies berücksichtigen. Eine zu enge Definition
    von Zielgruppen, Arbeitsverläufen etc. ist zu vermeiden. Letztendlich
    findet hier immer ein ›Learning by doing‹ statt, das man begleiten
    und fördern, nicht aber verhindern kann und soll.« (ebd.)

Die Zielgruppendefinitionen erwiesen sich als unnütz. Wenn die Vorgabe
z. B. war, mit Ex-Kombattanten zu arbeiten, dann durften Ehefrauen und
Kinder nicht auch behandelt werden. Das Gleiche galt umgekehrt für viele
Frauenprojekte. Obwohl man in Bosnien Unternehmungen eingeführt
hatte, die mit komplexen Problemen zurechtkommen sollten, hatte man
gleichzeitig die Struktur und die Ziele so eng und kurzfristig ausgelegt, dass

eine Anpassung an die sich verändernden Realitäten schwierig war, dass Erfolge oft weder dargestellt noch ausgenutzt und Schwierigkeiten nicht bearbeitet werden konnten.

5.   »Grundlegend geht es immer zu allererst um Institutionsaufbau, um eine gute Dokumentation der Arbeit und um ein adäquates Monitoring. Supervision ist in diesem Zusammenhang kein Luxus, sondern eine Notwendigkeit.« (ebd.)

Wie üblich hatte man sich weder mit den Perspektiven des Organisationsaufbaus noch mit dem Wohlergehen der MitarbeiterInnen auseinander gesetzt. Es gab keine Supervisions-, interne Reflexions- oder Intervisionsstrukturen. Das Einzige, was von außen ordentlich und sorgfältig abgefragt wurde, waren die Finanzberichte. Inhaltlich hatte man sich mit den Menschen nicht beschäftigt. Im Rahmen der Evaluation reagierten viele MitarbeiterInnen erstaunt auf unser Interesse, noch niemand habe je mit ihnen so direkt und interessiert geredet. Die Betroffenheit der MitarbeiterInnen ist wahrscheinlich der zentrale Grund, weshalb Supervisionen so unumgänglich nötig sind, denn sie arbeiteten nicht nur mit den Opfern des Krieges, sondern hatten ihn auch selbst miterlebt. Grundsätzlich spricht nichts dagegen, dass Betroffene sich untereinander helfen. Wenn es aber – wie in Bosnien – keine Supervisionen gibt, dann ist die Gefahr groß, eigene blinde Flecken in der Arbeit auf andere zu projizieren und selbst früher oder später massive Burnout-Symptome zu entwickeln.

6.   »Es wäre sinnvoll, psychosoziale Projekte nicht als humanitäre Hilfe oder Katastropheneinsätze zu planen, sondern von Anfang an als Entwicklungsprojekte. Keine Notlage ist so schlimm, dass man nicht darüber nachdenken kann und wäre sie das, könnte man sowieso nichts machen.« (ebd.)

In der internationalen Zusammenarbeit steht die humanitäre Hilfe für rasches, unbürokratisches Vorgehen, für Hilfe da, wo Not sie unmittelbar erforderlich macht. So weit, so gut. Aber umgekehrt gilt, dass sie sich keine langfristigen Ziele und Engagements leisten kann. Die Langfristigkeit bleibt den Abteilungen vorbehalten, die sich mit Entwicklungsprojekten beschäftigen. In Kriegs- und Krisengebieten gibt es unzählige Unternehmungen, die zunächst als humanitäre Hilfe beginnen und dann entweder in die Entwicklungszusammenarbeit überführt, beendet oder mit großen Vorbehalten fortgesetzt werden. Zwar kooperieren die Abteilungen der humanitären Hilfe und der Entwicklungsprojekte miteinander, aber sie grenzen sich auch voneinander ab und stehen in gewissem Sinne in Konkurrenz zueinander. Verkürzt kann man sagen, dass weder die humanitäre Hilfe nachhaltig noch die Entwicklungshilfe flexibel genug ist. Psychosoziale Projekte und insbesondere Traumabearbeitung sind meist bei der humanitären Hilfe angesiedelt worden, weil sie so offensichtlich im Zusammenhang mit Katastrophen stehen. Das hat den Beginn solcher Projekte erleichtert. Es war erstmals in Bosnien, dass noch während des Krieges diese Thematik so massiv und flächendeckend durch die internationalen Hilfsorganisationen eingebracht worden ist. Besonders rührig war damals das Ehepaar Agger/Jensen, das noch während des Krieges im Auftrage der *EU* und der *WHO* versucht hat, psychosoziale Projekte im Kriegsgebiet aufzubauen, Workshops zu organisieren etc. So sehr dieser Traumaboom später kritisiert worden ist (vgl. Summerfield, D., 1997), wird daran trotzdem deutlich, was möglich ist, wenn die Notlagen der Menschen plötzlich ernst genommen werden. Nur ergibt sich dann die Notwendigkeit der Langfristigkeit. Die meisten damaligen Initiativen sind später wieder verschwunden. Als wir 1999 die Evaluation durchführten, war der Trend des Rückbaus von Institutionen schon deutlich. Es wäre besser gewesen, man hätte weniger, aber dafür längerfristig abgesicherte Projekte entwickelt.

7.   »In der bisherigen Vorgehensweise der Hilfswerke ist nicht Selbständigkeit, sondern Abhängigkeit und Unterwerfung bei den Projektpartnern gefördert worden. Dies muss in Zukunft anders gestaltet werden und setzt entsprechende Fortbildungen bei den Projektpartnern voraus.« (ebd.)

Solange man die Abhängigkeit gefördert hat, konnte es keine Emanzipation und Selbstständigkeit geben. In einem Projekt, das ursprünglich von einer deutschen Initiative gegründet worden war, hatte man z. B. den bosnischen

KollegInnen gesagt, man verstünde in Deutschland mehr von vergewaltigten Frauen, weil man dort schließlich die Erfahrungen aus dem Zweiten Weltkrieg hätte. Manche Beratungsstellen wiesen sich auf öffentlichen Hinweisschildern nur auf Englisch aus, beschrieben ihre Tätigkeit in einer Sprache, die nur für die ausländischen Geldgeber verständlich war. Für die Besonderheiten des Landes hatte man sich nicht interessiert, Projektstruktur und -methoden waren extern angeordnet worden. Die BosnierInnen wiesen uns darauf hin, dass sie sich in ihrer Kritik oft auch bewusst zurückgehalten hatten, denn »man beißt nicht die Hand, die einen füttert«. Zudem war man es gewohnt, dass es einen autoritären, allgemein versorgenden Staat gab, der sich um das Wohl der Menschen kümmerte. Stattdessen trat die internationale Gemeinschaft mit ihren Projekten auf. NROs hatte es schon früher gegeben, aber als staatlich gelenkte Initiativen. Die ausländischen Geldgeber wurden nun in der Wahrnehmung der bosnischen KollegInnen zum Nachfolger des sozialistischen Staates, und zwar nicht nur im praktisch-ökonomischen Sinne der Versorgung, sondern auch als Beziehungsform und verantwortliche Autorität. Wenn man an Eigeninitiative und Selbsterhaltung interessiert war, dann musste man dieses Verhältnis in Frage stellen, was weder von der lokalen Seite noch von der internationalen Seite bisher geschehen war.

8. »Wenn man an die Zukunft der NROs in Bosnien-Herzegowina denkt, geht es nicht um deren Übernahme durch den Staat, sondern um deren zukünftige existentielle Absicherung durch den Verkauf hochqualifizierter Dienstleistungen an den Staat und andere, bei gleichzeitig niedrigen Infrastrukturkosten und begleitenden eigenökonomischen Aktivitäten.« (ebd.)

Eine Lieblingsphantasie der externen Geldgeber bezog sich nicht nur auf den Selbsterhalt der Institutionen, sondern deren schrittweise Übernahme und Integration in ein nationales Gesundheits- und Sozialversorgungssystem. Damals war schon abzusehen, dass dies nicht geschehen würde. Gesundheits- und Sozialaktivitäten finanzieren sich nirgendwo auf der Welt vollkommen selbst. Obwohl das in den reichen Industrieländern bei aller Privatisierung durchaus bekannt ist, existiert in Bezug auf Katastrophengebiete trotzdem der Gedanke, dass es dort rentabel sein müsse. Es war deshalb viel vernünftiger für die bosnischen NROs, eine realistische Perspektive zu entwickeln, die auf drei Pfeilern stehen sollte:

1) Die Senkung der Infrastrukturkosten:
Wenn man z. B. keine Miete bezahlen muss, weil die Beratungsräume gekauft worden sind oder es ein Statut gibt, das gemeinnützige Aktivitäten von Steuern befreit, dann sind die laufenden Projektkosten vergleichsweise niedrig.

2) Die eigenökonomischen Aktivitäten:
Langfristig konnten einige Dienstleistungen der Institutionen durch die Klienten bezahlt werden. Man konnte in begrenztem Umfang zusätzliche Geschäfte zur Unterstützung der eigenen Arbeit machen, wie z. B. die Untervermietung unbenutzter Räume.

3) Der Verkauf von Dienstleistungen an den Staat:
Obwohl der Staat nie alle Kosten übernehmen würde, würde er trotz allem einige spezialisierte Dienstleistungen benötigen und irgendwann einmal bereit sein, dafür zu zahlen. Das konnte aber nur erfolgreich sein, wenn die Qualität der angebotenen Dienstleistung hoch genug war und sich eine nationale Lobby entwickelte, die deren Notwendigkeit, z. B. Traumahilfe für Ex-Kombattanten, deutlich machen und sozial verankern konnte.

Doch all diese möglichen Maßnahmen zur Unterstützung der Nachhaltigkeit der Projekte konnten keine absolute ökonomische Selbstständigkeit sicherstellen. Es ging schon damals um die Einsicht der Geber, dass ihre Hilfe auch bei einer hohen Erfolgsquote und großer Selbstständigkeit trotzdem einen sehr langen Zeithorizont haben müsse.

9. »Um eine positive Entwicklung der NROs zu fördern, muss – im Rahmen einer fortgesetzten finanziellen Unterstützung von mindestens 3 bis 5 Jahren – ein gezieltes Monitoring einsetzen, das als entwicklungsfähig eingeschätzte Institutionen weiterqualifiziert bzw. fortbildet und mit ihnen zusammen finanzielle und inhaltliche Strukturen entwickelt, die auf echte Autonomie hinauslaufen. Das bedeutet unter anderem auch eine intensive Supervisionstätigkeit durch externe ExpertInnen.« (ebd., S. 7)

Die Verantwortung der Geldgeber lag nicht nur darin, Autonomie zu fordern, sondern auch zu fördern. Das war bisher nicht der Fall gewesen. Externe ExpertInnen sollten also nicht hinzugezogen werden, um noch mehr Abhängigkeit zu schaffen, sondern – im Gegenteil – um Unabhängigkeit und selbstständige Projektentwicklung zu fördern.

10. »Es ist dringend notwendig, psychosoziale Arbeit und ökonomische Entwicklungstätigkeit integriert zu betreiben. Dabei geht es um die Förderung der Überlebensstrategien der einzelnen Betroffenen, was heißt, ihnen zu helfen, unter Achtung und Berücksichtigung ihrer Geschichte zu lernen, auf die eigenen Füße zu fallen.« (ebd.)

Man hatte Traumaprojekte ins Leben gerufen, sie durch eine Komponente der Berufsbildung und einkommensschaffender Maßnahmen ergänzt und Mengen von Ausbildungskursen angeboten. Tausende bosnischer Frauen haben sich als Friseurinnen ausbilden lassen, was ökonomischer Unsinn ist. Wenn in einem Dorf alle Frauen eine Friseurinnenausbildung machen, kann keine vom Ertrag leben. Ausbildungsmaßnahmen in Kriegs- und Krisengebieten müssten sich erst recht darauf konzentrieren, den Menschen, unter Berücksichtigung ihrer individuellen Biographien, dabei zu helfen, neue Lebensperspektiven zu entwickeln. Unser Schmied z. B. beharrte zu Recht eigensinnig darauf, weiter mit Metall zu arbeiten und war nicht bereit, sich in einen unzufriedenen Bauern verwandeln zu lassen, als der er wahrscheinlich auch weniger erfolgreich gewesen wäre. Man musste deutlich machen, dass gerade in Bezug auf ökonomische Verselbstständigung psychosozial der passende, integrierte Ansatz war.

Ein zentrales Fazit unserer Evaluation war, dass die Projekte zwar wichtige Arbeit leisteten, dass sie aber gleichzeitig in ein Netz unguter Abhängigkeiten verstrickt waren, die die Entwicklung eines sinnvollen, kontextuell angepassten Ansatzes bisher verhindert hatten. Man hatte begonnen, lokale Kräfte darin auszubilden, nach westeuropäischem und nordamerikanischem Vorbild Traumaarbeit zu machen und wenig bis gar nichts davon einzubringen, was man selbst wusste und lokal entwickelt hatte. Nachdem man ein paar Jahre dieses undefinierbare Gebilde namens »psychologische und soziale Rehabilitation« unterstützt hatte, wollte man nun Ergebnisse sehen. Man sehnte sich nach geheilten und produktiv arbeitenden, Geld verdienenden Opfern. Man wollte selbstständige Institutionen, obwohl man jahrelang jede Eigenentwicklung verhindert und unterdrückt hatte.

Unser nachdrücklicher Vorschlag bestand darin, die bosnischen Institutionen weiter zu finanzieren und gezielt in ihren Verselbstständigungsprozessen zu unterstützen. Die Schweizer Entwicklungshilfe ist diesen Empfehlungen im Wesentlichen gefolgt und hat sich bemüht, einen Emanzipationsprozess der von ihnen unterstützten lokalen Institutionen voranzutreiben.

Natürlich waren nicht alle Reaktionen auf diese Evaluation positiv. Insbesondere die nichtstaatlichen Hilfswerke, deren Projekte kritisiert worden waren, haben im Nachhinein auch ihrerseits Kritik an uns und unserem Vorgehen geäußert. Bei den bosnischen Institutionen waren die Reaktionen deutlich positiv, auch da, wo wir erhebliche Zweifel am Projekt geäußert hatten. Methodisch ist unser Prozess als erweitertes qualitatives Evaluationsverfahren zu definieren. In der Zwischenzeit habe ich diesen Ansatz bei einer Reihe von anderen Evaluationen[59] eingebracht und überprüft. Ein qualitatives Vorgehen ist gerade bei psychosozialen Projekten sinnvoll, denn es ist schwer zu bemessen, was ihren Erfolg ausmacht. Psychische Gesundheit oder Empowerment sind zu große Begriffe, als dass man sie einfach bewerten könnte. Die Definition der Ziele ist oft nicht leicht. Was heißt z. B. Heilung? Was ist mit Symptomfreiheit oder sozialer Reintegration gemeint? Diese Begriffe füllen sich, wenn es gelingt, Entwicklungen nachvollziehbar zu machen. Häufig treten in Berichten über psychosoziale Projekte nur quantitative Daten auf – X Leute wurden therapiert oder X andere Leute haben eine Fortbildung erhalten. Das sagt nichts über den relativen Erfolg der Arbeit und ihre Qualität aus. Die Kontexte sind extrem verschieden, die Bedingungen in Chile sind eben anders als die in Angola oder Bosnien. Es ist nicht leicht, international gleiche Standards zu definie-

---

[59] Es handelt sich dabei um eine weitere Evaluation in Bosnien über sozialpädagogische Lebensgemeinschaften für Waisenkinder, eine in der Republik Jugoslawien über ein Rechtshilfenetzwerk für Flüchtlinge, eine in Gaza über ein Frauen-Empowermentprojekt und die Beteiligung an einem Evaluationsprozess in Nordirland über unterschiedliche Community-Arbeit mit Opfergruppen.

ren, sobald es um psychosoziale Probleme geht. Für alle Projekte gilt, dass hier Menschen in hohen Belastungssituationen arbeiten. Für viele ist der Evaluationsprozess – wenn er so angelegt ist wie hier – die erste Möglichkeit zu einer Selbstreflexion.

Man muss sich bei psychosozialen Projekten grundsätzlich fragen, wie die Qualität der Arbeit beurteilt werden soll. Alle Versuche, allgemeingültige Indikatoren zu definieren, haben sich als ungenügend herausgestellt. Zwar kann man die Patienten testen oder Aussagen ehemaliger Klienten über die Institution sammeln. Ich habe nichts gegen Forschungsprozesse, auch nicht dagegen, dass Institutionen ihren relativen Erfolg in Therapien untersuchen, Patientenbefragungen durchführen oder auf andere Art ihre Arbeit dokumentieren und erforschen. Aber ich möchte vor Illusionen warnen und vorschlagen, in derartigen Prozessen übergriffige Interventionen grundsätzlich zu vermeiden. Evaluationen dauern viel zu kurz, um sich wirklich mit den Nutznießern der Projekte beschäftigen zu können. Kurze Stichproben sind illustrativ, aber es kommt nichts dabei heraus. Am meisten erfährt man im Gespräch mit denen, die die konkrete Arbeit machen. Die Vorstellung, man würde im Klientengespräch objektivere Daten erhalten, ist ein positivistischer Irrtum. Wenn ich Waisenhäuser untersuche, möchte ich mit den Kindern ins Gespräch kommen, und wenn ich eine Prozessevaluation machen kann, dann habe ich die Möglichkeit, mit den gleichen Kindern zu unterschiedlichen Zeitpunkten zu reden. Trotzdem bleibt das, was ich erfahre, eher punktuell und oberflächlich. Im Gespräch mit den ErzieherInnen, im Zuhören ihrer Meinungen und Zweifel lerne ich wahrscheinlich mehr über die Arbeit als bei einem Kliententest oder der Auswertung von vorfabrizierten Fragebögen.

Die Qualität psychosozialer Arbeit erweist sich nur, wenn die historisch entwickelten, kontextuell bezogenen, konkreten und spezifischen inhaltlichen Tätigkeiten aufgezeigt und reflektiert werden. Dabei gibt es keine objektiven Daten, aber auch keine Schönfärberei, sondern es kommt zu einem nachvollziehbaren Entwicklungsprozess, mit seinen negativen und positiven Aspekten. Wir haben in unserer Evaluation nicht nur viel von der Qualität von Traumaprojekten in Bosnien erfahren, wir haben darüber hinaus gelernt, wie die betroffenen Institutionen selbst Problemlösungsstrategien erarbeiten. Wir haben uns der Problematik einer Organisationsentwicklung – die Arbeit während des Krieges und danach – annähern können, die wir mit anderen Methoden nicht erfasst hätten. Viele der Schwierigkeiten und Abhängigkeiten ergaben sich aus dem Unterschied zwischen der Zeit vor und nach Dayton. Mitten in der Katastrophe war manches sinnvoll gewesen, was danach unnötig wurde. Probleme, an die man vorher nicht gedacht hatte, wurden jetzt wichtig. Nun war es unumgänglich, langfristige Perspektiven zu entwickeln. Unsere Evaluation war ein wichtiges Element notwendiger inhaltlicher Neuorientierungen. Die Schlüsselelemente unseres Ansatzes können wie folgt definiert werden:

1. Die Prozessorientierung:
    Es muss mindestens zwei Etappen geben, zwischen denen ein gewisser Abstand liegt. Die Beteiligten haben somit die Möglichkeit, eigene Äußerungen und Ideen zu entwickeln, zu überprüfen und zu kontrollieren. Außerdem können Entwicklungsprozesse verfolgt werden.

2. Die Kontextorientierung:
    Der Evaluationsprozess muss sich auf die Zusammenhänge einlassen. Dabei geht es nicht nur um die umgebende Kultur, sondern um die spezielle Projektrealität. Der Prozess muss diesen Kontext nicht nur berücksichtigen, sondern aktiv aufgreifen, selbst dann, wenn die Beteiligten das nicht von sich aus tun.

3. Die Geschichtsorientierung:
    Jedes Projekt hat eine Entwicklung, die es zu erfassen gilt. Kein Prozess kann im psychosozialen Bereich ahistorisch erfasst werden. Viele Ungereimtheiten und Verrücktheiten ergeben einen Sinn, sobald sie in einem historisierenden Kontext analysiert werden.

4. Der psychosoziale Ansatz als Evaluationsmethode:
    Nicht nur die Arbeit, die Organisationsproblematik und die Situation der Klienten müssen zur Sprache kommen, sondern auch die persönlichen Themen der MitarbeiterInnen. Gefühle und psychische Befindlichkeiten müssen ein legitimes Thema des Evaluationsprozesses sein.

5. Dokumentation:
    Der Evaluationsprozess lebt und stirbt mit einer guten Dokumentation. Diese muss detailliert und im Nachhinein verständlich sein, von

den Beteiligten überprüft, korrigiert und von allen benutzt werden können, um selbst Rückschlüsse auf den Evaluationsprozess zu ziehen.

6. Aktive Einflussnahme:

Es muss nicht in jedem Fall eine Selbstevaluation sein, aber es ist besonders wichtig, eine aktive Einflussnahme der Betroffenen auf den Prozess sicherzustellen, und zwar nicht nur als Personen, die die Fragen beantworten, sondern als Mitgestalter des Prozesses. Evaluationen dürfen nie zum Disempowerment werden, sondern müssen ein Stück echtes Empowerment für die Beteiligten darstellen.

7. Sorgfältige Vorbereitung des Pflichtenheftes:

Die Vorphase, die in der Fertigstellung eines Pflichtenheftes endet, ist zentral für den späteren Erfolg des Unternehmens. Dies wird bedauerlicherweise oft unterschätzt.

8. Aktives Einbringen und zur Diskussion Stellen der Meinungen der EvaluatorInnen vor Abschluss des Prozesses:

Das Machtgefälle kann nur dadurch ansatzweise überwunden werden, wenn die EvaluatorInnen sich einbringen und ihre Meinungen diskutieren lassen. Das ist oft nicht einfach, aber es ist ehrlicher und inhaltlich viel gewinnbringender.

Der paradoxe Begriff der begleiteten Selbstevaluation erfasst, worum es mir geht und wofür verflochtene Geschichten dienlich sein können. Evaluationsprozesse müssen in den Projekten stattfinden. Dazu braucht es aber meist eine externe Hilfe. Verschiedenste Interessen spielen eine Rolle, die durchaus widersprüchlich sein können, solange sie als Konstellationen deutlich ausgesprochen werden. Machtunterschiede zwischen Geldgebern und Hilfeempfängern existieren, aber es gibt auch die Überlegenheit der lokalen Projekte gegenüber dem externen Informationsbedürfnis. Evaluationsprozesse können ein Begegnungsort sein. Hier kann ein Stück Begleitung und Selbstreflexion stattfinden. Im besten Falle sind EvaluatorInnen Begleiter, die kritisiert und hinterfragt werden und die Evaluierten aktive Gestalter eines Prozesses, der sich mit ihrem Projekt auseinander setzt.

Mein Fazit am Schluss dieses Buches lautet, dass es sinnvoll ist, die Zusammenarbeit auf der psychosozialen Ebene zu wagen. Das bedeutet notwendigerweise Konflikte, denn wenn wir uns wirklich mit unseren Gegenübern beschäftigen, dann lassen sich kulturelle Klischees und technizistische Vorurteile nicht länger aufrechterhalten, dann werden Interessengegensätze und Machtunterschiede deutlich. Aber wenn wir diesen nicht aus dem Wege gehen, sie nicht verleugnen, sondern sie aufgreifen, dann gibt es auch die Chance der Veränderung. Es mag eine Utopie sein, aber ich möchte an die Möglichkeit glauben, dass komplexe und kontrapunktische Begegnungen einmal ein zentraler Inhalt internationaler Zusammenarbeit werden können.

Literatur

Abdo, H./Lentin, R. (eds.) (2002): *Woman and the Politics of Military Confrontation.* New York, Oxford: Berghahn Books.

Adorno, Th. W. (1969): *Minima Moralia.* Frankfurt a. M.: Suhrkamp.

Adwan, S./Bar On, D. (2003): *Learning Each Other's Historical Narrative: Palestinians and Israelis.* Beit Jallah: Prime Publication, Peace Research Institute in the Middle East.

Aischylos (458 v. Chr./1985): *Die Orestie.* Stuttgart: Reclam.

American Psychiatric Association (1980): *Diagnostical and Statistical Manual 3d ed.* Washington: American Psychiatric Association.

American Psychiatric Association (1987): *Diagnostical and Statistical Manual 3d ed. revised.* Washington: American Psychiatric Association.

American Psychiatric Association (1994): *Diagnostical and Statistical Manual 4th ed.* Washington: American Psychiatric Association.

Arendt, H. (1963): *Eichmann in Jerusalem. A Report on the Banality of Evil.* New York: Wiking.

Balint, M. (1966): *Die Urformen der Liebe und die Technik der Psychoanalyse.* Stuttgart: Klett.

Balint, M. (1970): *Therapeutische Aspekte der Regression.* Stuttgart: Klett.

Bazzi, D./Schär Sall, H./Signer, D./Wetli, E./Wirth, D. P. (2000): *Fluchten, Zusammenbrüche, Asyl.* Zürich: Argonaut Verlag.

Becker, D. (1990): »Ohne Haß keine Versöhnung. Aus der therapeutischen Arbeit mit Extremtraumatisierten in Chile« in: Herdieckerhoff, E./von Ekesparre, D./Elgeti, R./Marahrens-Schürg, C. (Hg.): *Hassen und Versöhnen.* Göttingen: Vandenhoeck und Ruprecht, S. 107–120.

Becker, D. (1992): *Ohne Haß keine Versöhnung. Das Trauma der Verfolgten.* Freiburg: Kore.

Becker, D. (1995): »The Deficiency of the Concept of Post Traumatic Stress Disorder when Dealing with Victims of Human Rights Violations« in: Kleber, R./Figley, C./Gersons, B. (eds.): *Beyond Trauma.* New York, London: Plenum Press, S. 99–110.

Becker, D. (1996): »Die meisten sind Mestizen« in: *Merian (Chile – Patagonien),* Jg. 49, Nr. 2, S. 109–110.

Becker, D. (2004): »Dealing with the Consequences of Organised Violence in Trauma Work« in: Austin, A./Fischer, M./Ropers N. (eds.): *Transforming Ethnopolitical Conflict – The Berghof Handbook.* Wiesbaden: Verlag für Sozialwissenschaften, S. 403–421.

Becker, D. (2005): »Reconciliation – The Wrong Track to Peace?« in: *Intervention,* Jg. 3, Nr. 3, S. 167–179.

Becker, D./Castillo, M. I./Gomez, E./Kovalskys, J./Lira, E. (1989): »Subjectivity and Politics: The Psychotherapy of Extreme Traumatization in Chile« in: *International Journal of Mental Health,* Jg. 18, Nr. 2, S. 80–97.

Becker, D./Castillo, M. I. (1993): »El tratamiento psicoterapéutico de pacientes traumatizados extremos« in: *Revista Chilena de Psicoanálisis,* Jg. 10, Nr. 1, S. 50–59.

Becker, D./Lira, E. (eds.) (1989): *Derechos humanos: todo es según el dolor con que se mira.* Santiago: CESOC, ILAS.

Becker, D./Weyermann, B. (1999): »Schlussbericht zur Evaluation von fünf psychosozialen Projekten in Bosnien und Herzegowina.« Erstellt im Auftrag der DEZA. Berlin, Bern: Unveröffentlicht.

Becker, D./Weyermann, B. (2006): *Gender, Konflikttransformation und der psychosoziale Ansatz – Arbeitshilfe.* Herausgegeben von: Direktion für Entwicklung und Zusammenarbeit (DEZA) & Eidgenössisches Departement für auswärtige Angelegenheiten (EDA). Bern: DEZA.

Becker, H./Becker, S. (1987): »Der Psychoanalytiker im Spannungsfeld zwischen innerer und äußerer Realität« in: *Psyche,* Jg. 41, Nr. 4, S. 489–306.

Benyakar, M./Kutz, I./Dasberg, H./Stern, M. J. (1989): »The Collapse of a Structure: A Structural Approach to Trauma« in: *Journal of Traumatic Stress,* Jg. 2, Nr. 4, S. 431–449.

Berger, P./Neuhaus, R. (1977): *To Empower People: The Role of Mediating Structures in Public Policy.* Washington D. C.: American Enterprise Institute for Public Policy Research.

Bergmann, M./Jucovy, M. (eds.) (1982): *Generations of the Holocaust.* New York: Basic Books.

Berns, U. (2003): »Rahmen und die Autonomie von Analysand und Analytiker« URL *http:// www.ejcpsa.com/articles_and_essays/Berns%20U%20Rahmen%20und%20die%20 Autonomie%20Dec%2003.htm* Ursprünglich erschienen in: *Forum Psychoanalyse,* Jg. 18, Nr. 4, S. 332–349.

Bethge, A. (2003): »Was ist ›wirtschaftliche Gewalt‹? Eine kurze Definition« in: Südwind e.V. (Hg.): *Wer bestimmt den Kurs der Globalisierung – Die Rolle der Weltorganisationen.* Siegburg: Südwind e.V.

Bettelheim, B. (1943): »Individual and Mass Behavior in Extreme Situations« in: *Journal of Abnormal and Social Psychology,* Jg. 4, Nr. 38, S. 417–452.

Bion, W. (1961): *Experiences in Groups.* London: Tavistock.

Bion, W. (1990): *Lernen durch Erfahrung.* Frankfurt a. M.: Suhrkamp.

Birck, A. (2000): »Wie krank muss ein Flüchtling sein, um von der Abschiebung ausgenommen zu werden?‹ Vergleich von Stellungnahmen des Polizeiärztlichen Dienstes in Berlin und jenen von niedergelassenen Ärzten und Psychologen« in: *Informationsbrief Ausländerrecht,* 4/2000, S. 209–216.

Bourdieu, P. (1977): »Sur le pouvoir symbolique« in: *Annales,* Jg. 32, Nr. 3, S. 405–411.

Bourdieu, P. (2005): *Die männliche Herrschaft.* Frankfurt a. M.: Suhrkamp.

Bracken, P./Petty, C. (eds.) (1998): *Rethinking the Trauma of War.* London: Free Association Books.

Brandabur, C. (2003): »Hitchens Smears Edward Said. Responding to the Words of a Weasel« URL *http://www.counterpunch.org/brandabur09192003.html*

Brunner, J. (2004): »Die Politik der Traumatisierung. Zur Geschichte des verletzbaren Individuums« in: *WestEnd: Neue Zeitschrift für Sozialforschung,* Jg. 1, Nr. 1, S. 7–24.

Brunner, J. (2005): »Trauma, Ideologie und Erinnerung im jüdischen Staat: Zur Politk der Verletzbarkeit in der israelischen Fachliteratur« in: *Psyche*, Jg. 59, Nr. 0 (Beiheft 2005), S. 91–105.

Büchner, G. (1988): *Werke und Briefe*. Zürich: Diogenes.

Bundesweite Arbeitsgemeinschaft der psychosozialen Zentren für Flüchtlinge und Folteropfer (Hg.) (2006): *Praxis der Begutachtung traumatisierter Flüchtlinge*. Karlsruhe: Loeper Literaturverlag.

Buruma, I. (1999): »The Joys and Perils of Victimhood« in: *New York Review of Books*, Jg. 46, Nr. 6, S. 4–9.

Clark, H. (1989): »Mächtiger als wir ahnen« in: *Graswurzelrevolution*, Nr. 228, S. 14.

Coetzee, J. M. (1999): *Schande*. Frankfurt a. M.: S. Fischer.

Cohen, J./Kinston, W. (1983): »Repression Theory: A New Look at the Cornerstone« in: *International Journal of Psychoanalysis*, Jg. 65, S. 411–422.

Conrad, J. (1899/2004): *Herz der Finsternis*. Zürich: Diogenes, München: Süddeutsche Zeitung.

Cremerius, J. (1984): »Die psychoanalytische Abstinenzregel. Vom regelhaften zum operationalen Gebrauch« in: *Psyche*, Jg. 38, Nr. 9, S. 769-800.

Danieli, Y. (ed.) (1998): *International Handbook of Multigenerational Legacies of Trauma*. New York: Plenum Press.

Des Forges, A. (2002): *Kein Zeuge darf überleben. Der Genozid in Ruanda*. Hamburg: Hamburger Edition.

Deutsches Institut für medizinische Dokumentation und Information (Hg.) (2005): *ICD-10. Internationale statistische Klassifikation der Krankheiten und verwandter Gesundheitsprobleme. 10. Revision. Herausgegeben im Auftrag des Bundesministeriums für Gesundheit. Version 2005. Stand 15. August 2004.* Köln: Deutscher Ärzte Verlag.

Diamond, J. (2005): *Arm und Reich. Die Schicksale menschlicher Gesellschaften.* Frankfurt a. M.: S. Fischer.

Diaz, M./Becker, D. (1993): »Trauma und sozialer Prozess. Kinder von Verfolgten in Chile« in: *Mittelweg 36*, Jg. 2, Nr. 3, S. 68–83.

Eissler, K. (1963): »Die Ermordung von wie vielen seiner Kinder muß ein Mensch symptomfrei ertragen können, um eine normale Konstitution zu haben?« in: *Psyche*, Jg. 17, Nr. 5, S. 241–291.

Epstein, H. (2001): »The Mysterious Miss Nightingale« in: *New York Review of Books*, Jg. 48, Nr. 4, S. 16–19.

Fanon, F. (1969): *Die Verdammten dieser Erde*. Hamburg: Rowohlt.

Fanon, F. (1985): *Schwarze Haut, weiße Masken*. Frankfurt a. M.: Suhrkamp.

Farrell, K. (1998): *Post-traumatic Culture*. Baltimore: John Hopkins University Press.

Federn, E. (1985): »Weitere Bemerkungen zum Problemkreis ›Psychoanalyse und Politik‹« in: *Psyche*, Jg. 39, Nr. 4, S. 367–384.

Ferenczi, S. (1982): »Sprachverwirrung zwischen dem Erwachsenen und dem Kind« in ders.: *Schriften zur Psychoanalyse*, Bd. 2. Frankfurt a. M.: S. Fischer, S. 303–313.

Ferenczi, S. (1932/1988): *Ohne Sympathie keine Heilung. Das klinische Tagebuch von 1932.* Frankfurt a. M.: S. Fischer.

Fischer, G./Riedesser, P. (1998): *Lehrbuch der Psychotraumatologie*. München: Reinhard.

Frank, A. G. (1980): *Abhängige Akkumulation und Unterentwicklung*. Frankfurt a. M.: Suhrkamp.

Frankl, V. (1946/1984): *Man's Search for Meaning*. New York: Simon & Schuster.

Freire, P. (1973): *Pädagogik der Unterdrückten*. *Bildung als Praxis der Freiheit*. Hamburg: Rowohlt.

Freud, A./Burlingham, D. (1971): *Heimatlose Kinder*. Frankfurt a. M.: S. Fischer.

Freud, S. (1895): *Studien über Hysterie* in: *GW* I, S. 75–312.

Freud, S. (1920): *Jenseits des Lustprinzips* in: *GW* XIII, S. 1–70.

Freud, S. (1924): *Der Realitätsverlust bei Neurose und Psychose* in: *GW* XIII, S. 365–366.

Freud, S. (1926): *Hemmung, Symptom und Angst* in: *GW* XIV, S. 111–205.

Galeano, E. (1981): *Die offenen Adern Lateinamerikas*. Wuppertal: Hammer.

Galtung, J. (1980): *Gewalt, Frieden und Friedensforschung*. Hamburg: Rowohlt.

Garcia, M. (2003): »Patricio Aylwin: El adversario clave« in: *Qué Pasa* v. 5. 9. 2003, o.S.

Glenny, M. (1999): *The Balkans: Nationalism, War, and the Great Powers, 1804 – 1999*. London: Granta.

Goffman, E. (1961): *Asylums*. New York: Doubleday.

Groninger, K. (2001): *Zur Konstituierung traumatisierter Subjekte: Verfolgt – begutachtet – anerkannt?* Diplomarbeit Freie Universität Berlin, Fachbereich Erziehungswissenschaft und Psychologie, unveröffentlicht.

Guzelimian, A. (Hg.) (2004): *Daniel Barenboim und Edward W. Said – Parallelen und Paradoxien. Über Musik und Gesellschaft*. Berlin: Berlin-Verlag.

Hall, C. (2002): *Civilizing Subjects: Metropole and Colony in the English Imagination 1830 – 1867*. Chicago: University of Chicago Press.

Haller, G. (2002): *Die Grenzen der Solidarität*. Berlin: Aufbau Verlag.

Hamber, B. (1995a): »Dealing with the Past and the Psychology of Reconciliation: The Truth and Reconciliation Commission, a Psychological Perspective«, Paper presented at the 4th International Symposium on The Contributions of Psychology to Peace. Cape Town: 27th June. URL *http://www.csvr.org.za/papers/papdlpst.htm*

Hamber, B. (1995b): »Do Sleeping Dogs Lie? The Psychological Implications of the Truth and Reconciliation Commission in South Africa«, Paper presented at the Centre for the Study of Violence and Reconciliation. Seminar No. 5, 26th July. URL *http://www.brandonhamber.com/pubs_papers.htm*

Hamber, B. (2000): »Repairing the Irreparable: Dealing with the Double-binds of Making Reparations for Crimes of the Past« in: *Ethnicity and Health*, Vol. 5, Nr. 3/4, S. 215–226.

Hamber, B. (2002): »Ere Their Story Die: Truth, Justice and Reconciliation in South Africa« in: *Race and Class*, Vol. 44, Nr. 1, S. 61–79.

Hamber, B. (2003): »Healing« in: *Reconciliation after Violent Conflict: A Handbook*. Stockholm: International Institute for Democracy and Electoral Assistance, S. 77–88. URL *http://www.idea.int/publications/reconciliation/index.cfm*

Hamber, B./Kelly, G. (2005): »A Place for Reconciliation? Conflict and Locality in Northern Ireland. Democratic Dialogue Report 18«. Belfast: Democratic Dialogue URL *http://www.democraticdialogue.org/reports.htm*

Hassemer, W./Reemtsma, J. Ph. (2002): *Verbrechensopfer: Gesetz und Gerechtigkeit*. München: C. H. Beck.

Hitchens, C. (2003): »Where the Twain Should Have Met« in: *The Atlantic Online* URL *http://www.theatlantic.com/issues/2003/09/hitchens.htm*

Hobsbawm, E. (2002): *Das Zeitalter der Extreme*. München: dtv.

Hoffman, E. (1995): *Ankommen in der Fremde. Lost in Translation*. Frankfurt a. M.: S. Fischer.

Holbrooke, R. (1998): *Meine Mission. Vom Krieg zum Frieden in Bosnien.* München: Piper.

International Psychoanalytical Association (1999): Newsletter, Jg. 8, Nr. 1 URL *http://www.eseries.ipa.org.uk/prev/newsletter/99-1/99-1.htm*

Jungwirth, I. (2001): »Symbolische Gewalt und die Herstellung legitimer ›Identitäten‹ – Zu Pierre Bourdieus Untersuchung der ›männlichen Herrschaft‹« in: *Blau*, Nr. 20, o.S. URL *http://www.txt.de/blau/blau20/symyew.htm*

Kaldor, M. (2000): *Neue und alte Kriege. Organisierte Gewalt im Zeitalter der Globalisierung.* Frankfurt a. M.: Suhrkamp.

Keilson, H. (1979): *Sequentielle Traumatisierung bei Kindern.* Stuttgart: Enke.

Kelly, G./Hamber, B. (eds.) (2005): »Reconciliation: Rhetoric or Relevance? Democratic Dialogue, Report 17«. Belfast: Democratic Dialogue URL *http://www.democraticdialogue.org/reports.htm*

Khan, M. (1963): »The Concept of Cumulative Trauma« in: *The Psychoanalytic Study of the Child*, Bd. 18, S. 286–306.

Khan, M. (1977): »Das kumulative Trauma« in ders.: *Selbsterfahrung in der Therapie.* München: Kindler, S. 50–70.

Kinston, W./Cohen, J. (1986): »Primal Repression: Clinical and Theoretical Aspects« in: *International Journal of Psychoanalysis*, Jg. 67, S. 337–355.

Kraft, J./Speck, A. (2000): »Gewaltfreiheit und gesellschaftliches Empowerment« in: *Gewaltfreie Aktion*, Jg. 32, Nr. 123, II. Quartal 2000, S. 30–36.

Kritz, N. (ed.) (1995): *Transitional Justice*, Bd. I, II & III. Washington D.C.: United States Institute of Peace.

Krystal, H. (ed.) (1968): *Massive Psychic Trauma.* New York: International Universities Press.

Krystal, H. (1978): »Trauma and Effects« in: *Psychoanalytic Study of the Child*, Jg. 33, S. 81–116.

Kühner, A. (2002): *Kollektive Traumata – Berghof Report Nr. 9.* Berlin: Berghof Zentrum für konstruktive Konfliktbearbeitung.

Landes, D. (1999): *Wohlstand und Armut der Nationen.* Berlin: Siedler Verlag.

Langer, M. (1951): *Maternidad y sexo: Estudio psicoanalítico y psicosomático.* Buenos Aires: Editorial Nova.

Langer, M. (1986): *Von Wien bis Managua. Wege einer Psychoanalytikerin.* Freiburg: Kore.

Lederach, J. P. (2003): *The Little Book of Conflict Transformation.* Intercourse: Good Books.

Lira, E./Castillo, M. I. (1991): *Psicología de la amenaza política y del miedo.* Santiago: CESOC, ILAS.

Lira, E./Weinstein, E. (eds.) (1984): *Psicoterapía y represión política.* México: Siglo XXI.

Loch, W. (1986): »Podiumsdiskussion: ›Psychoanalyse unter Hitler‹« in: *Psyche*, Jg. 40, Nr. 5, S. 427–432.

Lohmann, H. M. (Hg.) (1983): *Das Unbehagen in der Psychoanalyse.* Frankfurt a. M.: Qumran.

McLuhan, M. (1964): *Understanding Media.* New York: Signet Books.

Medica Mondiale e.V./Fröse, M./Volpp-Teuscher, I. (Hg.) (1999): *Krieg, Geschlecht und Traumatisierung.* Frankfurt a. M.: IKO – Verlag für Interkulturelle Kommunikation.

Medico International (Hg.) (2005): *Im Inneren der Globalisierung. Psychosoziale Arbeit in Gewaltkontexten. Medico-Report 26.* Frankfurt a. M.: Medico International.

Miller, A. (1979): *Das Drama des begabten Kindes.* Frankfurt a. M.: Suhrkamp.

Miller, A. (1980): *Am Anfang war Erziehung.* Frankfurt a. M.: Suhrkamp.

Miller, A. (1981): *Du sollst nicht merken.* Frankfurt a. M.: Suhrkamp.

Milne, A. A. (1926): *Winnie-the-Pooh.* London: Methuen & Co.

Milner, M. (1952): »Aspects of Symbolism and Comprehension of the Not-self« in: *International Journal of Psychoanalysis*, Jg. 33, S. 181–195.

Mitscherlich, A./Mitscherlich, M. (1977): *Die Unfähigkeit zu trauern*. München: Piper.

Münkler, H. (2002): *Die neuen Kriege*. Hamburg: Rowohlt.

Nehrkorn, S. (1999): »Goyas Traum der Vernunft gebiert Ungeheuer«, Information über die 78. Sitzung der Humboldt-Gesellschaft. Berlin am 16.3.1999. URL *http://www.hum boldtgesellschaft.de/inhalt.php?name=goya*

Nink Gbeassor, D./Schär Sall, H./Signer, D./Stutz, D./Wetli, E. (1999): *Überlebenskunst in Übergangswelten*. Berlin: Reimer.

O'Neill, E. (1960): *Meisterdramen*. Frankfurt a. M.: S. Fischer.

Parin, P. (1980): »Gesellschaftskritik im Deutungsprozeß« in: Dahmer, H. (Hg.): *Analytische Sozialpsychologie*, Bd. 2. Frankfurt a. M.: Suhrkamp, S. 511–533.

Petersen, M. L. (2000): »Der sichere Rahmen – Bestandteile, Handhabung und Wirkungen« in: *Forum der Psychoanalyse*, Nr. 12, S. 110–127. URL *http://www.ejcpsa.com/ articles_and_essays/sichere_rahmen_petersen_art.htm* (mit Erlaubnis des Springer Verlages).

Pichon-Riviere, E. (1974): *Psicoterapía del oprimido*. Buenos Aires: Editorial Humanitas.

Psyche, Jg. 36, Nr. 11

Psyche, Jg. 37, Nr. 12

Psyche, Jg. 39, Nr. 4

Psyche, Jg. 40, Nr. 5

Psyche, Jg. 40, Nr. 10

Psyche, Jg. 54, Nr. 9/10

Puget, J. (1999): »Social Violence: A Psychoanalytical Approach« in: *International Psychoanalytical Association Newsletter*, Jg. 8, Nr. 1 URL *http://eseries.ipa.org.uk/prev/newsletter/ 99-1/E4.htm*

Rieff, D. (2002): *A Bed for the Night. Humanitarianism in Crisis*. New York: Simon & Schuster.

Rodenberg, B./Wichterich, C. (1999): *Macht gewinnen. Eine Studie über Frauenprojekte der Heinrich Böll Stiftung*. Berlin: Heinrich Böll Stiftung.

Said, E. (1993): *Culture and Imperialism*. New York: Alfred A. Knopf.

Said, E. (1994): *Kultur und Imperialismus*. Frankfurt a. M.: S. Fischer.

Said, E. (2003a): »Orientalism 25 Years Later« URL *http://www.counterpunch.org/said0805 2003.html*

Said, E. (2003b): »Always on Top« in: *London Review of Books*, Jg. 25, Nr. 6, S. 3–6.

Schauer, E./Neuner, F./Elbert, T. (2004): *The Victim's Voice: Manual of Narrative Exposure Therapy for the Treatment of Victims of War and Torture*. Göttingen: Hogrefe & Huber.

Solomon, B. (1976): *Black Empowerment: Social Work in Oppressed Communities*. New York: Columbia University Press.

Straker, G. (1992): *Faces in the Revolution: The Psychological Effects of Violence on Township Children in South Africa*. Athens, OH: Ohio University Press.

Summerfield, D. (1996): »The Impact of War and Atrocity on Civilian Populations: Basic Principles for NGO Intervention and a Critique of Psychosocial Trauma Projects« in: *Relief and Rehabilitation Network*, Paper 14. London: Overseas Development Institute.

Summerfield, D. (1997): »Das Hilfsbusiness mit dem Trauma« in: Medico International (Hg.): *Schnelle Eingreiftruppe ›Seele‹ – Auf dem Weg in die therapeutische Weltgesellschaft*. Frankfurt a. M.: Medico International, S. 9–24.

Summerfield, D. (1998): »The Social Experience of War and Some Issues for the Humanitarian Field« in: Bracken, P./Petty, C. (eds.): *Rethinking the Trauma of War*. London: Free Association Books, S. 9–35.

Van Crefeld, M. (1998): *Die Zukunft des Krieges*. München: Gerling Akademie Verlag.

Volkan, V. D. (1981): *Linking Objects and Linking Phenomena: A Study of the Forms, Symptoms, Metapsychology and Therapy of Complicated Mourning*. New York: International Universities Press.

Volkan, V. D. (1988): *The Need to Have Enemies and Allies: From Clinical Practice to International Relationships*. Northvale, NJ: Aronson Inc.

Volkan, V. D. (1997): *Bloodlines: From Ethnic Pride to Ethnic Terrorism*. New York: Farrar, Straus and Giroux.

Volkan, V. D. (2004): *Blind Trust: Large Groups and Their Leaders in Times of Crisis and Terror*. Charlottesville: Pitchstone Publishing.

Volkan, V. D./Zintl, E. (1993): *Life After Loss: Lessons of Grief*. New York: Charles Scribner's Sons.

Watzlawick, P./Beavin, J./Jackson, D. (1969): *Menschliche Kommunikation*. Bern: Huber.

Weilenmann, M. (1997): *Burundi: Konflikt und Rechtskonflikt: eine rechtsethnologische Studie zur Konfliktregelung der Gerichte*. Frankfurt a. M.: Brandes & Apsel

Weilenmann, M. (1998): »Recht als Interventionsfeld von Entwicklungspolitik in Afrika: Eine ›Inclusive Arena‹« in: *Nord-Süd aktuell*, Jg. 12, Nr. 1, S. 105–118.

Weinstein, E./Lira, E./Rojas, E. (eds.) (1987): *Trauma, duelo y reparación*. Santiago: Editorial Latinoamericana, FASIC.

Winnicott, D. W. (1954/1958): »Metapsychological and Clinical Aspects of Regression Within the Psychoanalytic Set-up« in: *Collected Papers: Through Paediatrics to Psychoanalysis*. London: Tavistock, S. 278–294.

Winnicott, D. W. (1960/1965): »Ego Distortion in Terms of True and False Self« in ders.: *The Maturational Processes and the Facilitating Environment*. London: Hogarth Press, S. 140–152.

Winnicott, D. W. (1965): *The Maturational Processes and the Facilitating Environment*. London: Hogarth Press.

Winnicott, D. W. (1973): *Die therapeutische Arbeit mit Kindern*. München: Kindler.

Winnicott, D. W. (1974): *Reifungsprozesse und fördernde Umwelt*. München: Kindler.

Winnicott, D. W. (1976a): »Übergangsobjekte und -phänomene« in ders.: *Von der Kinderheilkunde zur Psychoanalyse*. München: Kindler, S. 293–311.

Winnicott, D. W. (1976b): *Von der Kinderheilkunde zur Psychoanalyse*. München: Kindler.

Young, A. (1995): *The Harmony of Illusions: Inventing Post Traumatic Stress Disorder*. Princeton, NJ: Princeton University Press.

Zečević, J./Prelimovaz, A. (eds.) (2004): *The Years of Support. Psychosocial Work in Bosnia and Herzegovina*. Tuzla: Bosanska Rijec.

Ziegenrücker, W. (1977): *ABC Musik. Allgemeine Musiklehre*. Leipzig: Deutscher Verlag für Musik.

Bibliographische Hinweise

In das Buch sind in unterschiedlichem Umfang bereits veröffentlichte Texte eingearbeitet. Ich bin dankbar für die Gelegenheit, Themen und Überlegungen wieder aufnehmen zu können, die mich schon lange beschäftigen, und sie heute in adäquaterer sprachlicher Form und in zum Teil völlig neuen Zusammenhängen wieder aufgreifen, erhärten oder weiterführen zu können.

1. Die Psychotherapie von Extremtraumatisierten – Chile (S. 25ff.):
»Die Psychotherapie bei Extremtraumatisierten innerhalb der Diktatur – Psychische und politische Realität« in: *Psychoanalyse im Widerspruch*, Jg. 2, Nr. 4, 1990, S. 42–69.

2. Mariana (S. 55ff.):
»Trauma und Bindung« in: Hager, F./Becker, G./Zimmer, J. (Hg.) (1994): *Bildung, Macht, Verantwortung*. Leipzig: Reclam, S. 254–263.

3. Setting und Übergangsraum (S. 67ff.):
»Spezielle Probleme der Setting-Konstruktion in der Behandlung mit extrem traumatisierten Menschen: Halt und Haltlosigkeit oder von einer Unmöglichkeit zur anderen« in: Becker, S. (Hg.) (1996): *Setting, Rahmen, therapeutisches Milieu in der psychoanalytischen Sozialarbeit*. Giessen: Psychosozial-Verlag, S. 31–143.

4.   Von der Mühsal, die eigene Ohnmacht zu nutzen (S. 85ff.):
»Von der Mühsal, die eigene Ohnmacht zu nutzen. Überlegungen zur Supervision von Traumaarbeit« in: *Zeitschrift für Politische Psychologie*, Jg. 8, Nr. 4/Jg. 9, Nr. 1, 2000/2001, S. 611–624.

5.   Die Wahrheit der Erinnyen (S. 101ff.):
»Confronting the Truth of the Erinyes: The Illusion of Harmony in the Healing of Trauma« in: Borer, Tristan Ann (ed.) (2005): *Telling the Truths. Truth Telling and Peace Building in Post-Conflict Societies.* Notre Dame: Notre Dame University Press, S. 240–271.

6.   Das Elend mit den Flüchtlingen – Undankbare Opfer und ihre Helfer (S. 135ff.):
»Das Elend mit den Flüchtlingen: Undankbare Opfer und ihre Helfer. Überlegungen zur psychologischen Diagnose und Therapie von Gefolterten« in: *Schweizerische Ärztezeitung*, Jg. 79, No. 4, 1998, S. 2040–2048.
»Migration, Flucht und Trauma. Der Trauma-Diskurs und seine politischen und gesellschaftlichen Bedeutungen« in: Forster, E./Bieringer, I./Lamott, F. (Hg.) (2003): *Migration und Trauma.* Münster: LIT Verlag, S. 17–37.

7.   Zur Notwendigkeit eines konzeptionellen Neuanfangs (S. 165ff.):
»Dealing with the Consequences of Organised Violence in Trauma Work« in: Austin A./Fischer, M./Ropers, N. (Hg.) (2004): *Transforming Ethnopolitical Conflict – The Berghof Handbook.* Wiesbaden: Verlag für Sozialwissenschaften, S. 403–421.
»Auswirkungen organisierter Gewalt« in: Medico International (Hg.) (2005): *Im Inneren der Globalisierung. Psychosoziale Arbeit in Gewaltkontexten. Medico-Report 26.* Frankfurt a. M.: Medico International, S. 148–161.

8.   Die Ferne träumen (S. 201ff.):
»Die Ferne träumen« in: *Psychoanalyse im Widerspruch*, 31/2004, S. 7–26.

9.   Edel, hilfreich und gut (S. 221ff.):
»You Better Be Good – A Review of David Rieff's ›A Bed for the Night‹« in: *Trauma-Research-Net, Newsletter* 2, 2003 ULR *http:// www.traumaresearch.net/beck.htm*

10.   Verflochtene Geschichten (S. 251ff.):
»Die Schwierigkeit zu trauern – Erfahrungen in Angola« in: Medico International (Hg.) (1997): *Schnelle Eingreiftruppe Seele.* Frankfurt a. M.: Medico International, S. 79–86.

Sudhir Kakar

Kultur und Psyche

Psychoanalyse im Dialog mit nicht-westlichen Gesellschaften

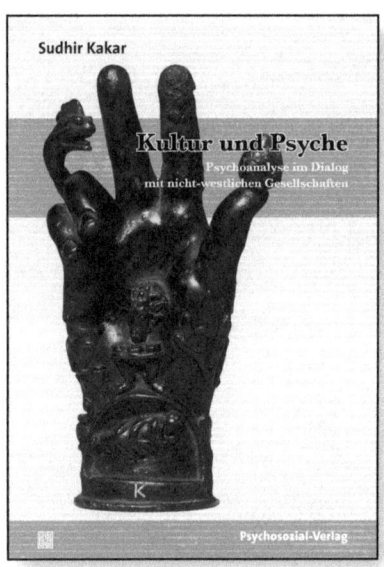

2012 · 149 Seiten · Broschur
ISBN 978-3-8379-2098-7

»Sudhir Kakars Bücher zu lesen,
bedeutet immer eine große Freude.
Seine Mischung aus Wissen, Humor
und Weisheit ist so selten wie sein sowohl schriftstellerischer und zugleich
psychoanalytischer Zugang zur Welt.«
die tageszeitung

Der bekannte indische Psychoanalytiker Sudhir Kakar zeigt, dass die
Rolle der Kultur in der Ausbildung
der Psyche ebenso grundlegend in
der menschlichen Entwicklung ist wie
früheste körperliche Erfahrungen oder
familiäre Erlebnisse. Kakars Ansatz
zeichnet sich nicht nur dadurch aus,
dass er die Psychoanalyse anwendet,
um nicht-westliche Kulturen besser zu
verstehen; er stellt auch psychoanalytische Modelle infrage, von denen Uni-
versalität angenommen wird, die sich
aber historisch und kulturell auf den
modernen Westen beschränken.

Die vorliegenden Essays behandeln
die Rolle der Kultur und kulturelle Unterschiede in verschiedenen Kontexten.
Themen sind die Psychotherapie mit
nicht-westlichen Patienten, Erfahrungen und Identität von Immigranten,
die indische Identitätsbildung, Liebe in
der islamischen Welt und das psychoanalytische Verständnis von Religion.

Walltorstr. 10 · 35390 Gießen · Tel. 0641-969978-18 · Fax 0641-969978-19
bestellung@psychosozial-verlag.de · www.psychosozial-verlag.de

David Zimmermann

Migration und Trauma

Pädagogisches Verstehen und Handeln
in der Arbeit mit jungen Flüchtlingen

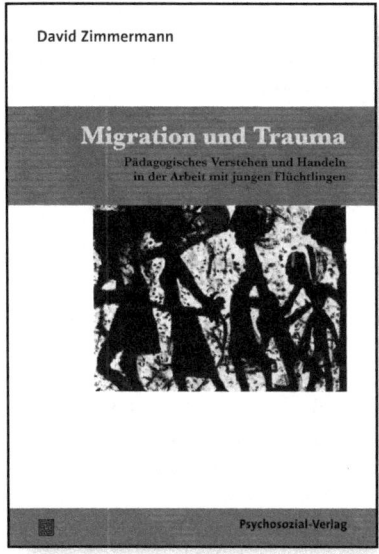

2012 · 266 Seiten · Broschur
ISBN 978-3-8379-2180-9

Das Leben zwangsmigrierter Jugendlicher ist durch extreme Belastungen gekennzeichnet, die von den erlebten Kriegserfahrungen bis zur gestörten familiären Interaktion im Exil reichen.

Diese Erfahrungs- und Erlebenswelten der Jugendlichen unterzieht der Autor anhand zahlreicher Fallbeispiele einer genauen Analyse.

Es zeigt sich, dass der verantwortungsvolle Umgang mit der Traumatisierung dieser jungen Menschen für die pädagogische Arbeit eine besondere Herausforderung darstellt, für die bislang kaum Konzepte vorliegen. Indem der Autor auf die Erkenntnisse der Traumaforschung, insbesondere die Konzeption der sequenziellen Traumatisierung zurückgreift, entwickelt er einen innovativen, pädagogisch sinnvollen Verstehenszugang. Daraus leitet er konkrete Handlungsoptionen sowohl für den schulischen als auch für den außerschulischen Bereich ab.

Robert E. Feldmann, Jr., Günter H. Seidler (Hg.)

Traum(a) Migration

Aktuelle Konzepte zur Therapie
traumatisierter Flüchtlinge und Folteropfer

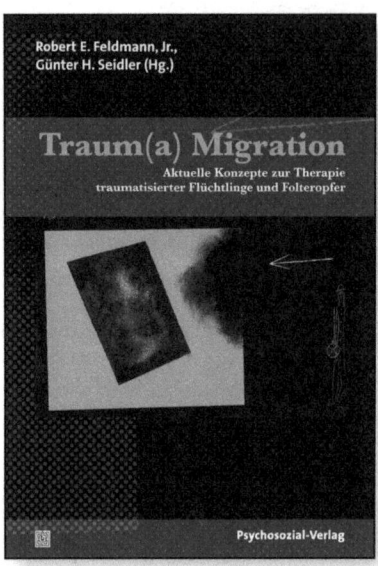

2013 · 309 Seiten · Broschur
ISBN 978-3-8379-2261-5

Kriege, Konflikte, Naturkatastrophen oder wirtschaftliche Verhältnisse verursachen weltweit anhaltende Migrationsströme nach Europa.
Erlebnisse während der Flucht, Trennung von der Familie, Haft oder Folter bergen für die Betroffenen nicht selten ein hohes Risiko für die Entwicklung psychisch reaktiver Traumafolgestörungen. Im deutschsprachigen Raum ist ein zunehmender Bedarf an medizinischer Versorgung traumatisierter Flüchtlinge, immigrierter Folteropfer und deren Folgegenerationen zu verzeichnen. Trotz vielfältiger Bemühungen ist das psychiatrisch-psychotherapeutische Versorgungssystem in Deutschland bislang nicht ausreichend in der Lage, die Gruppe der PatientInnen mit Migrationshintergrund angemessen zu versorgen.

Für das vorliegende Buch haben namhafte Expertinnen und Experten wissenswerte Hintergrundinformationen, neuste transkulturelle Behandlungskonzepte und prägnante klinische Fallbeispiele zusammengestellt und analysiert. Ergänzt wird der Band durch die Vorstellung der überarbeiteten Standards zur Begutachtung psychisch-reaktiver Traumafolgen in aufenthaltsrechtlichen Verfahren, die von der Deutschen Ärztekammer übernommen wurden.

Walltorstr. 10 · 35390 Gießen · Tel. 0641-969978-18 · Fax 0641-969978-19
bestellung@psychosozial-verlag.de · www.psychosozial-verlag.de

Thomas Auchter

Brennende Zeiten

Zur Psychoanalyse sozialer und politischer Konflikte

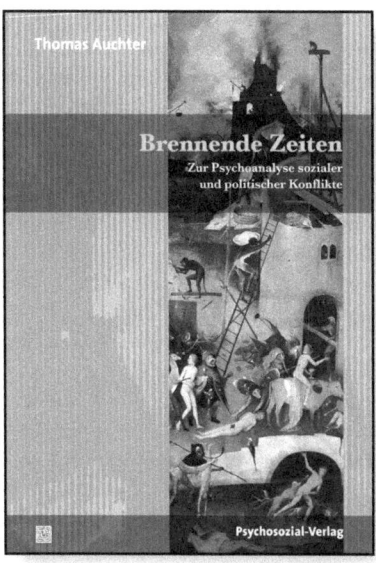

2012 · 525 Seiten · Broschur
ISBN 978-3-8379-2184-7

Unser privates und professionelles Sein und Handeln ist, beabsichtigt oder nicht, immer auch politisch und von geschichtlichen Zusammenhängen geprägt.

Thomas Auchter, kurz nach dem Zweiten Weltkrieg als Sohn eines der ersten nach der Nazizeit in Deutschland ausgebildeten Psychoanalytiker geboren, untersuchte zeitlebens die psychosoziodynamischen Hintergründe brennender politischer Probleme.

Im vorliegenden Band richtet er einen psychoanalytischen Blick auf die ungezählten äußeren und inneren Brandherde, die nach dem Zweiten Weltkrieg immer wieder aufflackern und nie ihre destruktive Kraft verloren haben. In den hier versammelten Arbeiten aus den letzten 35 Jahren setzt er sich mit nach wie vor aktuellen Themen auseinander, unter anderem mit Antiautoritärer Erziehung, Fundamentalismus, Jugendgewalt, Selbstmordattentätern, Traumatisierungen durch Kriegshandlungen, Fremdenfeindlichkeit und Antisemitismus.

Tomas Böhm, Suzanne Kaplan

Rache

Zur Psychodynamik
einer unheimlichen Lust und ihrer Zähmung

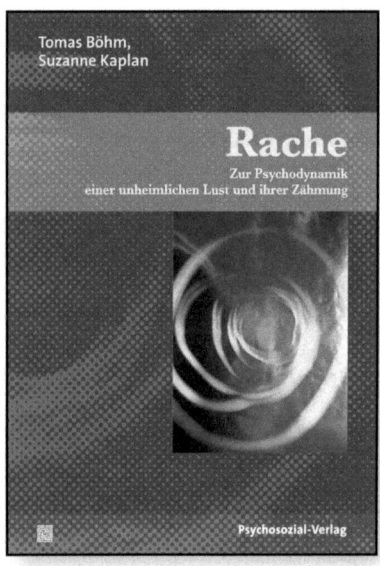

»Mit Böhms und Kaplans *Rache – Zur Psychodynamik einer unheimlichen Lust und ihrer Zähmung* liegt uns eine umfassende Studie sowohl über das Rachemotiv als auch dazu vor, was getan werden kann, um die Folgen von Rachehandlungen zu mildern und um bereits Alternativen zu finden, noch bevor solche Handlungen in die Tat umgesetzt werden.«
Vamik D. Volkan im Vorwort zur 2. Auflage

In diesem Buch wird Rache als primitive, destruktive Kraft beschrieben, die allen Individuen, Gruppen und Gesellschaften innewohnt – ein zerstörerisches Potenzial, das sich unter bestimmten Umständen mit Macht den Weg an die Oberfläche bahnt. Das Motiv der Rache findet sich in der psychologischen Verknüpfung von Vorurteilen, Verfolgung, Rassismus und Gewalt. Die Autoren liefern deutliche – und oftmals beunruhigende – Fallbeispiele aus dem Alltag unserer Zeit und stellen Theorien vor, die zum besseren Verstehen von Opfern und Tätern beitragen können. Sie sollen uns helfen, der Versuchung zu widerstehen, selbst Vergeltung zu üben.

2. Aufl. 2012 · 273 Seiten · Broschur
ISBN 978-3-8379-2192-2

Ist Rache jemals positiv zu bewerten? Wo verläuft die Grenze zwischen Rache und Richtigstellung? Wie verschafft man sich Respekt und erhält seine Selbstachtung, ohne Vergeltung zu üben?

Walltorstr. 10 · 35390 Gießen · Tel. 0641-96 99 78-18 · Fax 0641-96 99 78-19
bestellung@psychosozial-verlag.de · www.psychosozial-verlag.de

Jean Hatzfeld
Zeit der Macheten
Gespräche mit den Tätern des Völkermordes in Ruanda

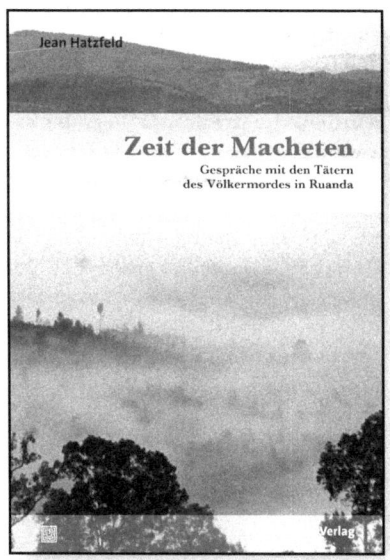

3. Auflage 2012 · 314 Seiten · Broschur
ISBN 978-3-8379-2245-5

»Die Kunst der Reportage besteht darin, unseren Blick auf die gesellschaftliche Wirklichkeit und deren Deutung zu schärfen: Dies erreicht zu haben, können die Reportagen Jean Hatzfelds ohne Einschränkung für sich in Anspruch

nehmen. (…) Die Präzision der Angaben bis in die Details hinein gibt dem Leser das Gefühl, Augenzeuge der begangenen Verbrechen zu sein und zugleich, aus der Distanz heraus, die anthropologische Dimension des Geschehens zu begreifen, zumindest im Ansatz.«
Hans-Jürgen Heinrichs, Frankfurter Rundschau am 27. April 2005

Nachdem Jean Hatzfeld Überlebende des Völkermordes in Ruanda interviewt hat, kehrt er nach Ruanda zurück und befragt die Täter des organisierten Mordens von 1994. Er versucht zu verstehen, wie es dazu kam, dass ganz normale Bauern scheinbar plötzlich auf ihre Nachbarn losgingen und diese aufs Brutalste mit Macheten und Knüppeln ermordeten.

Die thematisch zusammengestellten Berichte stellen ein einmaliges Zeugnis dar und geben aufschlussreiche Einblicke in die Denkweisen und Verleugnungsstrategien der Täter. In seinem Nachwort analysiert Hans-Jürgen Wirth die individuellen und kollektiven psychosozialen Prozesse, die diese Verbrechen möglich machten.

Mathias Hirsch

Trauma

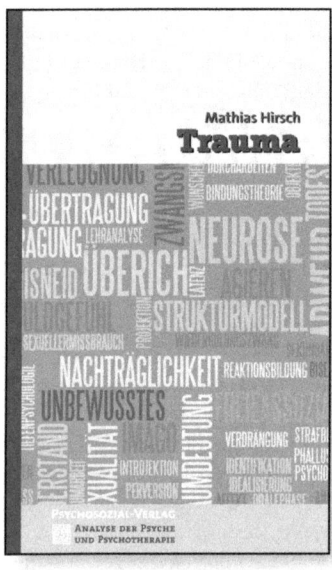

2011 · 138 Seiten · Broschur
ISBN 978-3-8379-2056-7

Die Psychoanalyse begann als Traumatheorie, entwickelte sich zur Triebpsychologie und kann heute als Beziehungspsychologie verstanden werden, die (traumatisierende) Beziehungserfahrungen als Ursache schwerer psychischer Störungen sieht.

Dabei dient die Internalisierung von Gewalterfahrungen eher der Bewältigung lang andauernder »komplexer« Beziehungstraumata, akute Extremtraumatisierungen haben hingegen Dissoziationen zur Folge. Während eine psychoanalytische Therapie »komplex« traumatisierter Patienten die therapeutische Beziehung ins Zentrum stellt und sich vielfältiger metaphorischer Mittel bedient, erfordern akute Extremtraumatisierungen, die zu Posttraumatic Stress Disorder führen können, ein verhaltensmodifizierendes, auch suggestives Vorgehen. Der Begriff »Trauma« sowie der Umgang mit Traumatisierung in der Therapie werden vorgestellt.

Walltorstr. 10 · 35390 Gießen · Tel. 0641-969978-18 · Fax 0641-969978-19
bestellung@psychosozial-verlag.de · www.psychosozial-verlag.de